PET의 달인되기

西村恒彦 · 佐治英郎 · 飯田秀博 지음
김영설 · 김덕윤 옮김

군자출판사

역자약력

김영설

경희대학병원 내분비내과 교수, 의학한림원 정회원

김덕윤

경희의대 핵의학교실 주임교수, 대한 핵의학회 간행이사

PET의 달인되기

The Vast Expanse of Clinical PET for Diagnostic Imaging

첫째판 1쇄 인쇄 | 2007년 4월 5일
첫째판 1쇄 발행 | 2007년 4월 16일

지 은 이 Tsunehiko Nishimura, Hideo Saji, Hidehiro Iida
옮 긴 이 김영설, 김덕윤
발 행 인 장주연
편집디자인 권연정
표지디자인 고경선
발 행 처 군자출판사
등 록 제 4-139호(1991. 6. 24)

본 사 (110-717) 서울특별시 종로구 인의동 112-1 동원회관 BD 3층
Tel. (02) 762-9194/5 Fax. (02) 764-0209
대구지점 Tel. (053) 428-2748 Fax. (053) 428-2749
광주지점 Tel. (062) 228-0252 Fax. (062) 228-0251
부산지점 Tel. (051) 893-8989 Fax. (051) 893-8986

ISBN 89-7089-896-4
ISBN 978-89-7089-896-4

정가 50,000원

서문

최근 PET는 매우 빠른 속도로 발전하고 있다. 사이클로트론(cyclotron)의 발전에 따라 FDG를 대량으로 합성할 수 있게 되었으며, PET 카메라의 성능 향상으로 3D 영상의 작성이나 전신(whole body) 영상 촬영이 가능하여 CT/MRI 보다 조기에 암 병소를 정밀하게 진단할 수 있게 되었다.

PET는 한 동안 연구기관에서 연구 목적으로만 사용되었으나 최근 PET의 임상 이용과 보급이 급속히 가속화되고 있다. 전국적으로 많은 PET센터가 설립되었고, 또한 허브 사이클로트론 시설에서 FDG 보급 시스템이 확립되어 PET 검사가 보편화되고 있다.

그런데 이와 같이 급속히 발전되어 온 PET에 대해 처음으로 공부하는 사람에게 쉽게 접근할 수 있도록 설명한 책이 거의 없었다. 그래서 「독자의 가려운 곳을 긁어 줄」 목적으로, PET에 관한 「일망천리」로 지식을 얻을 수 있도록 이 책을 출판하였다. 이를 위해서 의학뿐만 아니라 공학, 약학 분야의 전문가들이 집필에 참여하였다. 내용에 관해서는, 가능하면 간결하게 알기 쉽도록 각 항목을 기술하였고, 도표를 많이 사용하여 시각적으로 독자의 이해를 돕도록 노력하였다.

PET가 성숙단계에 돌입한 오늘날, 임상에서 방사선과, 핵의학과 의사, 기사, 간호사나 공학, 약학 분야의 전문가뿐만 아니라, 많은 의사에게 PET를 「일망천리」할 수 있기를 기대한다.

향후의 예방의학이나 EBM 시대에서, PET가 대사기능 영상진단법의 발전에 일조하고, 나아가서는 환자에게 도움이 된다면, 저자들의 기대 이상으로 큰 기쁨이 될 것이다.

니시무라 쓰네히코

역자서문

대장암 절제술을 받고 방사선 요법과 항암제치료를 끝낸 후 몇 년 동안 편안하게 지내던 환자에서 종양표지자인 CEA가 상승되어 CT, MRI 등의 검사를 시행했으나 재발병소를 발견할 수 없었다. 고민하던 중에 새로 도입된 PET에서 재발병소를 발견하여 새 생명을 얻게된 환자를 보면서 PET의 위력을 다시 실감하게 된다. 이처럼 많은 임상의사가 매일의 임상에서 PET의 위력에 놀라고 있으며, 그 결과 "PET 먼저(PET first)"라는 개념으로까지 발전되고 있다. 그러나 PET 검사도 영상진단의 하나이므로 그 유용성과 제한점에 대한 명확한 개념이 필요하다.

이 책은 PET의 기본 개념에서부터 광범위한 임상 응용 그리고 장래의 전망까지를 간결하고 쉽게 설명하고 있다. 앞부분에 핵의학을 전문으로 하는 사람에게 좋은 영상을 얻기 위한 다소 구체적인 설명이 있어 어려워 보이지만 임상적 적용이 목적인 경우에도 좋은 참고가 될 것이다. 뒷부분에는 동위원소의 안전한 관리를 위한 지침이 소개되고 있으며 임상에서 PET센터를 운영하는데 도움이 될 것이다. 이와 같이 PET의 시작에서부터 임상 운영까지를 구체적으로 기술하고 있으며, 그리고 무엇보다 중요한 암과 뇌질환의 판독에 대한 중요한 요점을 빠짐없이 설명하고 있다. 특히 장황한 내용보다는 그림과 도표를 제시하여 쉽게 이해할 수 있도록 하였으므로 PET를 처음 만나는 의료인에게 큰 도움이 될 것으로 생각된다.

PET가 개발되고 20여년이 지나 이제 우리나라 의료에서 커다란 발전이 기대되는 시점에서 이 책을 번역하게 된 것을 기쁘게 생각하며 PET에 관심을 가진 모든 의료인이 PET 의료 분야에 큰 성공이 있기를 바란다.

2007년 3월

김영설, 김덕윤

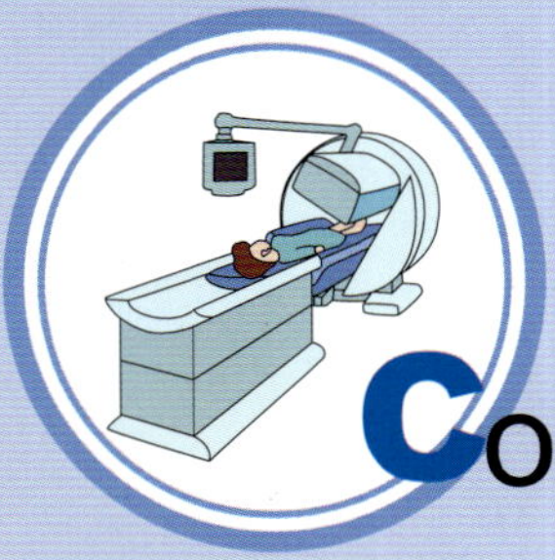

Contents

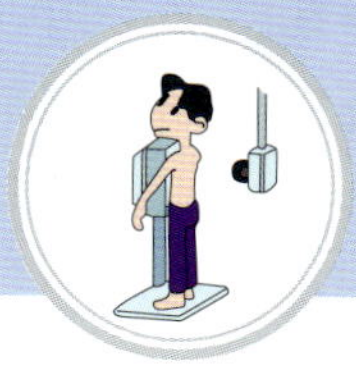
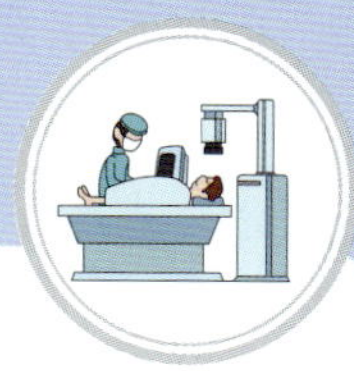

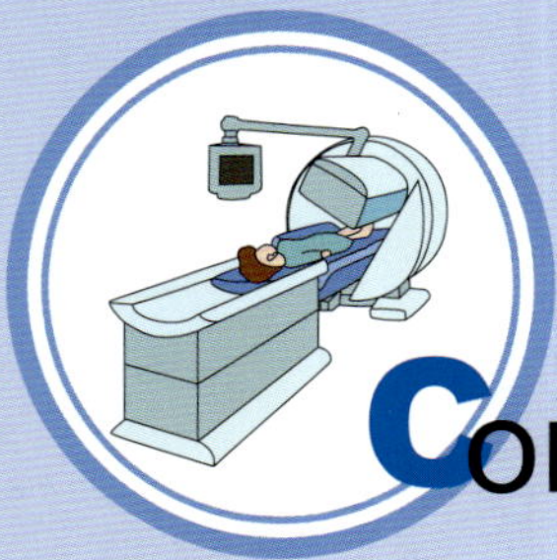

Contents

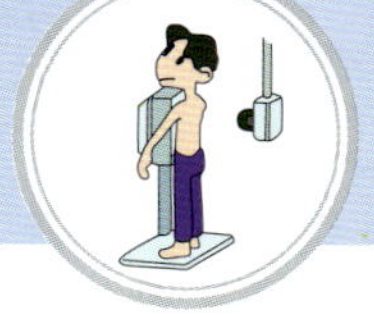

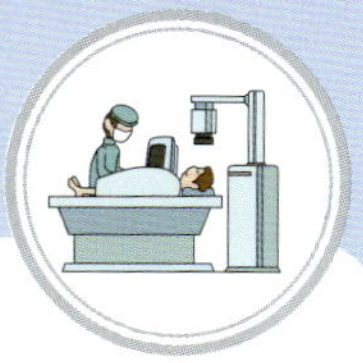

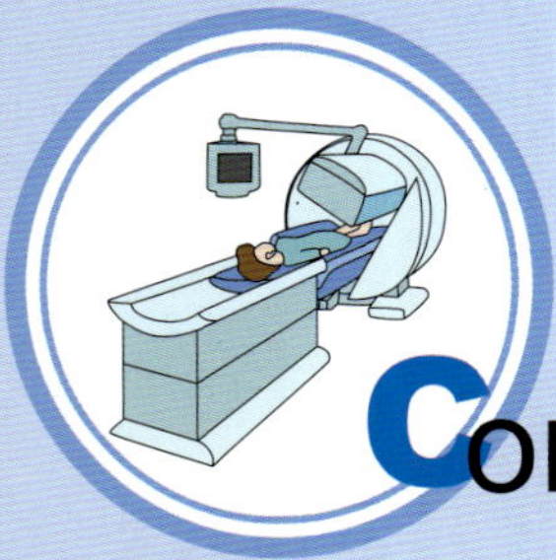

Contents

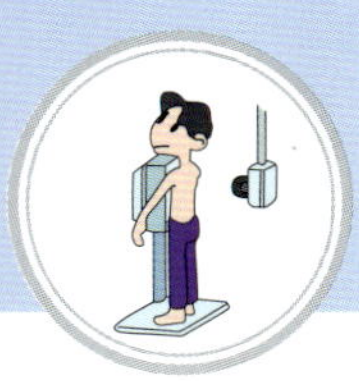
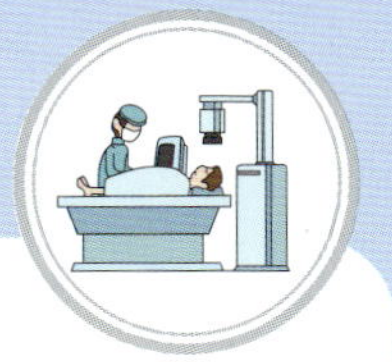

6장 실용편 / 177

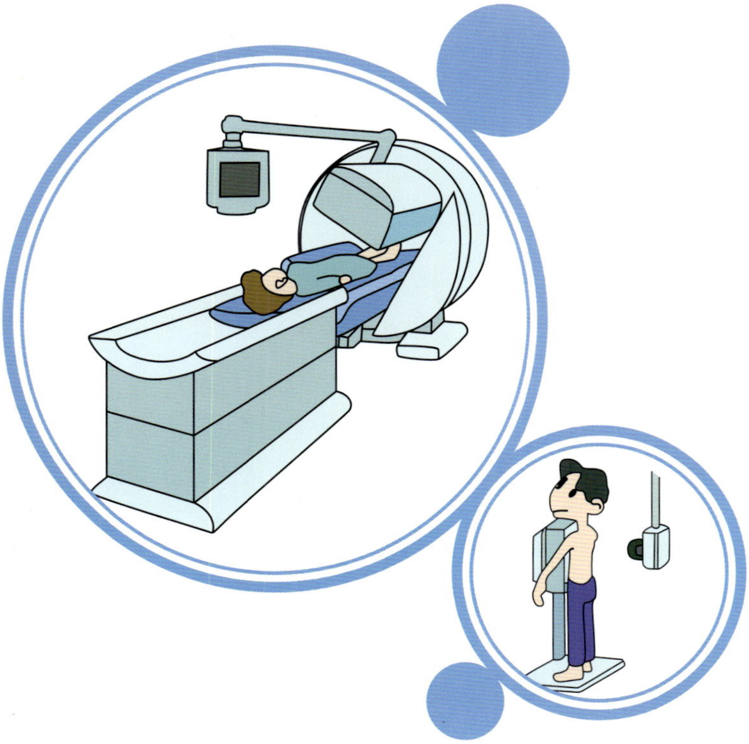

1 >> 임상 PET

1-1 FDG-PET의 발전

FDG-PET의 발전과정

*FDG: fluorodeoxyglucose

- ① 사이클로트론의 발전에 의해 대량의 ^{18}F-FDG(370 GBq) 합성
  ② 단시간(약 25분)에 높은 수율의 FDG를 얻을 수 있는 자동 합성장치 개발
  ③ PET 기기에서 3D 영상수집, 전신(whole body)영상 촬영 가능
  ④ FDG-PET 보급 확산으로 임상 응용의 비약적 발전
- FDG-PET는 대사를 반영하는 특이한 영상법이며, 검사시간은 20~30분에 못 미친다.

표 1 FDG-PET의 발전 과정

1963년	Anger	동시계측을 사용한 양전자(positron)방출 카메라 제작
1969년	Brownell	NaI 결정을 이용한 양전자 방출 카메라 제작
1972년	Hounsfield	X선 CT 개발
1975년	Ter-Poggosian	양전자방출 CT 제작
1977년	Sokoloff	뇌의 당대사량 측정법 개발
1978년	Ido	^{18}F-FDG 대량합성
1980년	Som	^{18}F-FDG를 이용한 암 진단 유용성 발표
1989년	Townsend	3D 데이터 수집
1994년	DeGrade	전신 데이터 수집
2000년	Townsend	PET/CT 기기 개발
2006년	보건복지부(한국)	FDG-PET 건강보험 적용

PET와 CT/MRI 비교

그림 1 PET는 CT/MRI에 비해 늦게 발전하였다(검사 시간, 공간 · 시간분해능)

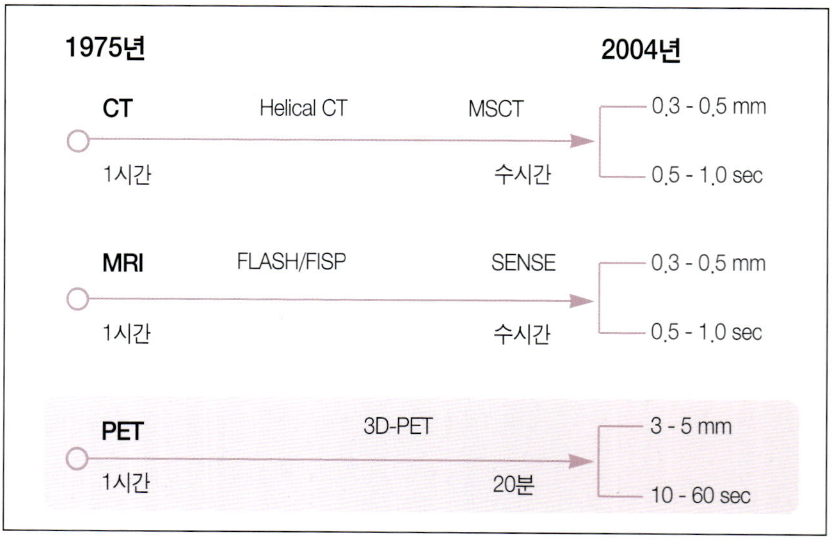

1-2 PET와 SPECT의 차이

PET와 SPECT

용어 해설

*1 PET
· PET 약제(사이클로트론+자동합성장치+양전자 방출 카메라)

*2 SPECT
· 방사성 의약품+감마카메라

- **PET***1(positron emission tomography:양전자 방출 단층촬영)는 양전자를 방출하는 방사성 핵종을, SPECT*2(single photon emission computed tomography : 단일광자 방출 단층촬영)는 감마선을 방출하는 방사선 핵종을 검출하여 단층촬영한다.

PET 검사의 특징

- **양전자 방출 핵종**으로 대표되는 탄소, 질소, 산소 등은 생체 구성원소이므로, 생체 대사에 관여하는 화합물을 이러한 핵종으로 비교적 쉽게 치환할 수 있어서, 생체의 생리 · 화학적 정보를 정량적으로 영상화할 수 있다. 생체기능, 현상의 해석에 무한한 가능성을 가지고 있다.

표 2 PET와 SPECT의 비교

	PET	SPECT
방사선	소멸 방사선(^{11}C, ^{18}F 등)	감마선(^{99m}Tc, ^{123}I 등)
장치	양전자방출 카메라	감마카메라
공간분해능	4 mm	8 mm
정량성	높음	낮음
방사성약품 조제	사이클로트론 필요*	외부 공급 시스템
유지	많은 인력 필요*	용이
영상	대사 · 수용체영상	기능 · 혈류영상
(예)	^{18}F-FDG(당대사)	^{123}I-IMP(뇌혈류)
	^{11}C-methionine(아미노산)	^{201}Tl(심근혈류)
	^{18}F-spiperone(수용체)	^{99m}Tc-MAG_3(신장기능)

* 1~2 시간 내 이동거리이면 외부에서 FDG를 공급받을 수 있음.

기능 · 대사 영상

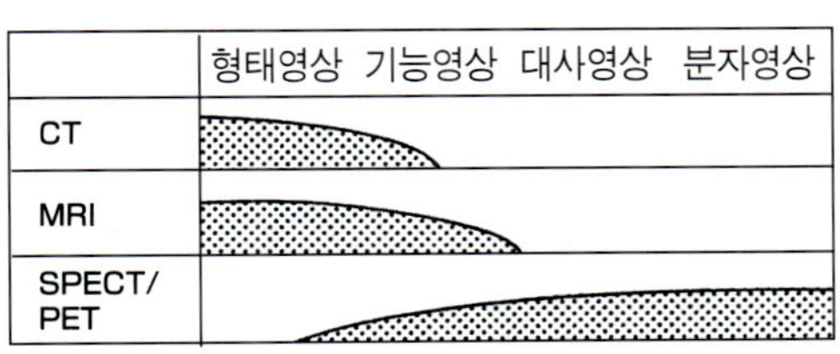

그림 2 CT/MRI와 PET/SPECT의 영상진단법에서의 역할

- CT/MRI는 형태 · 기능영상으로, PET/SPECT는 기능 · 대사영상으로 발전하고 있다.

1-3 임상 PET의 전개

임상 PET란?

- 연구목적으로 이용되어 온 PET(연구용 PET) 중에서 임상적으로 유용한 내용을 개발한 것이 임상 PET이다. 예를 들어, 산소가스($^{15}O_2$)에 의한 뇌혈류 대사측정, ^{18}F-FDG에 의한 종양 검출 등은 임상적으로 매우 유용하다. 대부분의 임상 PET은 FDG를 사용하는 FDG-PET이다.

그림 3 연구용 PET와 임상 PET의 비교

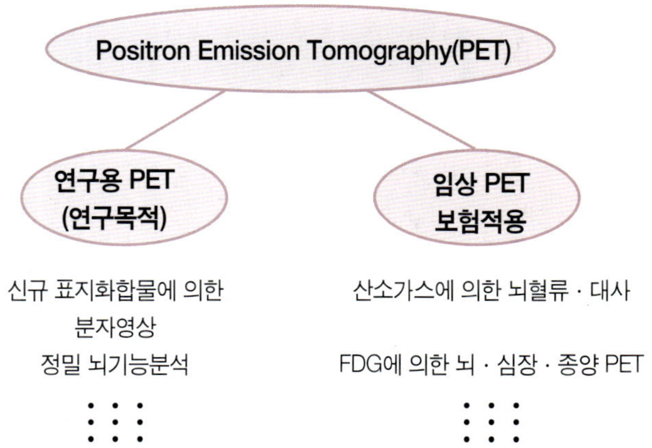

임상 PET의 전개

- FDG의 대량합성, PET장치의 발전과 더불어, FDG를 쉽게 사용할 수 있는 공급체제가 가능하게 됨으로써 FDG-PET은 일상적인 영상 검사가 되었다.
- FDG-PET은 뇌, 심장, 종양의 각 영역에서 임상적으로 유용하다.

그림 4 ^{18}F-FDG를 이용한 임상 PET의 전개

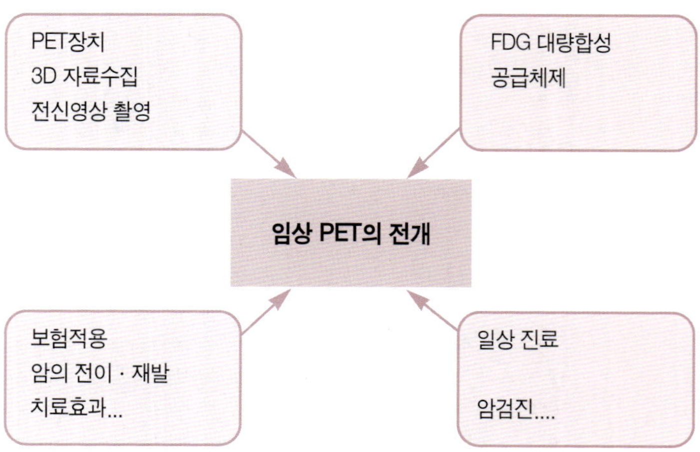

PET의 임상 적응증

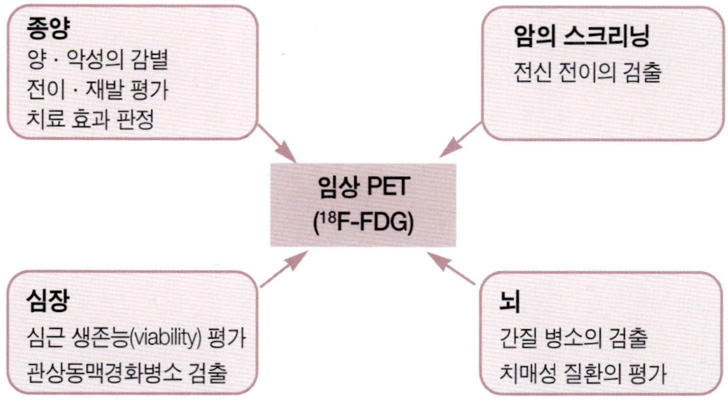

그림 5 ^{18}F-FDG를 이용한 PET의 임상 적응증

PET first의 개념

- FDG-PET는 병변의 해부학적 변화 보다 먼저 발생하는 대사이상을 조기에 진단하기 위해 시행한다. PET 검사를 먼저하고, 다음에 CT/MRI를 시행하는 "PET first" 개념이 도입되었다.
- 21세기 의학의 목표인 「질병의 조기 검출과 예방적 치료법의 시대」에 필수적인 검사법으로 발전하고 있다.

표 3 21세기의 예방적 영상 진단 : PET first

뇌	심장	종양
IMP ↓ FDG	Tl/Tc 심근제제 ↓ Rb/FDG	Ga ↓ FDG
뇌혈관 장애 ↓ 치매 등	심근생존능 ↓ 동맥경화	암 ↓ 초기진단, 재발, 전이

해부학적 영상과 대사영상의 합성

PET/CT 기기의 개발

- FDG-PET는 병소의 조기 검출에 뛰어나지만 공간 분해능이 떨어지기 때문에 정확한 진단과 병소의 위치 평가가 어려운 경우가 있다.
- 이 때문에 FDG-PET와 CT의 합성 영상(fusion image)이 개발되었으며, CT의 적용으로 흡수 보정을 위한 투과스캔(transmission scan)에 소요되는 시간이 짧아져서 전체적으로 검사 시간이 단축되었고, 해부학적 정보를 함께 제공하는 장점이 추가되었다.

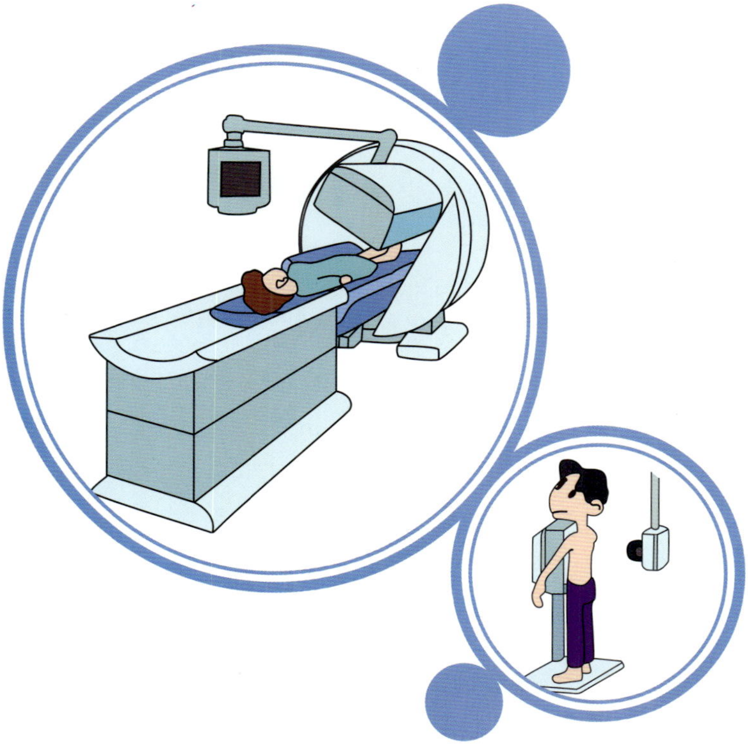

2 》PET의 원리

2-1 PET 기기

Positron이란?

- 「포지트론」 또는 「양전자」는 소립자의 하나로 영국의 이론물리학자 디락(Dirac Paul Adrien Maurice)에 의해 존재가 예언되었고, 미국의 앤더슨(Anderson Carl David)에 의해 1932년 지구의 대기 중으로 쏟아져 내려오는 우주선 속에서 발견되었다.
- 원자는 원자핵과 그 주위를 돌고 있는 전자로 구성된다. 양전자는 전자와 같은 질량(9.1094×10^{-31} kg)이고, 양전하(1.6021×10^{-19} kg 쿨롱)를 가진 전자의 반립자이다. 양전하를 가진 양전자와 음전하를 가진 전자는 서로 끌어 당기므로 양전자는 전자와 결합하여 소멸된다. 이 때 2개의 방사선(광자)을 반대 방향으로 방출한다. 발생되는 에너지는 전자의 정지 에너지와 동일한 511 keV이다.
- 양전자를 방출하는 원소를 「양전자 방출 핵종」이라 한다.
- 일반적으로 양전자 방출 핵종은 반감기(방사능이 반으로 감소하는 시간)가 짧아서, 장거리에서는 공급받기 어려우므로 소형 사이클로트론을 이용하여 생산한 후 바로 사용하는 것이 원칙이다. FDG를 많이 이용하는 이유 중의 하나는 반감기가 110분으로 다른 핵종에 비해 길어서 1~2시간 내의 거리에서는 공급받을 수 있으므로 사이클로트론이 없어도 PET을 이용할 수 있기 때문이다.

표 1 양전자를 방출하는 주요 원소

동위원소	반감기	제조방법
^{18}F	110분	소형사이클로트론
^{11}C	20분	소형사이클로트론
^{13}N	10분	소형사이클로트론
^{15}O	2분	소형사이클로트론
^{62}Cu	10분	발생기(generator)
^{62}Ga	68분	발생기(generator)
^{62}Rb	75분	발생기(generator)

PET의 원리

- 양전자가 핵에서 수 mm 튀어 나오면, 근처의 전자와 결합하여 소멸되면서 2개의 광자(감마선)를 정 반대 방향으로 방출한다. 이 감마선을 「소멸 방사선」이라고 부른다.
- 쌍을 이룬 2개의 감마선 검출기로 한 쌍의 소멸 방사선을 동시에 계측하는 것이 PET의 원리이다.
- 동시계측이 이루어질 때마다 검출기에서 위치 정보의 짝이 컴퓨터에 기록된다.
- 여러 방향의 동시계측 정보가 측정 자료로 컴퓨터에 수집된다.
- 이러한 정보에서 방향별로 강도 분포(투사 자료)를 만든다.
- 투사 자료에서 단층면 내의 양전자 방출 핵종의 분포상을 구축한다.

그림 1 양전자 방출

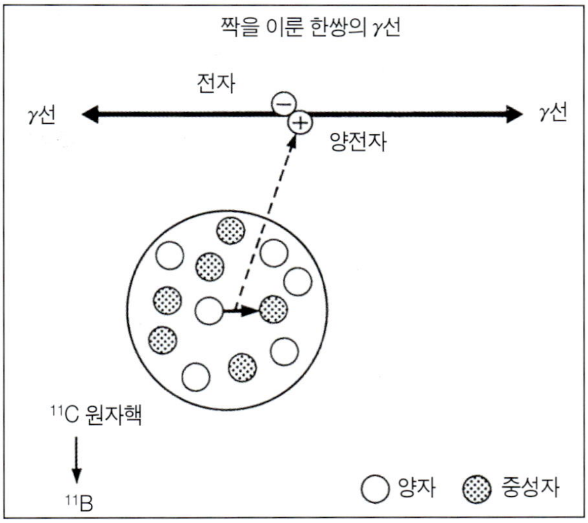

양전자 방출 핵종 ^{11}C. 핵 내의 양자가 양전자를 방출하고 중성자로 변환되고 ^{11}C 전자 핵은 ^{11}B(붕소)로 변한다. 양전자는 소멸되고 한 쌍의 감마선이 된다.

그림 2 동시계측 정보의 측정

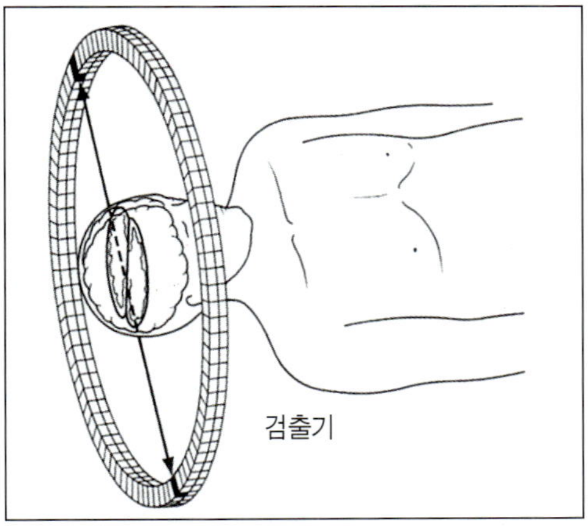

대부분의 PET 기기에는 여러 개의 검출기가 원형으로 배치되어 있으며, 각 검출기가 마주 보는 위치에 있는 복수의 검출기와 동시계측 회로로 구성되어 있다.

PET 기기의 구조

- 다수의 작은 검출기가 피검자를 감싸듯이 원형으로 배치되어 있다(검출기 링).
- 각 검출기는 마주 보는 위치에 있는 복수의 검출기와 동시계측 회로로 이어져 있다.
- 검출기 링은 여러 층으로 겹쳐 쌓여져 있다(다 단층형).
- 각각의 검출기 링 속에서 동시계측을 시행하여 단층상(direct slice)을 만드는 동시에 검출기 링의 중간에서도 단층상(cross slice)을 얻을 수 있다.
- 검출기 링 안쪽에는 링 사이의 위치에 납 차폐가 삽입되어 있다(슬라이스 검출기). 이것으로 동시계측해야 할 영역 밖에서 부터의 방사선 입사를 억제하고, 산란선을 감소시킨다.
- 영상 정보의 정밀도를 높이기 위해서 피검자 체내에서 감마선 감소에 의한 보정 데이터를 얻기 위한 투과(transmission) 스캔을 하기 위한 선원이 비치되어 있다.

그림 3 검출기 링

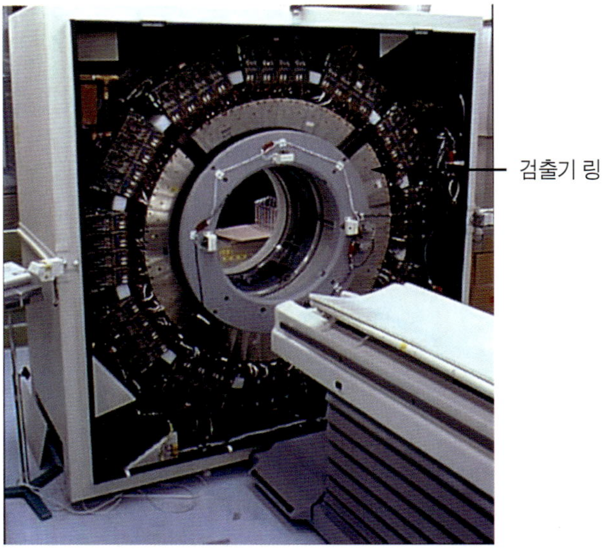

그림 4 슬라이스 검출기와 내장 투과 스캔 선원

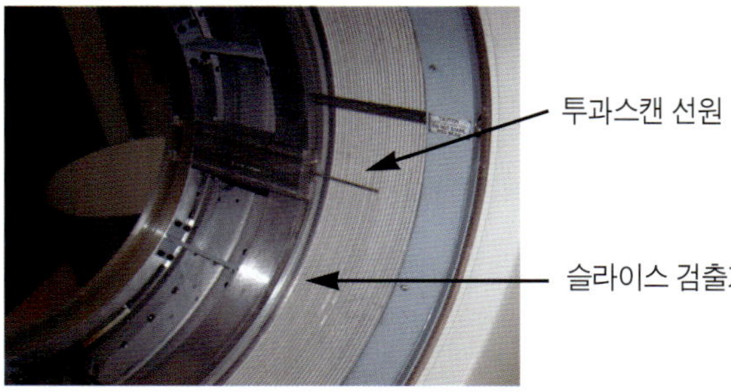

검출기의 특징

- PET 검출기에 필요한 기능
  ① 감마선 입사 위치의 정밀도를 높이기 위해서 원소 번호가 크다(고밀도).
  ② 형광 감소 시간이 짧고, 형광 출력이 크며, 무색 투명하다.
  ③ 511 keV 감마선을 정확하게 검출하기 위해서 에너지 분해능이 뛰어나다.
  ④ 특성이 균일하고 안정되어 있다.

- 검출기에는 시간 응답이 빠른 검출기 결정이 사용된다.
- PET 검출기는 BGO($Bi_4Ge_3O_{12}$)를 이용하며, NaI(Tl) 에 비해 검출 효율이 3배 정도 높고, 동시계측의 검출 효율은 약 10배 높다.
- BGO는 511 keV의 감마선에 대한 저지 능력이 크지만, 발광 양이 작고, 발광 감쇠 시간이 길다.
- 새로운 검출기로 GSO(Gd_2SiO_5)나 LSO(Lu_2SiO_5) 등이 이용되고 있다. GSO는 발광 양이 많고 위치 변별능이 뛰어나다.

표 2 검출기의 특성 비교

검출기	BGO	GSO	LSO	NaI
발광 감쇠시간(ns)	300	30-60	41	230
상대 형광출력	7~10	18	40~75	100
밀도(g/cc)	7.13	6.71	7.35	7.2

우발 동시계측과 산란 동시계측

- PET에서 측정되는 데이터는, 통계적 잡음(noise), γ선의 흡수 산란, 우발 동시계측, 검출기 감도 등에 영향을 받으며, 화질과 정량성을 확보하기 위해서는 적절한 데이터 보정법에 의한 영상 재구성이 필요하다.
- 우발 동시계측이 우연히 계측되는 경우가 있다. 이것은 우연히 검출기에 동시에 들어간 γ선으로 「우발동시계측」이라고 부르고 원래의 동시계측에 잡음으로 추가된다. 우발 동시계측을 낮추기 위해서는 검출기의 시간 분해능이 증가되어야 한다.
- 우발 동시계측은 재구성 영상에서 광범위한 저주파 인공음영(artifact)을 만든다. 특히 피검자 신체의 심부(深部)에서 흡수 보정에 의해 그 성분이 증가된다.
- 우발 동시계측은 동위원소 강도의 제곱으로 늘어나므로 아무리 많은 동위원소를 환자에게 투여해도 좋은 영상을 얻을 수 없다.
- 산란 동시계측은 감마선의 산란에 의한 동시계측이다.
- 소멸 방사선(감마선)이 생체 내를 통과하는 중 약 7 ㎝마다 50%가 상호작용을 한다. 주로 콤프톤 산란으로 비산란선과 구별되지 않고 동시계측되어 유효하지 않는 동시계측이 얻어진다(산란 동시계측).
- 피검자의 PET 측정 데이터에는 10~20% 정도의 산란선이 포함되어 있다. 우발 동시계측처럼 재구성 영상에서 광범위한 저주파 인공음영을 만들고 피검자 신체의 심부에서는 흡수 보정에 의해 그 성분이 증가된다. 산란선 보정은 우발 동시계측 보정 후에 이루어진다.

그림 5 진정한 동시계측과 우발 동시계측

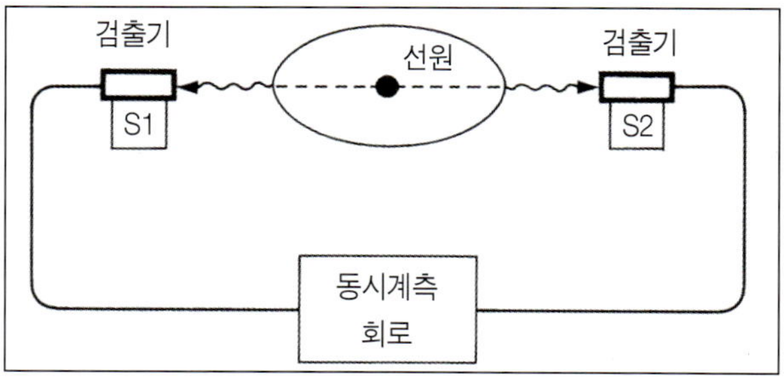

a 진정한 동시계측

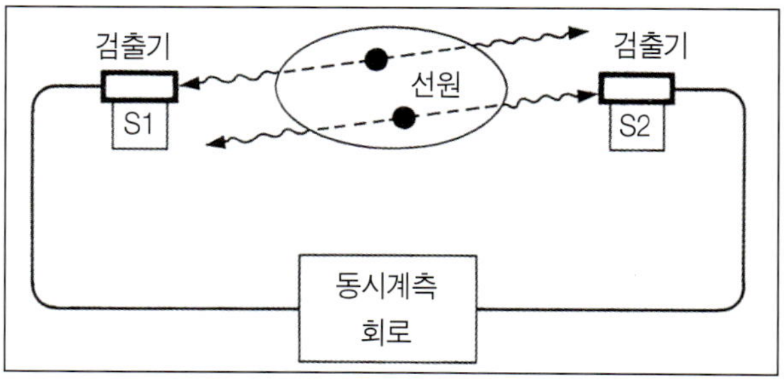

b 우발 동시계측

장치의 성능을 결정하는 인자

- 종양 진단을 비롯하여 앞으로 발전이 예상되는 유전자 발현과 관련된 분자 영상의 정량성 등의 필요에 대응하기 위해서는 보다 고감도, 고해상도, 고속의 PET 기기가 필요하다.
- 이런 관점에서 PET 기기의 성능 판단 인자를 고려하면 다음과 같은 항목을 들 수 있다.

검출기 특성(검출기 소재, 결정(crystal) 크기, 결정 두께)
총 결정 수
체축 방향의 유효시야
링 수
플랜 수
플랜 간격
검출기 지름
공간 분해능
감도
전자회로 성능(계수율, 에너지 분해능, 신호처리계의 속도)
영상 재구성 · 분석 소프트웨어의 성능과 사용의 편리함

- 임상적 유용성의 입장에서는, ① 촬영 시간 및 영상 자료 처리 속도의 단축, ② 피폭선량의 저하 등이 중요한 인자이다.

Hybrid PET 기기

- 「FDG-SPECT」라고도 한다. PET보다 간편한 SPECT를 사용하여 PET 영상을 촬영할 수 있는 기기이다.
- 감마카메라에서 PET 제제(^{18}FDG 등)를 이용하여 검사하는 방법이며 다음의 2가지가 있다.
  ① 고에너지 검출기(511 keV용)를 사용하여 촬영한다.
  ② 동시계측 회로에 의해 측정한다.
- 동시계측 회로를 이용한 장치를 「hybrid PET」라고 한다. 2개의 검출기를 마주 보게 배치하고, 동시계측하여 PET 영상을 얻는다.
- SPECT와 PET 영상을 동일 장치로 촬영할 수 있어 임상적 활용도가 높다.
- SPECT에 의한 동시계측 모드의 PET 영상은 PET 전용기기에 비해 화질이 떨어지지만 임상적으로 유용한 영상을 얻을 수 있다. 최근에는 PET의 급격한 보급으로 이용도가 낮은 편이다.

그림 6 Hybrid PET 장치 (도시바 E.CAM Signature Duet)

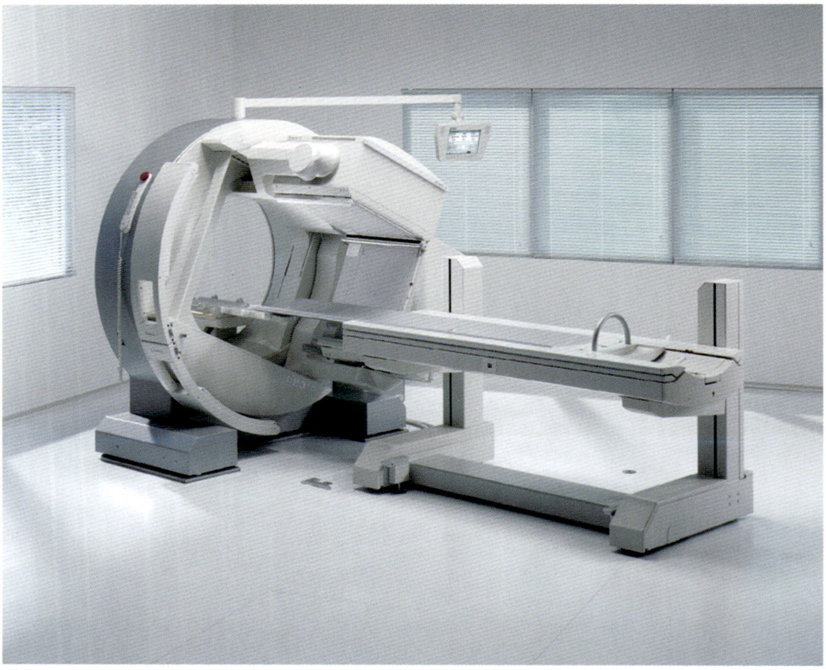

그림 7 Hybrid PET 장치(도시바 E.CAM Signature Duet)로 얻은 동시계측 영상

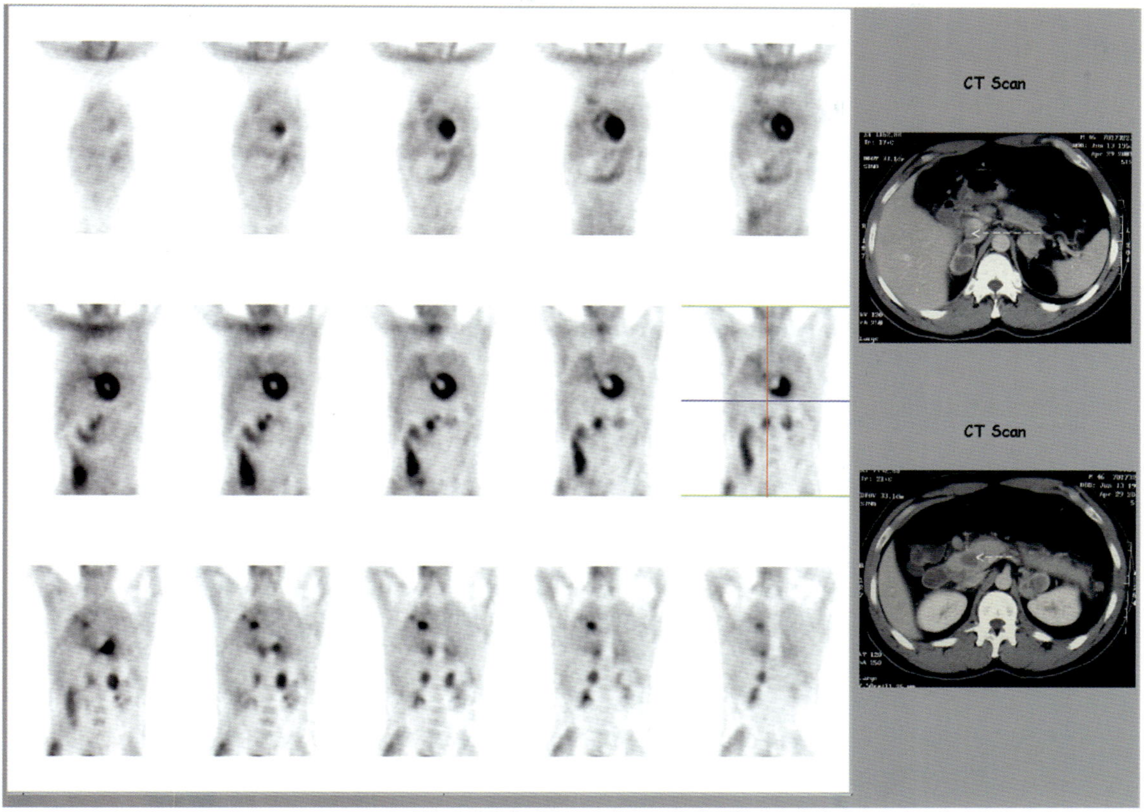

46세 남성에서 폐암과 4번째 늑골, 우폐문, 양측 부신에 전이 병소가 관찰된다.
(영상제공 : Methodist Hospital, Indianapolis, IN.)

PET/CT 기기

- 전신 PET 기기와 X선 CT기기를 기능적으로 융합시킨 기기
- 환자가 같은 검사대에서 이동할 필요없이 단 시간에 2가지 검사를 동시에 받을 수 있다. PET의 대사정보와 X 선 CT영상의 해부학적 정보를 정확하게 합성할 수 있다.
- X선 CT 정보를 PET의 흡수 보정 데이터로 이용하여 PET/CT에서 검사 시간이 단축된다.

PET/CT에 의한 종양 진단의 주요 장점

① PET 단독에 비해 병소에 의한 이상 섭취와 정상 장기의 섭취를 쉽게 구별한다.
② 종양 여부에 대한 진단능이 향상된다.
③ 병소의 위치를 정확하게 평가할 수 있어서 병기 진단이 보다 정확하다.
④ 판독자 간의 판독 결과의 차이가 PET 단독보다 감소한다.
⑤ 종양의 넓이를 보다 정확하게 평가할 수 있고 방사선 치료계획의 정밀도가 향상된다.
⑥ X선 CT를 이용한 우수한 흡수 보정 영상에 의해 PET 영상의 고화질화가 기능하다.
⑦ 검사시간이 단축된다.

그림 8 PET/CT(Siemens Biograph) 전경

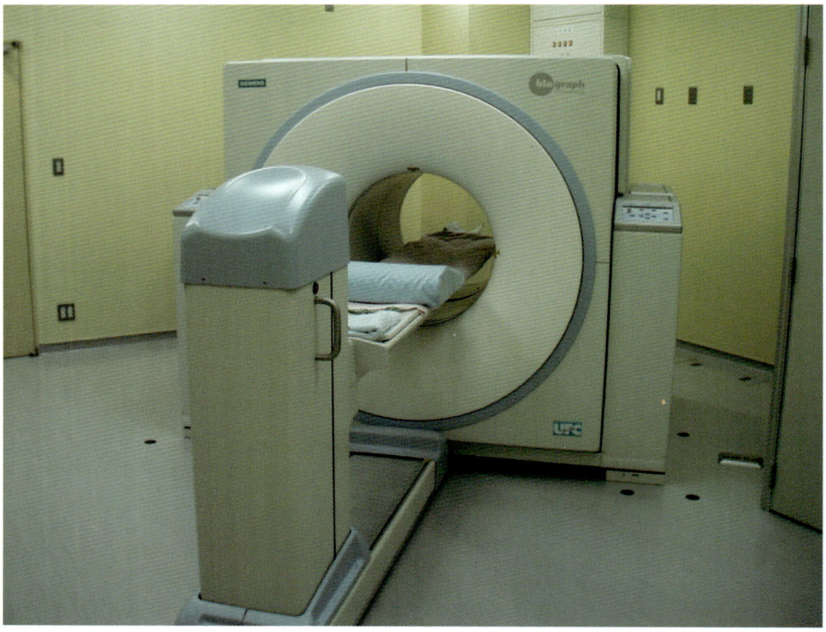

검사대와 측정기

그림 9 ET/CT(Siemens Biograph) 측면

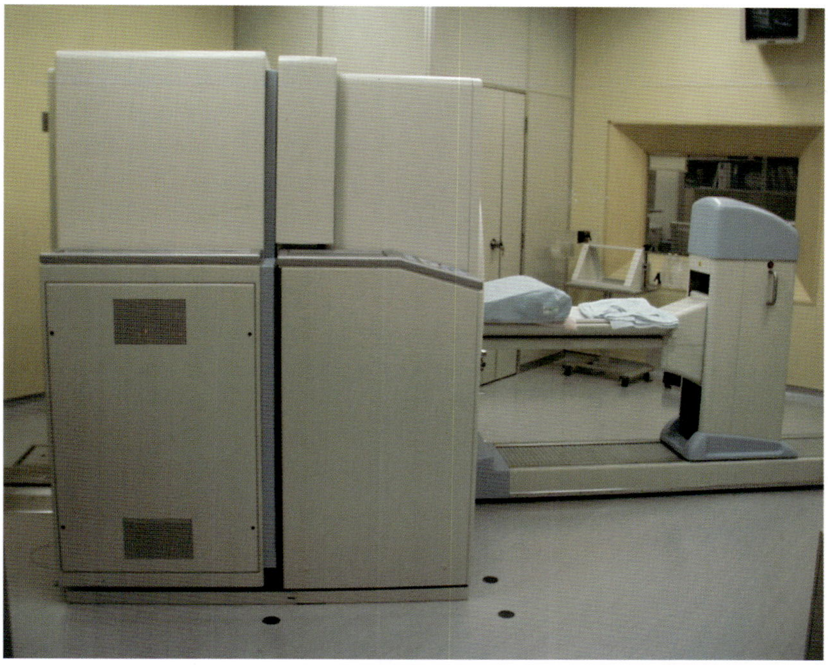

검사대 측면의 PET와 CT

그림 10 PET/CT의 임상 예

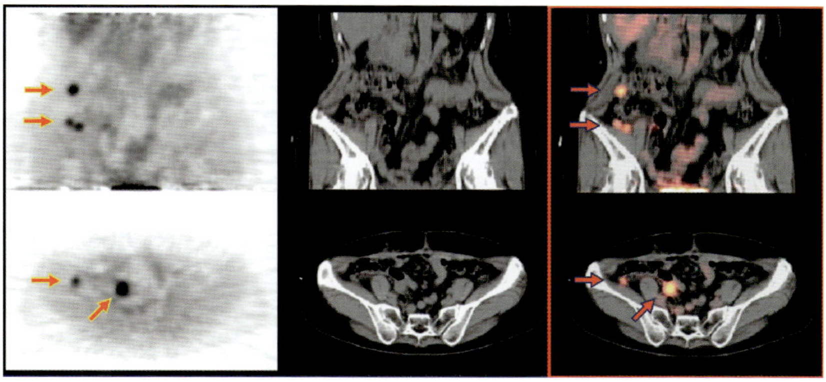

난소암 수술 후 다발성 전이 예의 FDG PET/CT 영상. 종양 표지자가 증가하여 FDG PET/CT를 시행한 결과 PET과 CT의 합성 영상에서 PET의 방사능 섭취 증가 부위와 CT의 연부 음영이 정확히 일치하여 전이병소를 쉽게 찾아낼 수 있다.

2-2 PET 데이터 수집

표준화(normalize) 스캔 :감도보정

- PET 카메라를 구성하는 다수의 검출기 감도를 교정용 밀봉선원*1(그림11)을 이용하여 균일하게 한다.
- 검출기의 감도는 제품마다 다르고, 사용 환경의 습도조건, 전기회로의 조정상태 등에 의하여 크게 영향을 받는다.
- 교정용 밀봉선원의 방사능 강도 변화에 따라서도 교정 데이터가 영향을 받기 때문에 기기와 선원을 포함한 종합적인 감도의 균일화를 이룬다.
- PET 카메라의 높은 정량성이나 고화질을 유지하기 위해서는 충분한 감마선 계측에 의한 감도보정 자료를 수집할 필요가 있다.
- 선원의 물리학적인 감쇠나 기기의 안정성을 고려하면, 2주일에 1회 이상(가능하면 매주)의 표준화 스캔을 시행하도록 한다.

용어 해설

*1 교정용 밀봉선원

- ^{68}Ge(반감기 271일)이나 ^{137}Cs(반감기30.0년)을 봉입한 원통상 선원이나 선상 선원이 사용된다.
- ^{68}Ge는 양전자(511 keV) 방출 핵종이고, ^{137}Cs는 662 keV의 감마선을 방출한다.
- ^{137}Cs선원은 반감기가 길기 때문에 구입 후 갱신을 위한 법적인 절차나 비용을 고려할 필요가 없다.

그림 11 2종류의 ^{68}Ge 밀봉 방사선원(EXACT 47용 선원)

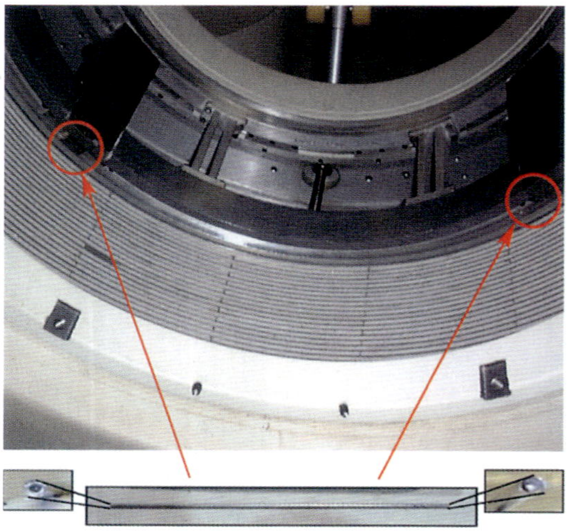

직경 0.31 cm 길이 17 cm

a ^{68}Ge 선상 선원(교정 · 흡수보정용)

a의 선상 선원은 ○ 표시 위치에 내장되어 있다.

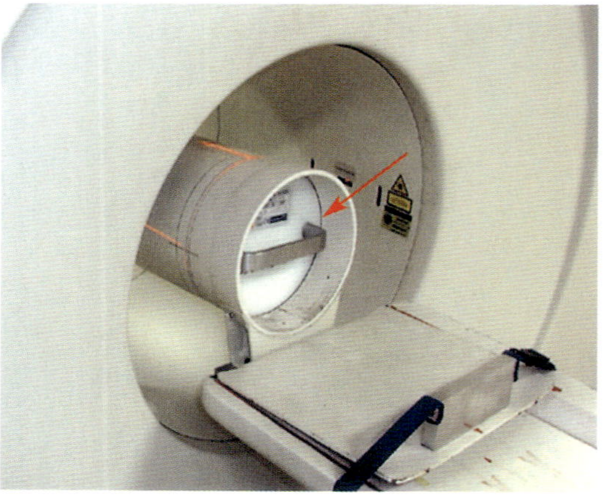

b ^{68}Ge 원통 선원(교정용)

직경 20 ㎝

교차보정 (cross calibration)

용어 해설

*2 ^{68}Ga(갈륨-68)

- ^{68}Ge의 딸 핵종으로 반감기는 68.1분
- 통상 Ge-Ga 발생기(generator)에 의해 염산으로 추출한다.
- Ge-Ga 발생기로 매우 간편하게 양전자 방출핵종을 이용할 수 있고 팬텀 시험 등을 할 수 있지만, ^{68}Ga는 최대비 정도가 크기 때문에 분해능 등의 측정 정밀도는 높지 않다.
- 약제로 사용할 수 없다.

- PET 영상에서 관심영역(region of interest) 정보를 방사능 농도(Bq/mL 또는 cps/mL)로 변환하고 약제 분포량을 정량화하기 위하여 필수적인 과정이다.
- ^{18}F 또는 ^{68}Ga*2 수용액으로 방사능 농도가 균일한 원통 팬텀을 작성한다.
- 원통 팬텀을 PET 카메라로 촬영하여 단면의 관심영역 카운트를 구하는 동시에 용액의 일부를 웰 카운트로 측정하여 촬영 시작 시각에서 단위 체적(또는 단위 중량) 당 카운트를 구한다.
- 영상에서 관심영역 카운트와 용액 방사능에서 교정계수(cps/mL)/(ROI 카운트)를 구한다(그림 12).
- 이 때 용액의 정확한 비방사능을 선량계(베크렐 미터) 등으로 측정하면 cps/mL은 Bq/mL로 변환이 가능하다.
- PET 영상의 교차보정을 통하여 영상의 카운트 정보를 방사능 농도로 변환할 수 있고 PET의 최대 특징인 혈류량이나 대사량의 정량 측정도 가능하다.
- 교정계수는 시간적 변동을 기록해 두어 장치의 안정성을 나타내는 하나의 지표가 된다.
- 표준화 스캔 시행 후에는 반드시 교차보정을 한다.

그림 12 교차보정

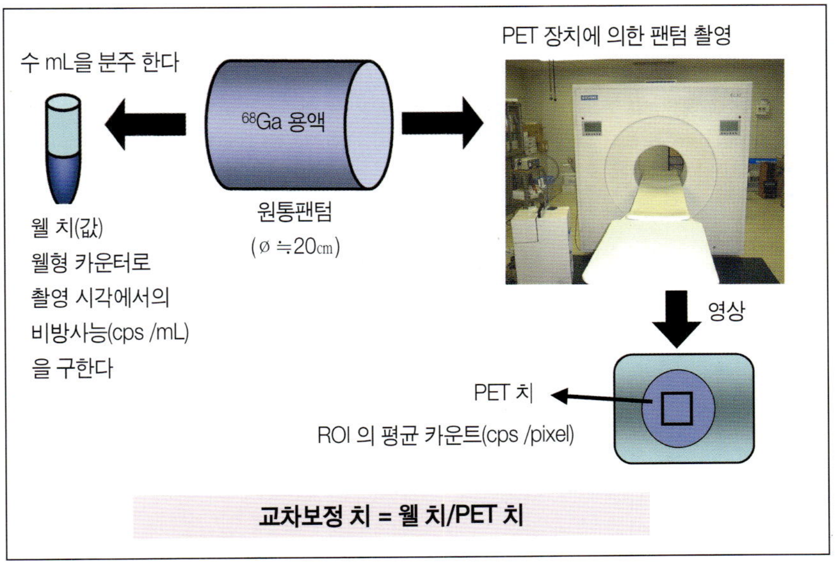

투과(transmission) 스캔

- 투과 스캔은 체내의 감마선 투과율을 구하기 위한 데이터 수집이며 장기에 의한 방사능의 흡수 즉 감쇠보정을 위한 기초 데이터가 된다.
- 이것에 의해 PET의 최대 특징인 정량성이 유지된다.
- 흡수 보정은 ^{68}Ge 나 ^{137}Cs을 밀봉한 선상 선원을 몸 주위에 회전시켜 체내에서 감마선 투과량의 분포를 구하여 시행한다.
- 이 촬영 위치는 나중에 설명하는 방출(emission) 스캔과 같은 위치에서 시행해야만 정확한 흡수보정을 할 수 있다.
- 감마선의 체내 투과율은 투과 데이터를 블랭크 테이터(빈 테이터)*3로 제거하여 구할 수 있다.
- 종래의 투과 스캔은 방사성 약품을 투여하기 전에 충분한 카운트를 모아서 시행하는 방법이 일반적이었다. 그러나 방출 스캔과 촬영위치를 완전히 일치시키기 어려우며 환자 처리 능력을 고려하여 단시간 수집과 분획(segmentation)법의 이용*4이나 약제투여 후에 투과 스캔을 하는 주사 후 투과스캔법이 시행되는 경우가 많다.
- 주사 후 투과스캔법에는, ① 분획법과, ② 마스크 수집법(동시 수집법)이 있다.

① **분획법**

· 폐, 연골조직, 뼈를 대표적인 μ 값으로 치환하는 방법.

② **마스크 수집법**

· 방출 수집 시에 투과용의 수집 윈도우를 열어 흡수보정하는 방법.

용어 해설

*3 블랭크 데이터

· PET 장치의 시야 내에 흡수체가 존재하지 않는 상태에서 투과용 선원을 회전시킨다.

· 충분한 감마선 카운트를 얻어 선원에 대한 각 검출기의 감도를 구한다.

· 교차보정과 동시에 수집하는 것이 바람직하지만 PET 기종에 따라서는 스케쥴 기능을 이용하여 매일 아침 검사 시작 전에 자동적으로 수집하기도 한다.

*4 투과 영상 수집 시간

· 투과 시간은 선원 강도나 환자의 체격에 따라 변화하지만 실 측정에 의한 정확한 흡수맵(μ 맵)을 작성하기 위해서는 한 시야당 5~10분간의 수집이 필요하다.

· 분획법에서는 몸 윤곽이나 각 장기의 아우트라인보다 μ 맵을 작성하기 위해 2분간 정도의 수집으로라도 좋다고 되어 있다.

흡수보정이란?

- 인체에 투여되는 방사성 의약품은 생화학적 반응에 따라 체내 조직에 분포한다.
- 이 때 체내 깊은 곳에서 방출된 방사선은 인체 내부에서 흡수될 확률이 높아 체외에서 검출하기 어려워진다.
- 반대로 체표면 근처에 분포된 약제의 방사선은 흡수되지 않기 때문에 검출하기 쉽다.
- 이와 같이 체내에서 감마선 흡수의 불균일성을 보정하기 위한 처리가 흡수보정이다(그림 13, 14, 15)
- 흡수보정을 시행하여 방사선원의 위치에 영향을 받지 않는 정확한 약제분포를 알 수 있고 높은 정량성과 신뢰성을 가진 영상자료를 얻을 수 있다.
- 흡수 보정을 위하여 먼저 시야 내에 흡수체가 존재하지 않는 상태에서 투과용 선원을 회전시켜 빈 데이터를 얻을 필요가 있다.
- 감마선 흡수량은 「a=(빈 데이터)/(투과영상 데이터)」에서 얻을 수 있고 흡수량의 역수, 즉 투과율은 영상 재구성에 이용된다.
- 방사성 의약품을 이용한 투과 스캔을 시행하지 않고도 PET/CT에 장착된 X선 CT를 이용하여 분획법으로 소멸 감마선의 흡수량을 구할 수 있다.

그림 13 균일 팬텀의 카운트 프로파일 (흡수보정 없음)

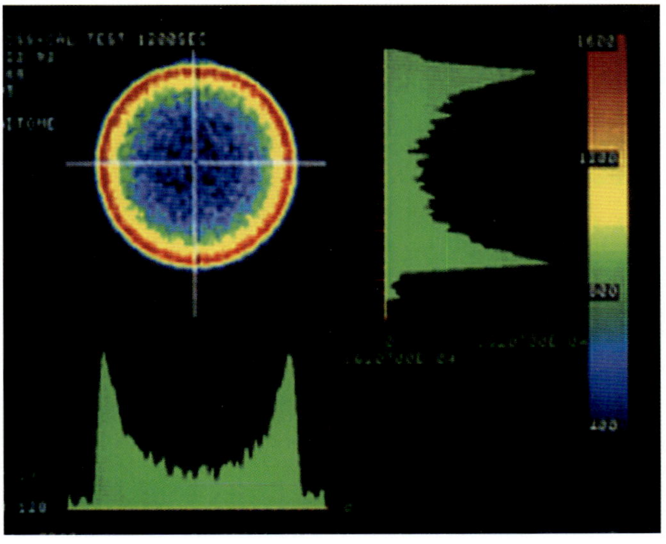

팬텀 직경 20 cm ^{68}Ga 용액

그림 14 흡수보정의 효과 (팬텀)

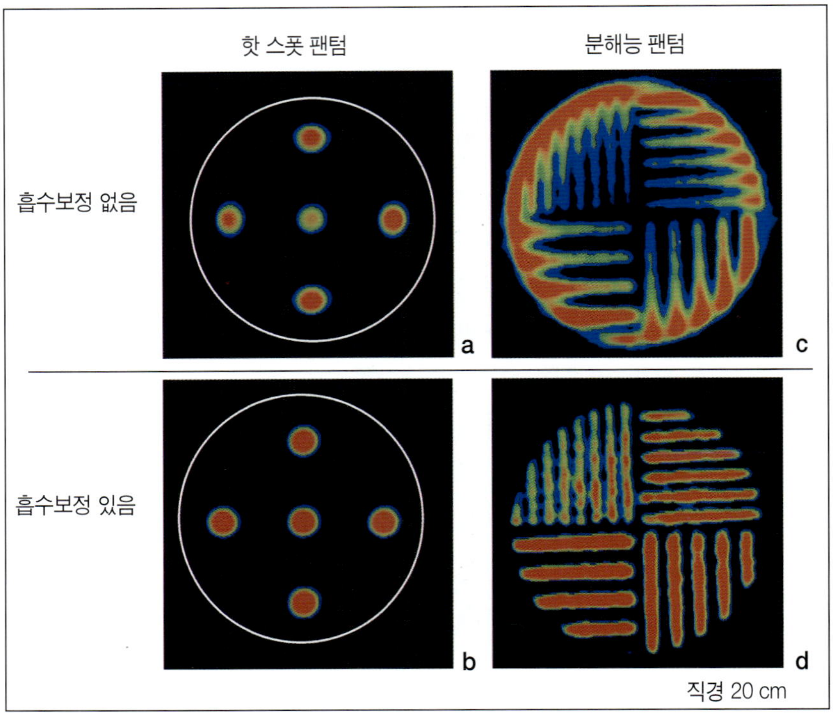

흡수보정을 하지 않으면 원형의 열소(hot spot, 2.5 cmø)가 왜곡되고 타원형이 된다(a). 또한 중심부에서는 겉으로 보기에 카운트가 감소하기 때문에 열소의 동위원소 농도나 분해능이 저하된다(a, c). 흡수보정을 하면 원래의 동위원소 농도로 관찰할 수 있다(b, d).

그림 15 흡수보정의 효과 (임상 예)

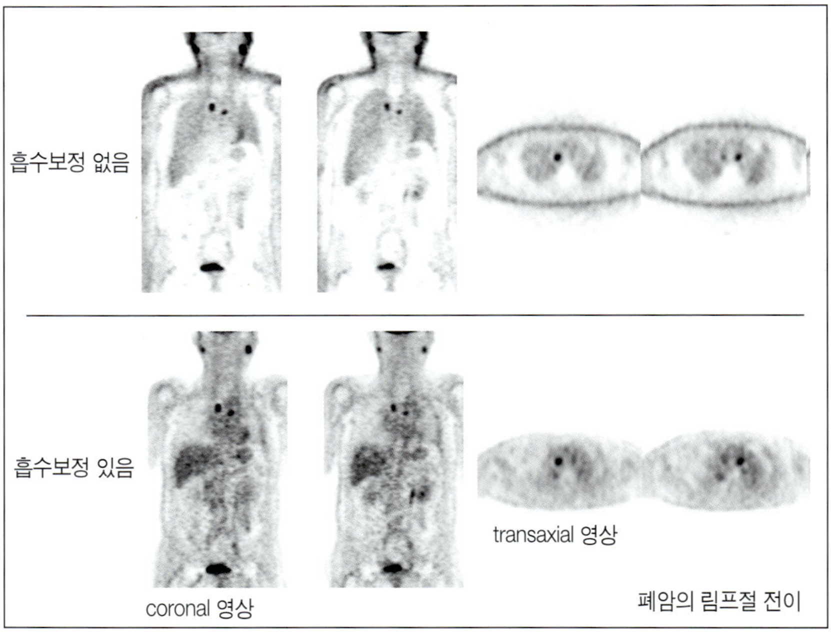

폐암의 림프절 전이, 상 · 하 동일 단면의 비교에서 흡수보정을 하지 않으면 피부나 몸 표면 부근에서 방사능 섭취가 높게 측정되고 내부에 위치한 종격동이나 간은 정확하게 확인할 수 없다.

방출(emission) 스캔

- 방사성 약제 투여 후에 그 체내 분포를 알기 위한 촬영이 방출 스캔이고 약제가 목표 조직에 가장 선명하게 축적되는 시간에 맞추어 촬영한다.
- 흡수 보정을 올바르게 하기 위해서는 투과 스캔시와 동일한 촬영 위치에서 방출 스캔을 해야 한다.
- 일반적으로 사용하는 정성적 영상을 얻을 경우에 방출 스캔은 1회, 또는 지연 추가영상을 포함하여 2회 촬영을 한다.
- 혈류량이나 대사량 등을 정량적으로 구할 경우에는 약제 투여와 동시에 영상 수집, 즉 동적(dynamic) 영상 수집이 필요하다.
- 정량화를 위해서는 대부분의 경우 혈중 방사능 변화의 연속적인 계측도 필요하기 때문에 더 복잡한 기술을 요한다.
- ^{13}N 암모니아나 ^{18}F-FDG에 의한 심근혈류영상이나 심근 당대사 영상을 수집할 때는 심전도와 동시에 PET영상도 가능하다.
- 심전도 동기 PET 영상에 의해 심기능의 동시 평가가 가능하나 많은 카운트 수집을 위해 장시간의 영상 수집이 필요하므로 연구 목적에 이용된다.

3차원 수집(3D)과 2차원 수집(2D)

- PET 영상의 수집은 슬라이스 셉터의 유무에 따라, ① 2차원 수집(2D)과 ② 3차원 수집(3D)으로 나눈다(그림 16)

① **2D 수집**

· 동일 링 내(다이렉트 슬라이스)와 이웃한 링 사이(크로스 슬라이스)에서 동시계측한다.

· 슬라이스 셉터에 따라 산란 동시계측, 우발 동시계측에 의한 배후방사능의 잡음이 차폐되기 때문에 높은 정량성을 가진 고화질의 영상을 얻을 수 있다.

· 대신 감마선의 검출감도는 낮다(그림 17).

② **3D 수집**

· 슬라이스 셉터를 시야 외로 이동하여 소멸 감마선은 차폐되지 않고 다수의 링 사이에서 동시계측이 가능하게 된다*5.

· 2D 수집에 비해 6~8배 정도의 고감도 수집이 가능하다(그림 18).

· 산란선의 증가에 의해 정량성이 감소하고 수집한 광자수가 매우 많아 영상 재구성법이 복잡하기 때문에 보다 고성능 연산 장치를 필요로 한다.

- PET에 의한 심근이나 뇌의 혈류. 대사계측법에는 정량성이 뛰어난 2D 수집법, 종양진단을 위한 전신 촬영에는 단시간 촬영이 가능한 3D 수집법이 이용되는 경우가 많다.

용어 해설

***5 3D 수집에 의한 동시계측**

· 슬라이스 셉터를 제거하여 다수의 링에서 동시계측이 가능해지고, 이용하는 동시계측선(LOR)이 많아지는 만큼 감도가 향상 된다

· 비스듬히 들어오는 감마선은 분해능이나 위치정보의 정밀도 저하를 일으킨다.

· LOR를 이어주는 링 간격을 [링 디퍼런스]라고 부른다.

그림 16 슬라이스 셉터

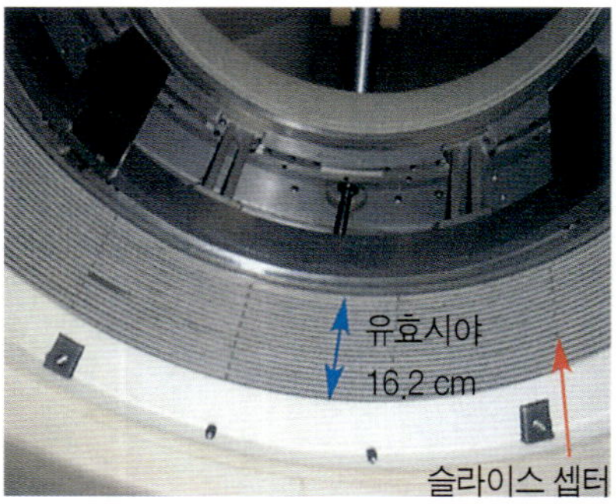

a 셉터 사용 상태(2D 수집)

텅스텐 금속 원반이 약 6.8 mm 간격으로 시야 내에 늘어서 있다.

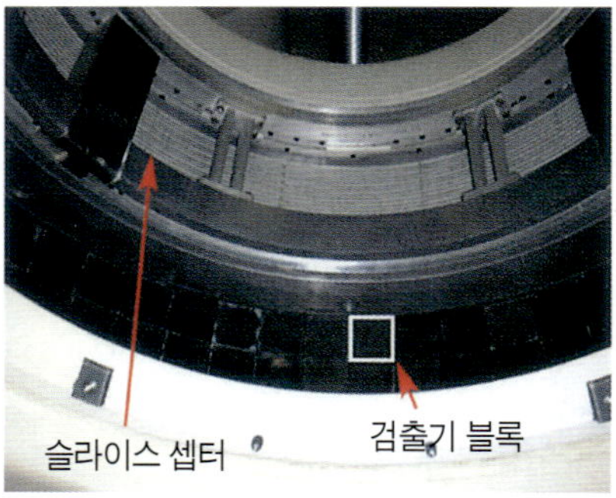

b 셉터 철거상태(3D 수집)

슬라이스 셉터를 시야 내에 이동하면 검출기 블록이 보인다.

그림 17 2차원 수집법

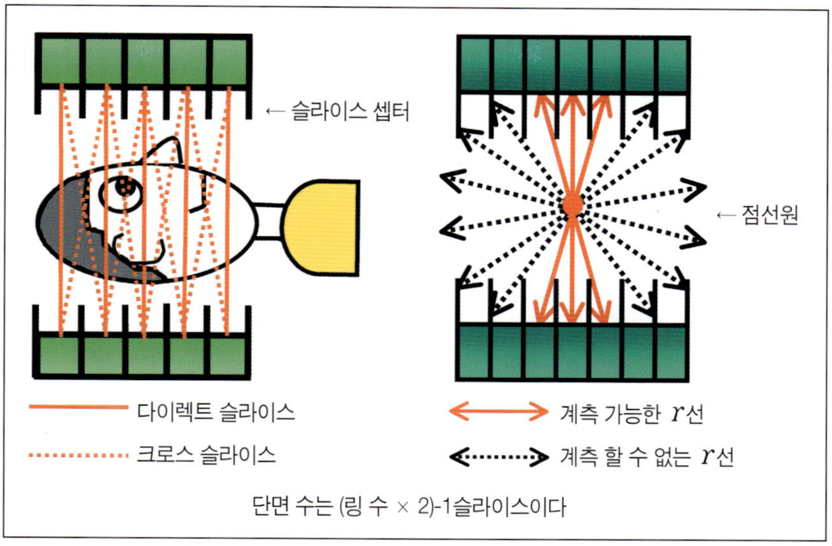

그림 18 3차원 수집법

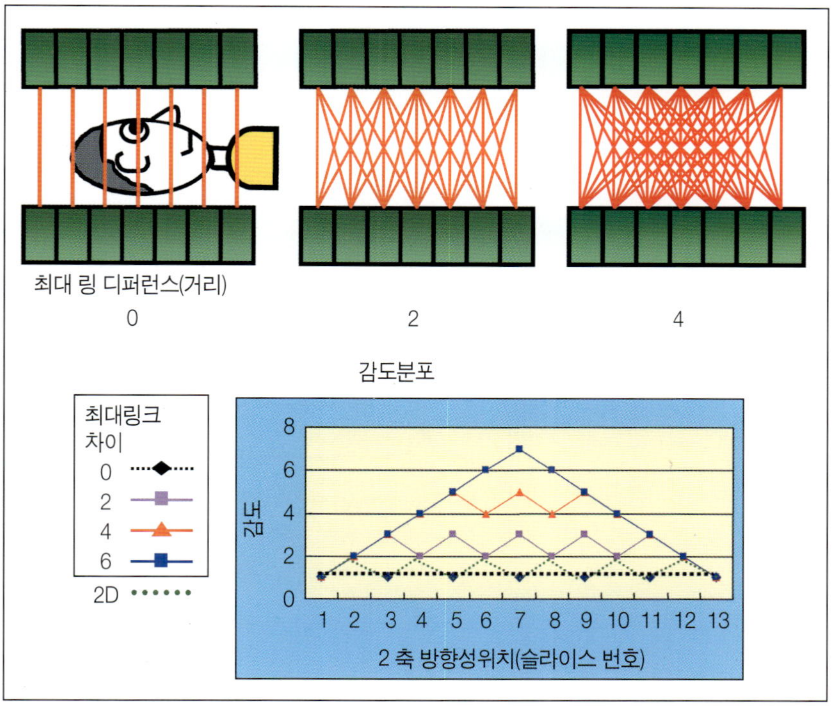

동시계측선이 증가하면 감도가 향상된다.

영상자료 수집 프로토콜의 설정

- 영상 촬영 프로토콜을 결정하는 경우에 사용하는 방사성약품의 체내 동태에 대한 충분한 지식이 필요한 것은 당연하지만 정량 정보의 필요성, 부하 검사나 지연 영상의 유무에 따라 프로토콜이 결정된다.
- PET 핵종은 반감기가 짧고 또한 조직의 기능 영상이기 때문에 약제의 공급 가능 시각, 금식이나 운동의 제한 등의 사전 처리 여부도 프로토콜 설정 시에 고려해야 한다.

정량화를 하기 위한 다이나믹 영상 수집의 기본적인 흐름(그림 19)

① 투과 스캔
② 약제 투여와 동시에 동적 방출 영상 수집 시작
③ 약제 투여와 동시에 지속 채혈 펌프 또는 실린지 채혈법에 의한 동맥채혈 시작
④ 방사능 감쇠 보정을 한 혈중 방사능 농도(비방사능)의 산출
⑤ 동적 방출 영상과 혈중 방사능 농도변화에 대해 수학적 모델 해석법을 이용한 정량화 처리

그림 19 영상수집 프로토콜 (동적 영상수집)

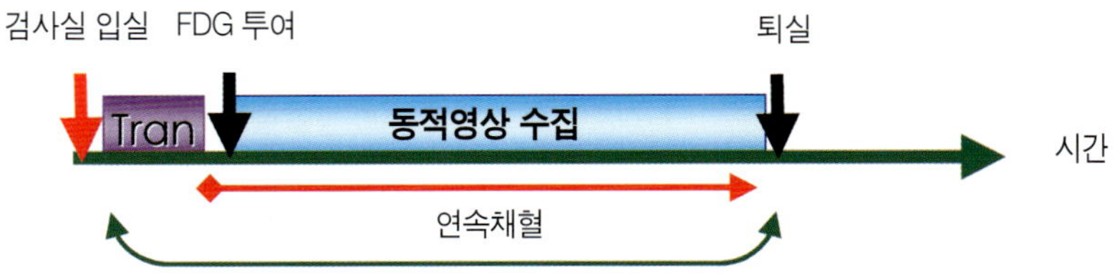

동적(dynamic) 영상수집
동적 영상은 높은 정량 정밀도를 가지기 때문에, 투과 스캔과 방출 스캔을 나누어 촬영한다. 동적자료의 수집 시간이 길고 동맥혈 채혈은 수기가 복잡하다.

정성 영상 수집을 위한 기본적인 흐름(그림 20, 21)

① 투과 스캔
(단, 주사 후 투과 스캔법을 이용하는 경우는 방출 스캔의 직전이나 직후에 한다.)
② 약제 투여
③ 목적하는 조직에 약제가 축적되는 시각에 정적(static) 방출 스캔 시작

그림 20 영상 수집 프로토콜(주사 후 투과 스캔법에 의한 FDG-PET 정적 영상 수집. 뇌나 종양 PET 검사에 이용되는 경우가 많다.

*Emis : Emission
Trans : Transmission

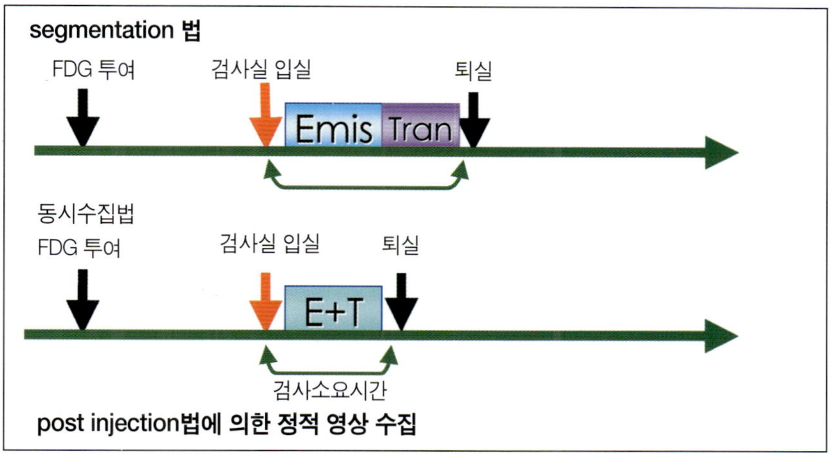

그림 21 실제 영상 수집의 흐름(FDG 에 의한 심근 PET 검사의 예)

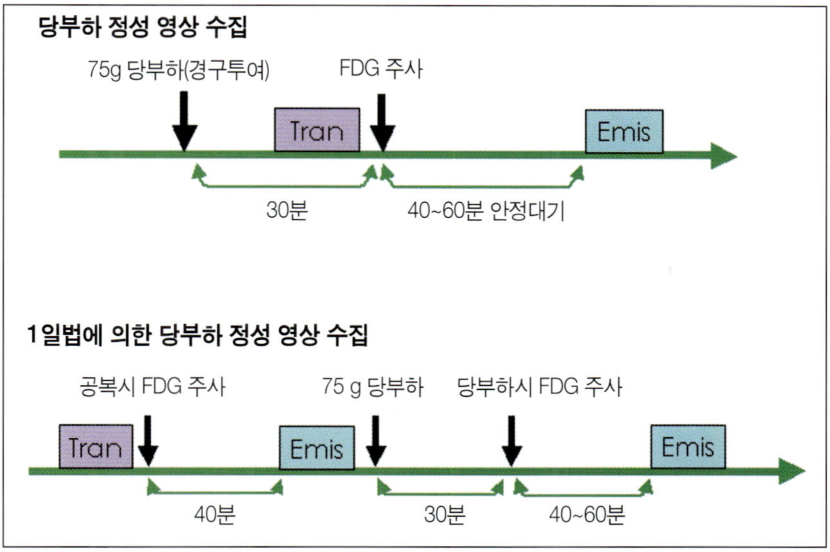

[참고문헌]
1) 田坂　皓ほか:放射線医学大系, 特別巻6「ポジトロンCT」, 41-52, 中山書店, 1989.
2) 鳥塚莞爾監修:クリニカルPET, 22-33, 先端医療技術研究所, 1997.
3) 鳥塚莞爾ほか:クリニカルPETハンドブック, 23-29, 技術経済研究所, 2001.
4) 日本放射線技術学会:核医学検査技術学, 66-75, 130-134, オーム社, 2002.

2-3 PET 영상 처리

여과 후 역 투사(filtered back projection)와 축차 근사영상 구성법

재구성 방법

- 섬광검출기(scintillator)가 360도로 늘어선 PET 검출기 링에 두개의 소멸 γ선이 입사되고 동시계측회로를 통해 검출기 위치 정보 등의 자료가 들어가면 컴퓨터는 방향과 위치에 따른 방사능의 강도 분포를 작성한다.
- 이 강도 분포를 「투사(projection)」라고 부르고 흡수나 산란 등을 보정하여 「여현곡선(sinogram)」이라고 불리는 2차원 데이터를 작성한다.
- 여현곡선에서 양전자 방출 핵종의 분포 영상을 구축하는 것을 「재구성」이라고 한다.
- 그림 22는 2차원 투사 자료의 작성 원리를 보이고 있다.
- 그림 23은 3D-PET의 재투사(re-projection법)에 의한 투사 자료의 작성 원리를 보이고 있다. 결손 데이터를 추정하여 3차원적 여현곡선을 작성한다.
- 3D 촬영 모드에서는 「격벽(septa)」이라고 불리는 조준기(collimator)를 배치하지 않아 검출 효율이 높지만 산란선의 관여가 높아 정량적 측정에는 2D 촬영모드가 사용된다.

그림 22 2차원 촬영(projection) 데이터의 작성

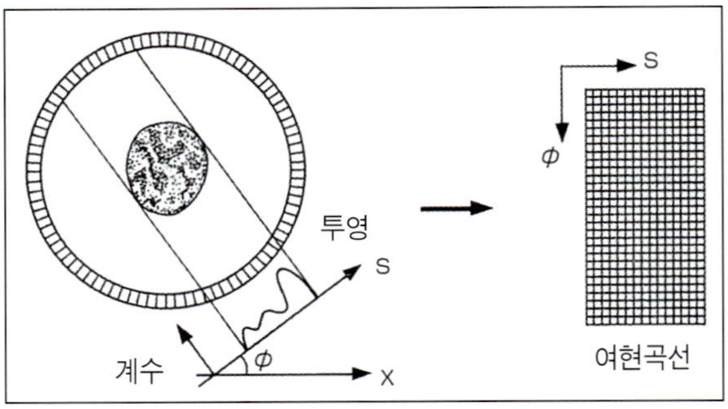

PET 장치 내에 검출기가 동심원으로 나란히 배열되어 있고 어느 방향만을 빼내는 것으로 그 방향의 강도 분포를 얻을 수 있다. 이것을 「투사」라고 한다. (s, ø)의 2차원 데이터를 「여현곡선(sinogram)」이라고 부르고, 영상 재구성에 이용된다.

그림 23 3D-PET 에서 3차원 투사 데이터의 작성 방법

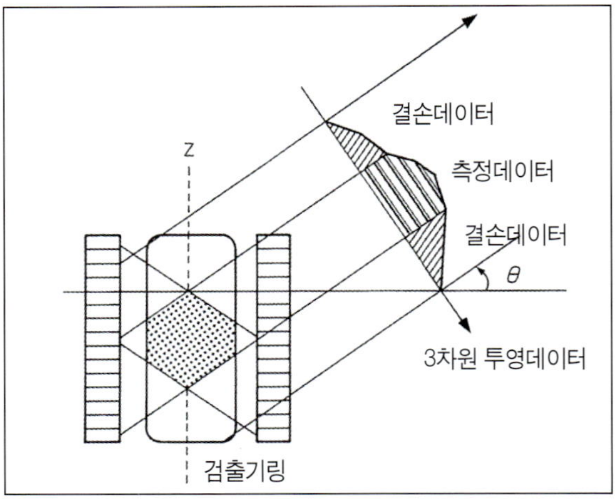

PET 장치에 부속되어 있는 「격벽」이라고 부르는 체축 방향으로 배치된 조준기를 떼어 내고 촬영한다. 이것에 의해 체축에 대해 기울어진 방향에 입사되는 소멸 γ선도 검출된다. 그림의 결손 데이터는 다른 각도의 데이터를 기본으로 한 계산에 의해 추정할 수 있고, 이것을 이용한 영상구성법을 「PROMIS법(reprojection of missing projections)」라고 한다.

FBP(filtered back projection)에 의한 재구성

- 투사 데이터에서 2차원 영상으로 돌아가는 것을 「역 투사(back projection)」라고 한다(그림 24 상단).
- 이렇게 하면 피사체 주위에 흐림(blur)이 생기므로 이것을 없애기 위해서 투사 데이터에 ramp 필터 등을 사용하여 합성 영상을 작성한다. 이 방법은 해석적 수학 기법으로「여과 후 역 투사(filtered back projection, FBP)」라고 부른다(그림 24 하단)[1)]
- 투사 데이터의 통계적 흩어짐을 줄이기 위해서 사용하는 butter worth 필터 등을 「편평화(smoothing) 필터」라 하고 화질 개선 목적으로 사용한다.
- 3차원 투사 데이터를 이용하여 3차원 재구성 영상을 작성하는 PROMIS법은 자료 양이 방대하기 때문에 많은 시간이 소요된다. 그러나 fourier rebinning(FORE) 방법을 사용하면 3차원 여현곡선을 2차원 여현곡선으로 변환할 수 있고 이를 통하여 FBP를 시행하면 PROMIS법에 비해 계산을 수십 분의 1 정도로 줄일 수 있다.

1) ME Phelps, et al.: Computed Tomography and Radionuclides. Society of Nuclear Medicine. 111, 1975.

그림 24 영상 재구성에서 필터의 역할 : filtered back projection (FBP)과 back projection(BP)의 비교

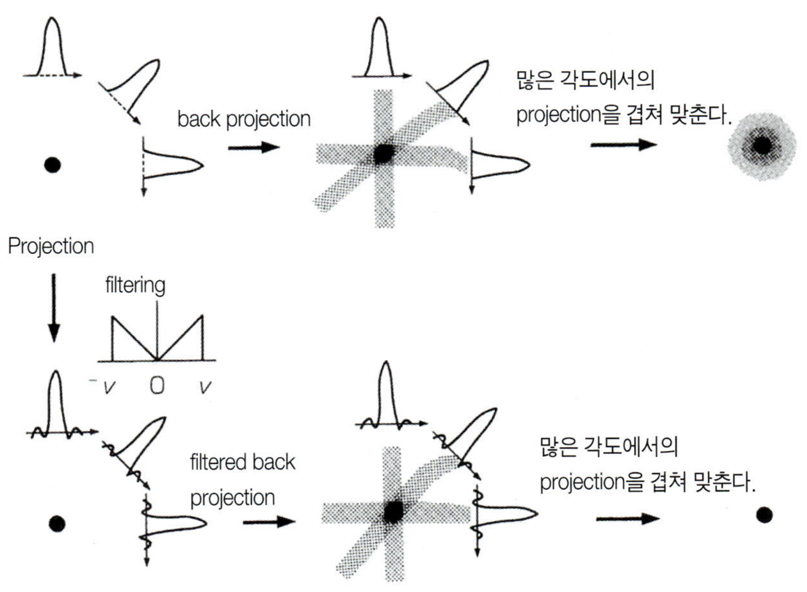

재구성 (reconstruction)

- 축차 근사법은 「최우법」이라고 하는 통계학적 기법을 이용하여 「가장 적합한」 방사성 핵종의 분포를 구하는 영상 재구성법이다.
- **축차 근사법에 의한 영상 재구성법의 순서**

  ① 추정 투사 영상의 작성

  ② 측정 투사 데이터와 추정 투사 데이터의 비교

  ③ 그 차이를 평가하여 추정 영상을 수정한다.

  ①~③을 반복하여 추정 영상을 실제 영상에 근접시킨다.

- **축차 근사법의 장점**

  · 통계잡음(영상상의 잡음 성분)이 작기 때문에 특히 저 방사능 농도 영역의 재구성 영상인 S/N 비(신호대 잡음비)(Signal to Noise Ratio : SNR)가 해석적인 FBP 등에 비해 좋다.

  · 처음에 보고된 ML-EM(maximum likelihood-expectation maximum)법(그림 25)[2]이라는 축차 근사법은 반복 수가 많기 때문에 계산 시간이 길다는 문제가 있어 그다지 이용되지 않았지만 계산 기술의 발전과 반복 수가 적게 된 OSEM(ordered subset EM)법의 개발에 의해 실용화되었다(그림 26).

  · OSEM법에서는 모든 투사 데이터를 몇 개의 작은 부분집합(subset)단위로 분할한다. 각 단위마다 추정 영상이 수정되므로 처리 속도는 단위 수에 비례하여 향상된다. 그러나 처리치가 반복 수나 단위 수에 의존하여 정해지지 않으므로 정량성이 중요한 분석에서는 FBP에 의한 결과를 이용하는 경우가 많다.

2) LA Shepp and Y Vardi: IEEE Trans. Med Imag, MI-1, p.113, 1982.

그림 25 ML-EM법의 개념

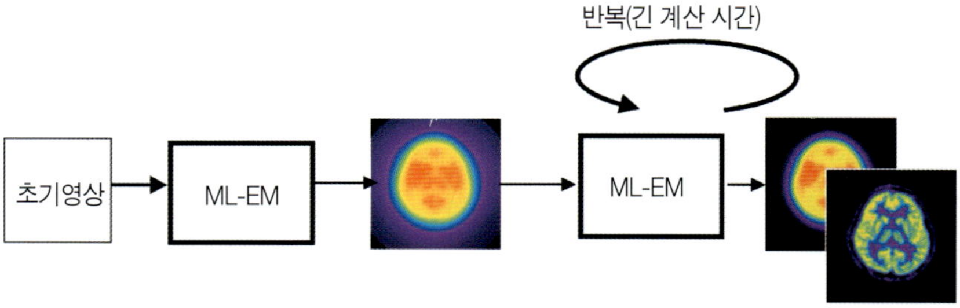

초기영상과 측정 데이터를 비교하여 추정 영상을 작성한다. 이와 같은 측정 데이터와 추정 데이터의 비교 반복에 의해 적합한 방사성 핵종 분포를 얻을 수 있다.

그림 26 OSEM법의 부분 집합(subset) 예 : 투영 방향 수 24

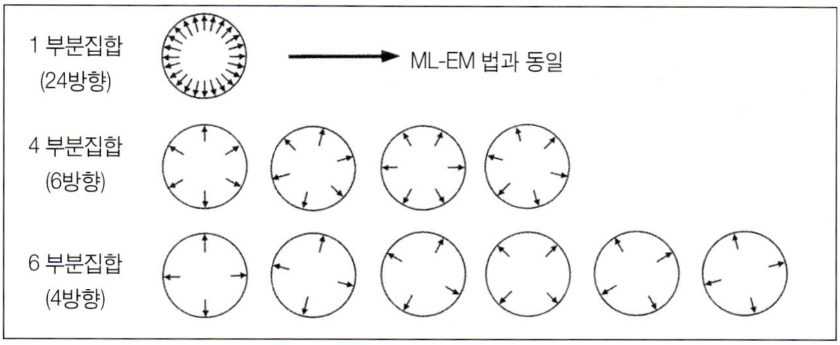

어느 부분집합에서 어느 방향의 선택은 임의로 결정된다.

3D Ramla 법

재구성방법

3D-Ramla법을 이용하는 제품
http://www.medical.philips.com/main/products/pet/products/allegro/

3) J Browne and AR De Pierro: IEEE Trans. Med Imag, 15:687, 1996.

- 종래의 FBP법 등에 비해 최근 활용되기 시작한 3차원 축차영상 재구성법으로 3D-Ramla(row-action maximum likelihood algorithm)법[3]이 있다. 필립스사의 PET에서 이용되고 있다.

3D-Ramla 법의 장점

① 3차원 영상을 정확하게 재구성한다. ② 화질 개선
③ 인공음영(artifact)을 줄인다. ④ 영상 잡음(noise)을 줄인다.

그림 27 동체 부분의 PET 영상에서 FORE와 OSEM을 조합해서 재구성한 영상(왼쪽)과 3D-Ramla법에 의한 재구성 영상(오른쪽)의 비교

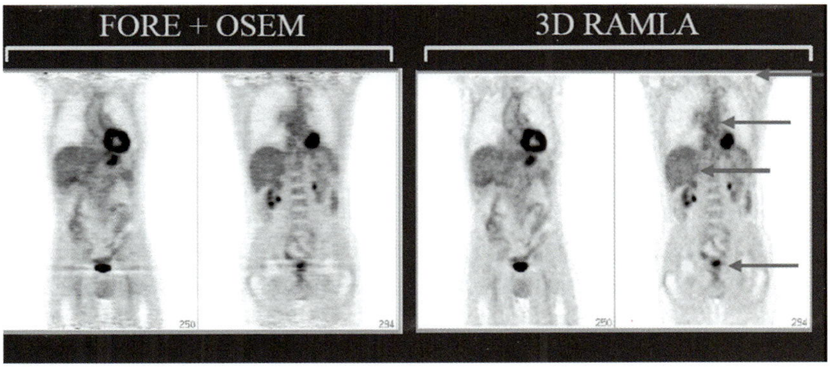

특징 : 방광의 선상 인공음영이 없어졌다.
간의 형태를 보다 명확하게 알 수 있다.
영상의 균일성이 높아졌다.
경계선의 섭취가 보다 선명해 졌다.

그림 28 뇌의 PET 영상에서 FORE 와 OSEM을 조합하여 2차원 재구성한 영상(왼쪽)과 3D-Ramla법에 의한 재구성 영상(오른쪽)의 비교

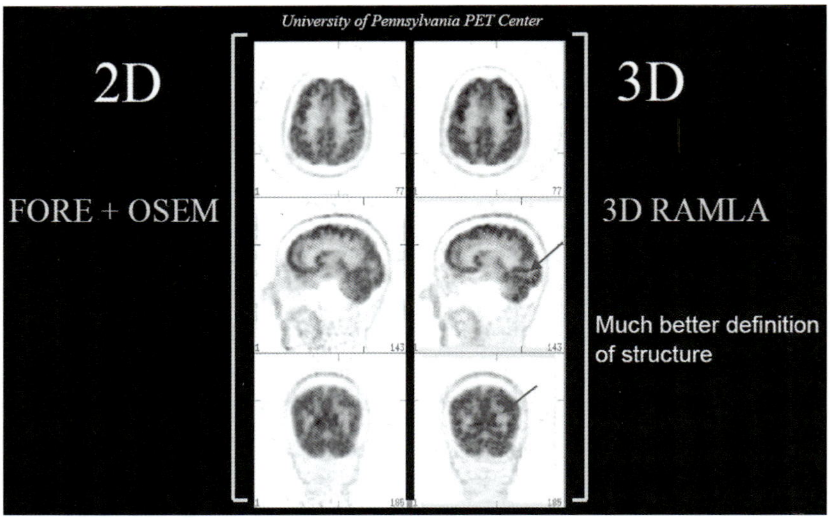

뇌종양의 구조를 보다 선명하게 영상화할 수 있다.

- PET와 CT를 1대로 조합한 PET/CT 장치에서 필립스사는 영상 재구성에 3D-Ramla법을 이용하고 있다.
- PET 영상은 CT에 비해 공간 분해능이 떨어지지만 해부학적 특징을 확인할 수 있을 정도의 분해능이 있기 때문에 영상 합성이 가능하다.

그림 29 CT 영상과 CT 영상 + 3D – Ramla PET 영상

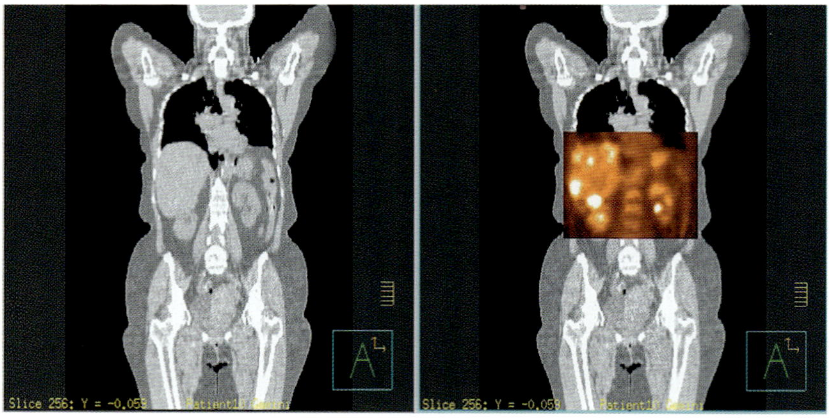

a CT 영상

b 3D –Ramla 법으로 얻은 PET 영상(중앙사각)을 a 그림에 겹쳐 맞춘 영상

a는 CT 영상으로 고해상도의 해부학적 영상을 얻을 수 있다. b는 3D -Ramla 법에 의해 영상 재구성된 PET 영상을 a영상에 맞춘 것이다. 이 기법에 의해 CT 영상에서는 모르는 암의 위치를 보다 선명하게 확인할 수 있다.

분해능이란?

영상의 공간 분해능

① 섬광 검출기의 크기 등에 의해 결정되는 장치 고유의 분해능

② 영상 재구성에서 필터 관수나 화소의 크기(매트릭스 크기)로 결정되는 분해능

- 여기서는 장치 고유의 분해능에 대해 설명한다.
- 분해능은 한 대의 검출기 중앙에서 매우 작은 내경을 가진 선상 선원을 이동시켜 얻은 동시계측율과 선원 위치 관계에서 얻은 곡선의 전체 반값 두께(full width half maximum : FWHM)로 정의된다(그림 30). 얻은 곡선은 「선 확산함수」라고 부른다. FWHM은 두개의 선원을 근접시켜서 식별할 수 있는 최단거리에 해당되므로 분해능의 지표가 된다(그림 31).
- PET의 분해능은 중심에서 가장 좋고 주변부로 갈수록 나빠진다.
- 분해능이 높을수록 선원 분포를 자세히 볼 수 있다.

그림 30 분해능의 측정 방법

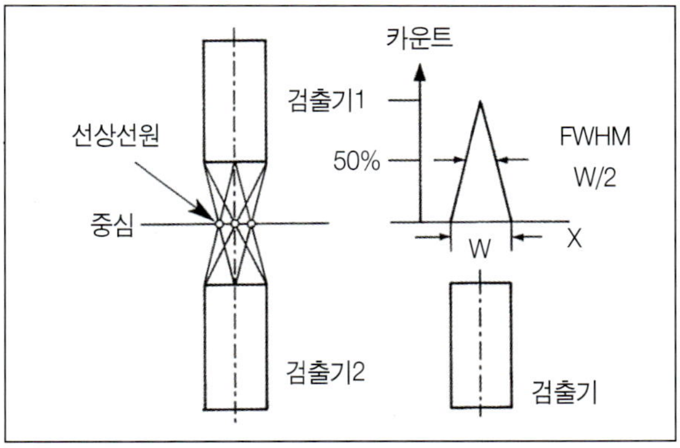

마주보고 있는 검출기 1과 검출기 2의 중심에 선상 선원을 세우고 X 방향으로 이동시켜 동시계측하면 카운트 수는 오른쪽처럼 삼각형 피크가 된다. 최고점 높이의 반을 「전체 반값 두께(full width half maximum : FWHM)」라고 한다.

그림 31 선원의 식별과 FWHM의 관계

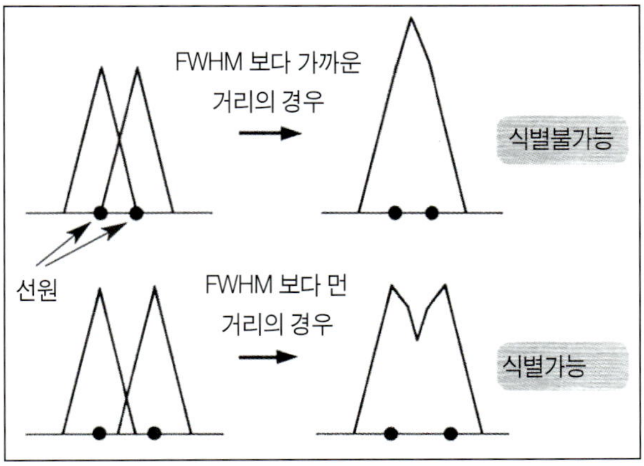

선원이 FWHM 보다 가까우면 2점을 식별할 수 없게 되고, 떨어진 경우에는 식별이 가능하다. 이 때문에 FWHM을 분해능 지표로 사용하고 있다.

용어 해설

*6 각도 요동

· 양전자가 정지된 장소에서 전자와 결합하여 생성되는 한 쌍의 소멸 방사선은 궤도전자가 가지고 있던 운동량 때문에 완전히 반대 방향으로 비행하지 않고 180° 보다 빗나간다. 이것을「각도 요동」이라고 한다.

- 선 확산함수는 검출기 반대의 중립위치에서 삼각형이 되고 밑변의 길이는 검출기의 폭(W)이 된다. 따라서 FWHM은 검출기폭의 반(W/2)이 된다. 그러나 실제로는 동시계측한 검출기를 연결한 선상에 양전자 방출 방사선 동위원소가 있다고 할 수 없으며 장치의 분해능이 높아지더라도 일정 단계 이상에서는 공간 분해능에 한계가 있다.
- 이것은 양전자 정지까지 거리가 있는 것과(비정) 소멸 γ선의 각도 요동*6 때문이다. 비정은 양전자의 에너지가 높을수록 길어지고 각도 요동은 검출기 간의 거리가 멀어질수록 커지는 특성이 있다(그림 32).

그림 32 분해능의 제한

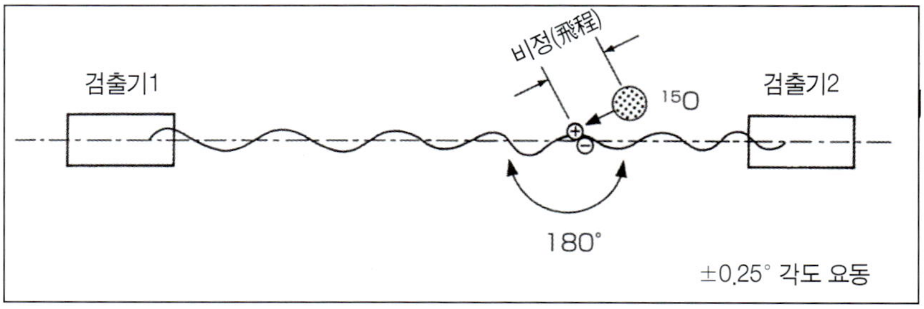

양전자가 멈추기까지의 거리와 각도 요동 때문에 이 예에서는 양전자 선원인 ^{15}O의 위치가 넓게 보인다. 더욱이 양전자에는 에너지 분포가 있고 ^{15}O 의 경우에는 최대 1.73 MeV로 수중에서 비정은 약 8 mm가 된다.

용어 해설

*7 영상의 분해능

· 영상의 공간 분해능 W는, 장치 고유의 분해능 Wi 와 필터 관수 등에 의해 결정되는 Ws 에 의해 근사값으로 $W=\sqrt{Wi^2+Ws^2}$ 로 계산한다.

- 이상에서 설명한 공간분해능은 장치 고유의 분해능이고 실제 PET 영상은 필터 관수 등에 의존한 분해능과의 합계로 표시되고*7, 실험적으로는 선 선원 팬텀 등을 이용하여 정량한다(그림 33).

그림 33 선 선원의 영상

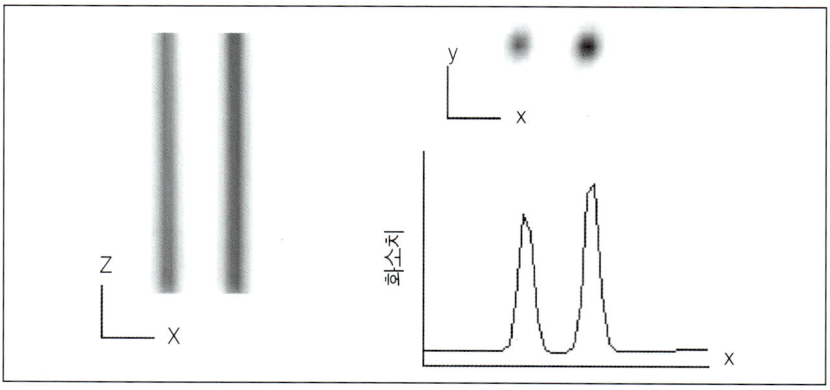

장치의 이상이 없는 동일 조건 하에서 선 선원을 촬영하여 과거의 영상과 비교하여 분해능이 변화되지 않았는지 조사한다.

영상의 S/N 비

- 일반적으로 방사선 계측에서 측정계수 치 N에 대하여 ± N 의 오차(통계 오차)를 가진다. 작은 영역마다 방사선 계측을 하여 평면 영상을 얻은 경우에 상대오차는 N/N=1/N이 된다(그림 34a).
- 통계 오차가 재구성 영상에 반영된 경우 재구성 영상의 평가에 사용되는 S/N 비는「통계 잡음」이라고 부른다.
- 재구성 영상은 많은 방향의 투영을 겹쳐 맞추어 얻을 수 있으므로 각 화소는 독립되지 않는다(그림 34b). 이 때문에 S/N 비를 단순하게 각 화소 계수치(화소치)의 평방근 역수로 나타낼 수 없다.

그림 34 영상 작성 방법에 따른 오차 계산 방법의 차이

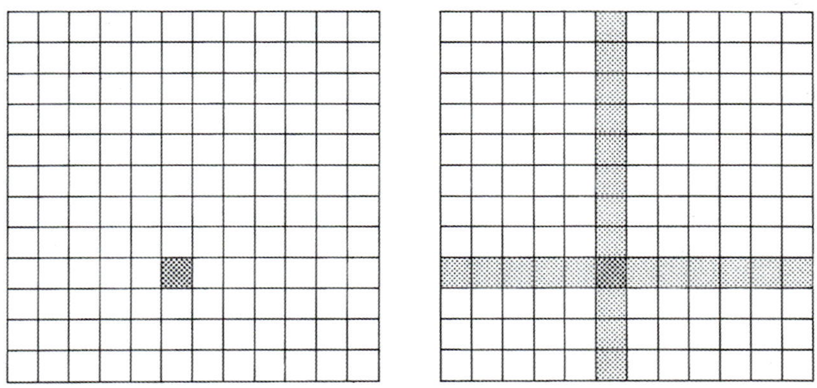

a 작은 영역에서다 방사선 계측으로서 얻을 수 있는 평면 영상
이 경우의 오차는 각각의 화소 계수에서 구할 수 있다.

b 여러 방향에서 투영을 거듭하여 얻은 재구성 영상
재구성 영상의 각 화소치는 많은 화소와 관련되며 그 결과 한 화소의 오차는 투영 방향의 각 화소의 계수에 의존한다.

- 투영 데이터에는 산란 동시계측과 우연 동시계측이 포함되어 있고 실제로 동시계측에 포함되어 있다(그림 35).

그림 35 PET 검출기 링에서 동시 계측의 종류

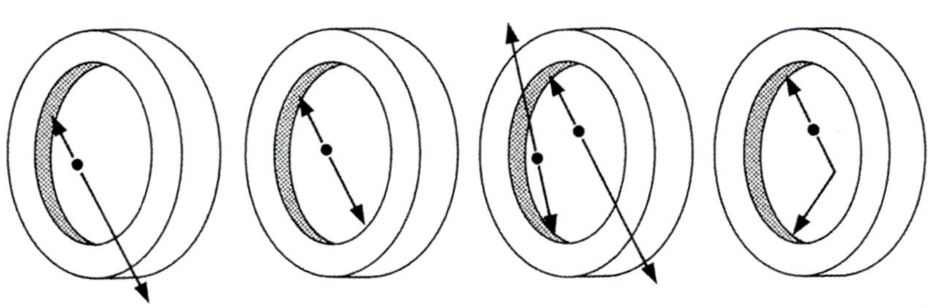

a 단일광자계수　b 실제 동시계측　c 우연 동시계측　d 산란 동시계측
검은 점은 선원을 표시한다.

● 이러한 불필요 성분을 제거하는 몇 가지 방법이 제시되어 있으며, 일반적으로 통계 잡음은 산란 동시계측이나 우연 동시계측이 없는 경우에 비해 증가한다.
● 이렇게 보정을 고려한 잡음 등가계수 NEC[*8, 4)]가 통계 잡음의 평가에 사용되고 있다. 통계 수치가 많아도 NEC가 저하하면 보정 성분의 잡음에 의해 화질이 떨어진다.
● NEC는 선원 농도에 의존하며 촬영모드에 의해서도 달라진다.
● 그림 36은 NEC와 실제 동시계측의 선원농도 의존성 2D 와 3D 데이터 수집모드의 비교이다. 어느 선원 농도까지는 3D 모드 계측의 화질이 좋고 선원농도를 늘리면 2D 모드의 화질이 좋아지는 것을 볼 수 있다. 즉 3D 모드에서는 저 투여량으로도 고화질이 된다.

4) SC Strother, et al.: EEE Trans. Nucl Sci, NS-37, 783, 1990.

그림 36 NEC와 실제 동시계측의 선원농도 의존성을 보이는 개념도

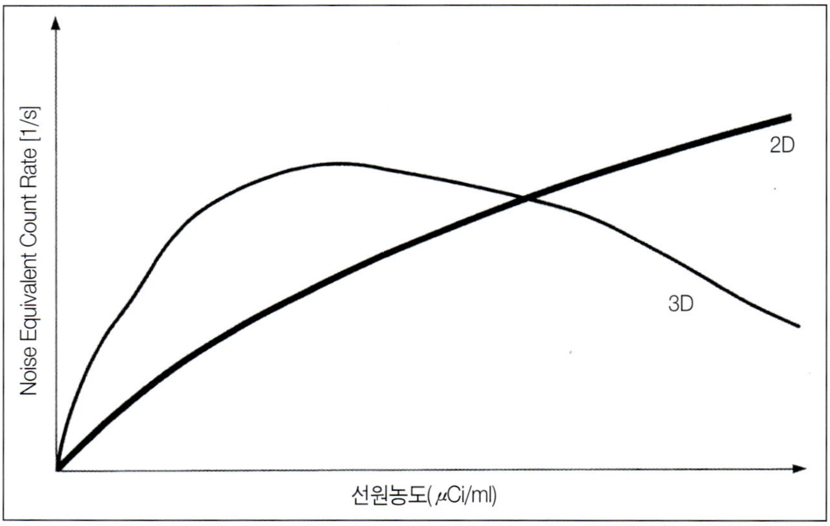

PET 기기나 흡수상황 등에 따라 값이 다르므로 상대적인 값을 나타낸다.

화질을 좌우하는 인자

화질을 좌우하는 인자

● 분해능
  · 검출기나 결정의 수를 늘린다.
  · 보정의 고려
● S/N 비
● 콘트라스트[*9]
● 인공음영 등

용어 해설

*8 NEC
- $NEC=T^2/(T+S+fR)$
  T : 실제 동시계측
  S : 산란 동시계측
  R : 우연 동시계측.
  f : 보정법에 의한 다른 값으로 1~2까지의 값을 취한다.
- NEC는 외관상, 산란동시계측이나 우연동시계측이 없는 경우에 얻을 수 있는 영상의 잡음과 같아지는 실제 동시계측 값이다.

*9 콘트라스트
- 영상의 명암 선명도를 나타낸다.
- 콘트라스트를 낮게 하면 어두운 부분에서 밝은 부분까지의 폭이 넓어지고 흑에서 백까지 매끄러운 톤으로 표현할 수 있지만 너무 내리면 흐릿한 영상이 된다.

● PET의 화질은 기기나 영상 재구성법의 발전으로 현재도 진화하고 있다.

그림 37 PET 영상의 변천

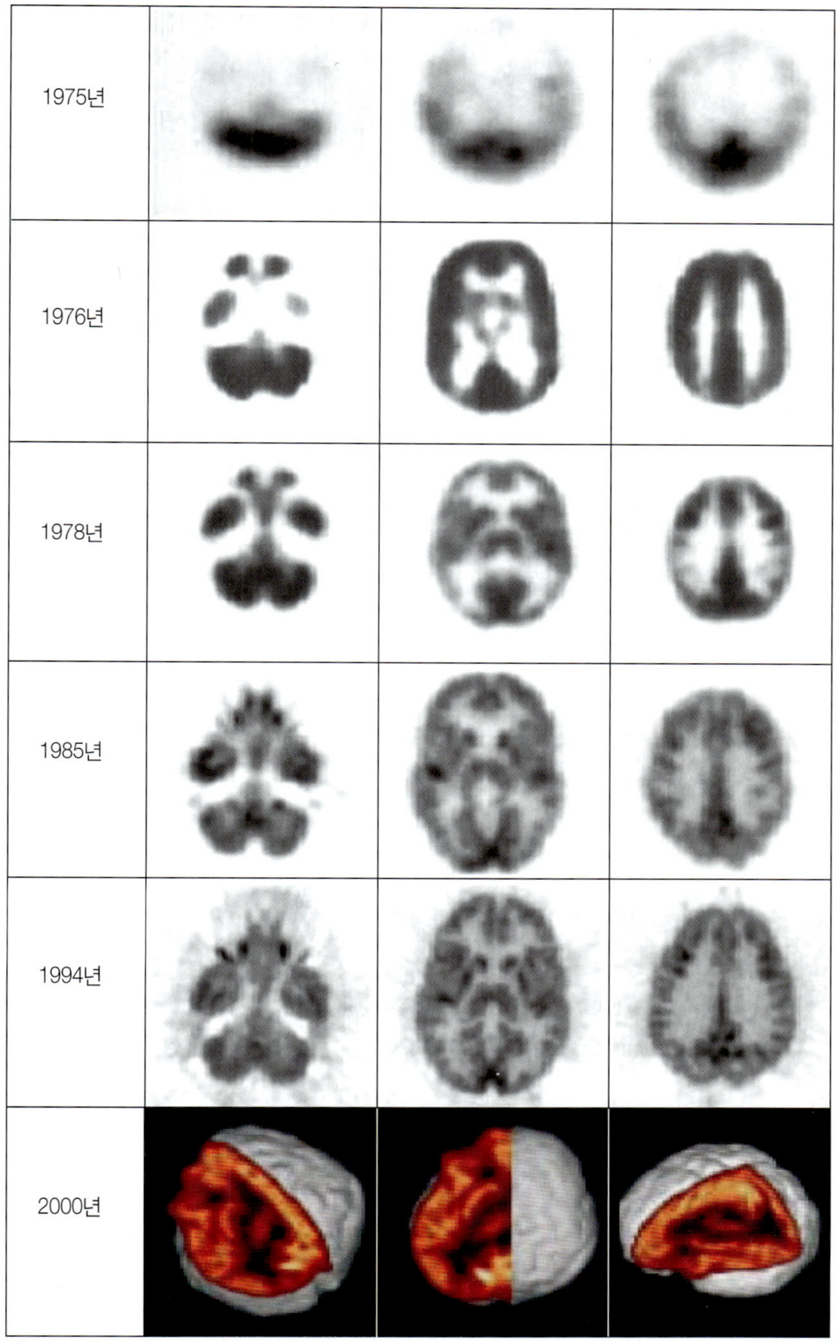

시기에 따라 분해능이나 콘트라스트가 높아지는 것을 알 수 있다.

MIP 영상

- PET에서 얻은 동일 방향에서 본 n 수의 슬라이스 화면에서 각 슬라이스 영상의 투영선상의 화소 중 최대 신호강도 부분만을 선택해서 2차원 영상으로 겹쳐 맞춘 영상을 「MIP(maximum intensity projection)영상」이라고 한다.
- MIP 영상 작성에는 각 슬라이스 영상의 콘트라스트(대비, 선명도)가 높을수록 좋다.

그림 38 MIP 영상 작성 방법의 개념도

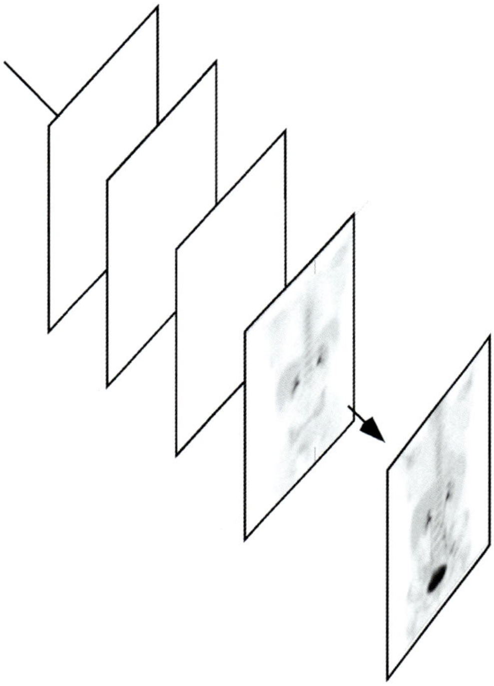

각 슬라이스의 어느 방향에서 광선을 비추고, 그 선상의 최대 신호 강도의 부분만을 고른 투영도라고 생각할 수 있다.

그림 39 각 슬라이스를 겹쳐 맞추어 이루어진 MIP 영상 (실제로 20층 분량으로 겹쳐 맞춰 얻은 그림)

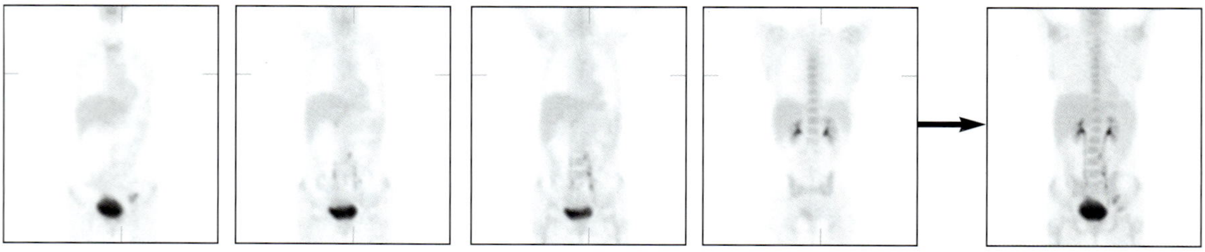

특징

- 임의의 방향에서 투과상을 작성할 수 있다.
- 스테레오 투시영상을 작성할 수 있다.

문제점

- 대상 부위의 전후 관계가 바르게 영상화되지 않는 경우가 있다.

표적 MIP

- Target MIP(partial MIP라고도 한다)는 진단에 필요한 조직 등이 촬영되지 않은 슬라이스를 MIP 영상에서 원래 영상을 제거하여 작성하는 영상처리법이다. 이를 위해서는 병변분포 등을 파악할 필요가 있다.

인공음영(artifact)

인공음영

- 본래 존재하지 않는 영상정보가 여러 가지 원인으로 영상에서 나타나는 것.
- 오진하는 계기가 될 수 있다.

- **인공음영의 유래**
  - · 시스템에서 유래하는 것.
  - · 영상 재구성 등 데이터 분석에서 유래하는 것.
  - · 환자의 움직임에서 유래하는 것 등.

- **PET에서 보이는 전형적인 인공음영**
  - · 선상 인공음영(streak artifact)
  - · 운동성 인공음영 (motion artifact)
  - · 부분용적 효과(partial volume effect)

선상 인공음영(그림 40)

· 검출기나 데이터 수집회로의 불량
· FBP 법에 의한 재구성 필터의 영향에 의해 생긴다.
· OSEM 법 등의 축차근사법에서는 인공음영이 보이지 않는다.

그림 40 FBP 법에 의해 보이는 선상 인공음영의 예

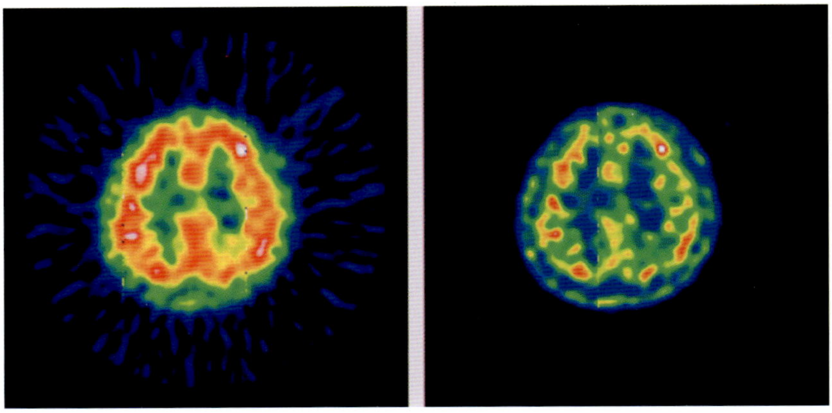

a FBP   b OSEM

OSEM 법에서는 인공음영이 보이지 않는다.

운동성 인공음영

· 피검자가 데이터 수집 중에 움직이면 영상이 흐려질 뿐만 아니라 여러 가지 인공음영을 만든다.
· 보통 뇌의 PET에서는 머리를 고정하는 기구가 사용되지만 이러한 고정은 피검자에게 부담을 준다.
· 「체동 보정시스템」이라는 몸 움직임을 모니터링하고 움직임을 해석하는 시스템을 넣어 운동성 인공음영을 감소시키려는 연구가 있다. 체동보정 효과는 그림 41과 같다.

그림 41 체동 보정 시스템의 효과

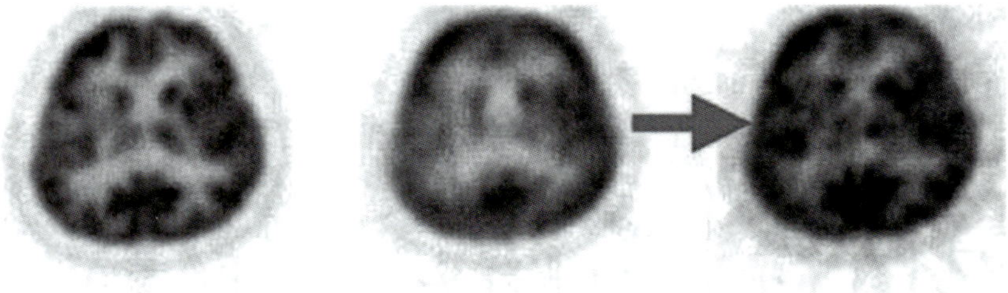

a 머리고정   b 고정 없음   c 체동 보정 후

정상 지원자의 뇌 이미지에 대한 체동보정의 효과

용어 해설

*10 복셀(voxel)
· 어느 두께의 슬라이스를 일정한 픽셀로 분해한 일정한 용적을 말함

부분용적 효과(partial volume effect)

- 복셀[*10]이 제한된 분해능을 가진 것에서 생기는 효과
- 방사성물질이 옆으로 넘쳐나는 것을 알 수 없다.
- 조직의 불균일성이 영상에 반영되지 않는다.

그림 42 선원의 크기나 시스템의 분해능에 의한 화소치의 차이

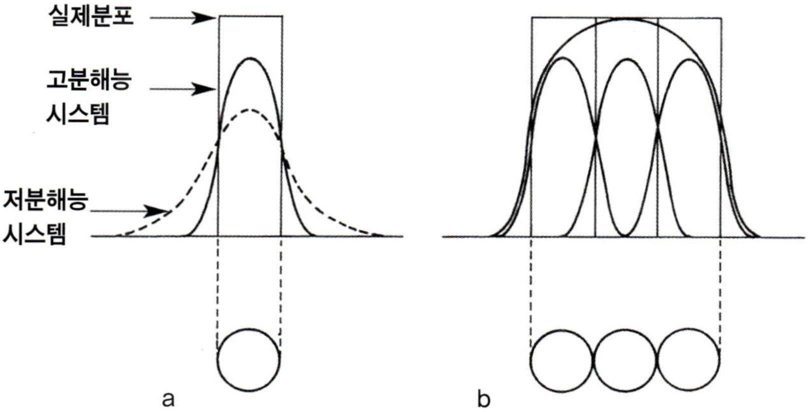

선원 분포가 PET의 분해능보다 작아지면 최대 계수치가 실제 방사선량보다 낮게 측정된다. a의 그림에서는 저분해능 PET 시스템에서 부분 용적효과가 크다는 것을 보인다. b의 그림에서는 선량농도가 일정한 선원을 나열해도 부분용적 효과 때문에 실제 분포에 해당하는 화소치를 얻은 것과 실제보다 낮게 측정된 화소치가 있다.

그림 43 균일한 선원의 PET 영상

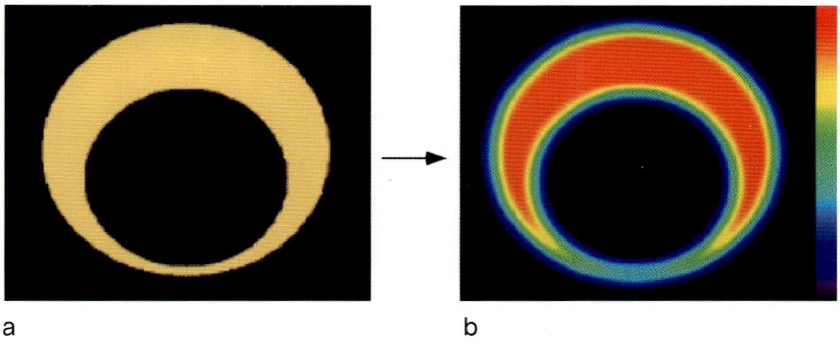

균일한 선원분포를 가정해서(a) 영상재구성의 시뮬레이션을 하면(b) 부분용적 효과 때문에 화소치가 낮아진 부분이 있다.

[참고사이트]
http://www.ricoh.co.jp/net-messena/ACADEMIA/JAMIT/MITVM/PET/TANAKA04/index.html

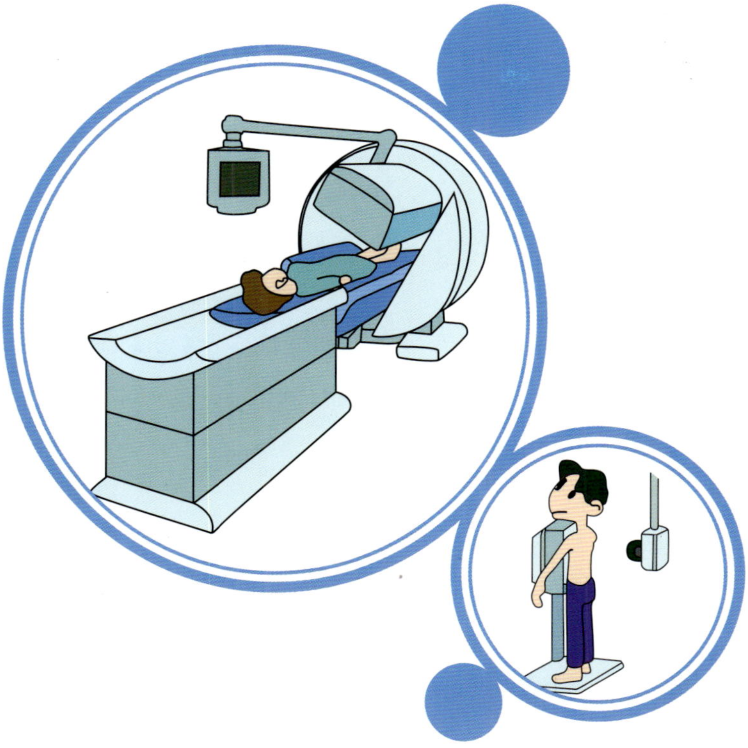

3 PET용 방사성 의약품

3-1 PET용 방사성 의약품이란?

- PET용 방사성 의약품은 양전자 방출 핵종으로 표지된 의약품으로 PET 검사에 사용된다.
- 사람에게 투여하는 제제이기 때문에 제조, 품질은 일반 의약품과 같은 관리가 필요하다.
- 제형으로 「^{15}O」산소가스 등의 가스제, ^{18}FDG 등의 주사제가 있다.
- 반감기가 짧은 것이 대부분이다(^{11}C : 20.39 분, ^{13}N : 9.96 분, ^{15}O : 122 초, ^{18}F: 109.8 분 등).

표 1 대표적인 PET 제제

[^{11}C] 일산화탄소가스(^{11}CO)
- ① 국소 조직 혈액량의 측정 및 혈액 풀(pool) 영상
- ② 국소 폐기능의 측정

[^{13}N] 질소가스($^{13}N_2$)
- ① 국소 폐기능의 측정

[^{15}O] 산소가스($^{15}O_2$)
- ① 국소 조직 산소대사의 측정
- ② 국소 폐기능의 측정

[^{15}O] 이산화탄소가스($C^{15}O_2$)
- ① 국소 조직 혈류량의 측정
- ② 국소 폐기능의 측정

[^{15}O] 일산화탄소가스($C^{15}O$)
- ① 국소 조직 혈액량의 측정 및 혈액 풀 영상

[^{13}N] 암모니아 주사액($^{13}NH_3$)
- ① 국소 조직혈류 영상

[^{15}O]물주사액($H_2{}^{15}O$)
- ① 국소 조직 혈류량 측정 및 혈류 영상 작성

2-데옥시-2-[^{18}F] 풀루오로-D-글루코스 주사액(^{18}FDG)
- ① 국소 당대사 측정 및 영상

L-[^{11}C]메티오닌 주사액
- ① 국소 아미노산 섭취액의 측정 및 영상

[^{11}C]초산 주사액
- ① 심근 조직의 국소 호기성 대사기능의 측정 및 영상

N-[^{11}C]메틸스피페론 주사액
- ① 뇌의 도파민 D_2 수용체 결합능의 측정 및 영상

[^{11}C] 콜린 주사액
- ① 악성종양 영상

[주 1]

· 일본 동위원소 협회 의학 · 약학부 사이클론트로 핵의학 이용 전문위원회가 인정하는 방사성 의약품[1, 2]

1) RADIOISOTOPES, 48:I-xxvi, 1999
2) RADIOISOTOPES, 50: 326-329, 2001

의학용 소형 사이클로트론 양전자 방출 핵종 방사성 의약품

- ^{11}C, ^{13}N, ^{15}O, ^{18}F 표지 약제가 임상에서 사용되고 있다.

^{11}C, ^{13}N, ^{15}O, ^{18}F 의 생성반응은 큰 가속 에너지를 필요로 하지 않는다.

· 원내 설치형의 소형 사이클로트론에 의해 제조 가능하다.

C, N, O :대부분의 생리활성물질의 기본적인 구성원소
F : 수소(H)나 수산기(OH)와 등가성이 높은 원소

· 모체 화합물의 화학구조를 유지한 분자설계가 가능하다.

그림 1 의학용 소형 사이클로트론 생산 양전자 방출 방사성 의약품인 ^{18}F-FDG 의 화학구조

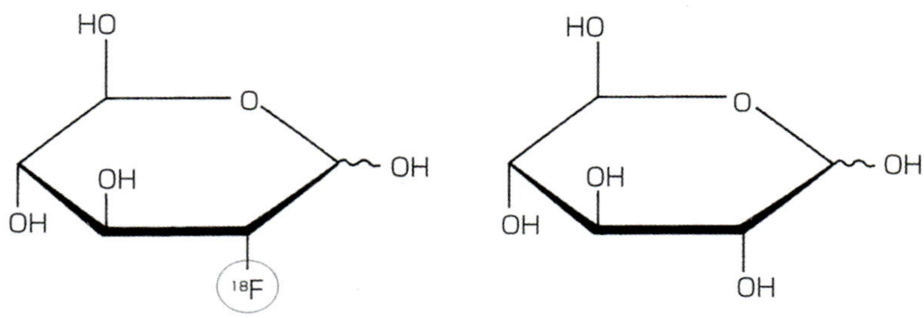

a ^{18}F-FDG　　b D-glucose

발생기(generator) 생산 양전자 방출 방사성의약품

- ^{68}Ge–^{68}Ga, ^{82}Sr–^{82}Rb, ^{62}Zn–^{62}Cu 등의 발생기*1가 연구되고 있다.
  - 표지 키트와의 조합에 의해 핵종의 제조, 표지가 용이하게 된다.
  - 방사성 금속 핵종이 많고 이 경우 분자 내에 금속 킬레이트 구조를 도입하는 특수한 분자 설계를 필요로 한다.

용어 해설

*1 발생기
· 방사 평형을 이용하여 반감기가 비교적 긴 모친 핵종에서 반감기가 짧은 딸 핵종을 사용 시에 분리하기 위한 장치.

그림 2 발생기 생산 양전자 방출 방사성 의약품인 ^{62}Cu-PTS의 화학 구조

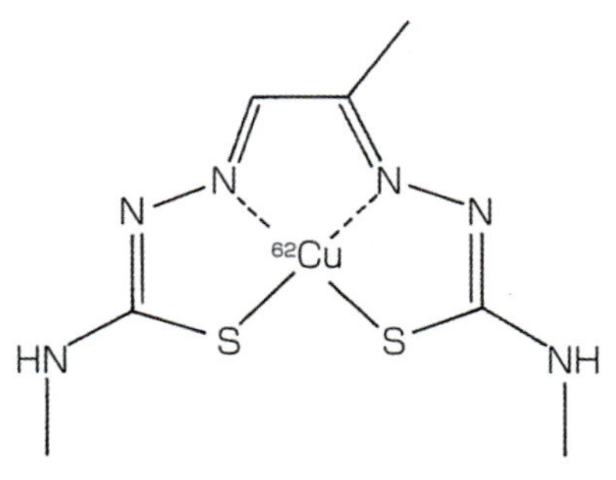

3-2 반감기란?

물리적 반감기

- 방사성 동위 원소는 붕괴에 의해 시간에 따라 지수 함수적으로 감소한다(그림 3).
- 물리적 반감기란 방사성 동위원소의 수(방사능의 강도)가 1/2가 되는 데 필요한 시간을 나타낸다.
- 물리적 반감기는 방사성 동위원소에 고유 값을 보인다(표 2).

그림 3 ^{18}F의 붕괴 곡선 (실 측정치)

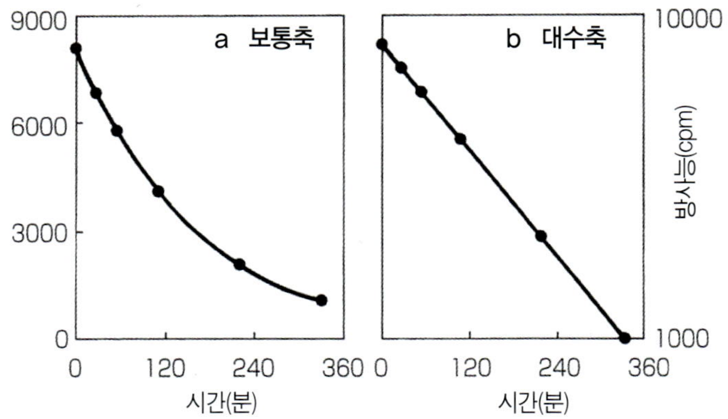

그림 속의 실측정치에서 계산한 반감기는 111분이 된다.

표 2 중요 양전자 방출 방사성 의약품의 물리학적 반감기

핵종	반감기
^{11}C	20.39 분
^{13}N	9.96 분
^{15}O	122 초
^{18}F	109. 8 분
^{68}Ga	67.63 분
^{82}Rb	1.273 분
^{62}Cu	9.74 분

물리적 반감기는 각각의 방사성 동위원소에 고유한 값이기 때문에 PET 제제의 확인 시험으로 측정된다.

생물학적 반감기

- 투여된 방사성 의약품은 대사, 배설에 의해 체내에서 소실된다.
- 생물학적 반감기란 방사성 의약품의 체내 잔존량이 1/2이 되기에 필요한 시간을 나타낸다.
- 생물학적 반감기는 동일한 방사성 동위원소에서도 표지화합물의 물리, 화학적 특성에 따라 생체에서 다른 대사 과정을 거치므로 다른 값을 나타낸다.

유효 반감기(실효 반감기)

- 유효 반감기란 물리적 반감기와 생물학적 반감기를 함께 고려한 반감기이며 다음 식으로 표시된다.

  1/Te=1/Tp + 1/Tb
  (Te :유효반감기, Tp : 물리적 반감기, Tb : 생물학적 반감기)

- 내부 피폭 평가에 중요하다.

- **물리적 반감기가 짧은 PET용 방사성의약품**

장점

① 단시간 내 반복 검사가 가능하다 주2.

② 비방사능*2이 높다(미량의 생체 내 분자를 대상으로 할 수 있다).

단점

① 원내에 사이클로트론이 필요하다주3.

② 합성에 시간이 걸리지 않는다(합성할 수 있는 약제가 제한된다).

③ 반감기가 짧아서 합성을 시작할 때 높은 방사능을 사용해야 한다(핫셀*3에 설치된 자동합성장치를 필요로 한다).

용어 해설

*2 비방사능

- 단위 질량당 방사능. TBq/mmol 등의 단위로 나타낸다.
- 비방사능은 무담체 상태(비방사성체를 포함하지 않는 상태)에서 물리학적 반감기에 반비례한다.

*3 핫 셀

- 납 등으로 차폐된 통풍실(draft chamber)을 말함.
- 이 속에 자동합성장치를 설치하고 원격적으로 합성하여 합성 시 피폭을 크게 감소시킬 수 있다.

[주 2]

- 수종의 [^{15}O]가스를 사용한 검사나 [^{15}O]물 주사액에 의한 뇌의 활성검사 등이 이루어진다.

[주 3]

- FDG는 제조사가 공급한다.
- 발생기와 표지 키트의 조합은 현 단계에서 보급되어 있지 않다.

3-3 ^{18}F-FDG 제제의 사용

- ^{18}F-FDG 제제의 사용까지는 크게 3가지 과정이 있다(그림 4).
  ① 사이클로트론에서 방사선 조사
  ② ^{18}F-FDG 합성
  ③ ^{18}F-FDG의 품질 검정

- 각 과정에는 다음 내용이 포함된다.
  ① 사이클로트론 운전 전 일상점검, $H_2{}^{18}O$ 표적 충전
  ② 합성 장치의 운전 전 일상점검, 라인 세척, 기구의 설치, 시약 준비
  ③ 품질 검정 준비(HPLC 조건 등), 무균 시험의 사후 검정(결과가 나오는 것은 1주 후)

- 일상작업
  · 기구의 멸균(카세트 타입의 합성 장치에서는 불필요한 경우가 있다.)
  · 작업실의 청소, 환경 모니터링*4
  · 기구의 정기적 검정
  · $H_2{}^{18}O$의 정제, 분석

용어 해설

*4 환경모니터링
· 작업실, 핫셀, 클린벤치의 청정도가, 각각 기준을 충족하고 있는지 여부를 확인하기 위해 정기적으로 검사한다.
· 부유미립자 시험(낙하균시험) 및 부유미생물 시험

그림 4 ^{18}F-FDG 제제 생산과정의 개략

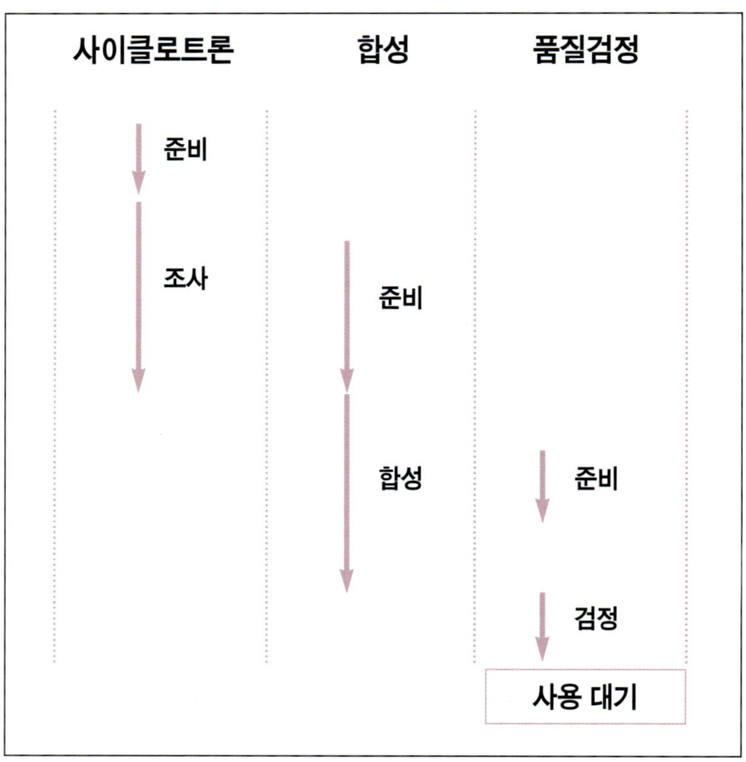

● ^{18}F-FDG 제제 생산에 필요한 시간은 사이클로트론의 성능, 합성장치의 종류, ^{18}F-FDG의 제조량 등에 따라 다르다.

표 3 ^{18}F-FDG의 제조방법, 순서의 예

제조방법	제조순서
① $H_2{}^{18}O$를 포함한 표적 용액에 양자를 조사하여 $^{18}O(p,n)^{18}F$의 핵반응에 따라 [^{18}F] 불화물이온($^{18}F^-$)을 생성한다. ② 생성된 담체 무첨가 [^{18}F]불화물 이온을 음이온 교환 수지에 흡착시켜 $H_2{}^{18}O$와 분리한 후, K_2CO_3 용액에서 음이온 교환지수로 탈착한다. ③ Kryptofix 222 용액을 첨가하여 수분을 제거한다. ④ 무수 아세토니트릴에 용해한 원료(mannose triplet)를 첨가하여 반응시킨다. ⑤ 얻어진 아세틸 글루코피라노스를 염산으로 가공 분해한다. ⑥ 이온 지연수지, 양이온 교환수지, 알루미나 카트리지, C18 카트리지 등에 의해 불순물을 분리 제거한 후, 직경 0.22 μm의 막 필터를 통해 주사제 제조법으로 조제한다.	① K_2CO_3 용액의 조제 ② Kryptofix 222 용액의 조제 ③ 음이온 교환수지의 조제 ④ 이온 지연수지 및 양이온 교환수지의 조제 ⑤ [^{18}F]불화물 이온의 제조 ⑥ 분리정제 칼럼 준비 ⑦ 배관 세척 ⑧ 반응 용기의 교환 ⑨ 용기 세척 ⑩ 반응 용기 및 원료 용기 건조 ⑪ 음이온 교환수지 칼럼 준비 ⑫ 카트리지 칼럼 세척 ⑬ 분리 정제 칼럼, 카트리지 칼럼, 제품 바이알 설치 ⑭ 시약 주입 ⑮ [^{18}F]FDG 합성 ⑯ 품질검사

그림 5 ^{18}F-FDG 합성법

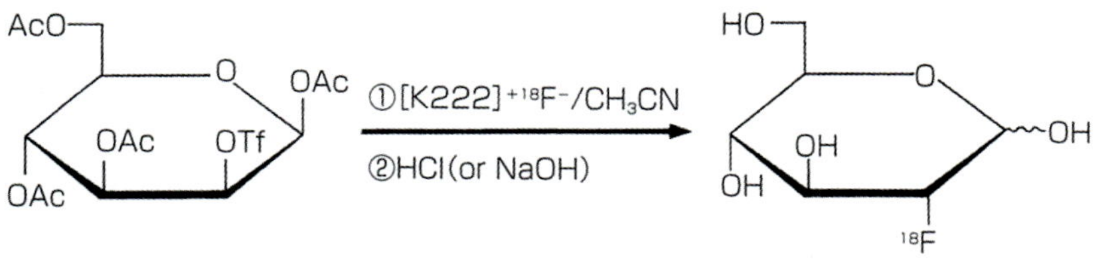

a Mannose triplet　　b ^{18}F-FDG

3-4 원내에서 PET 제제 합성에 관한 규정

- 원내에서 제조하는 PET 제제의 제조나 품질 등은 일정한 규정이 있으며 제조사에서 공급된 방사성의약품에도 규정이 제정되어 있다[주4].

[주 4]
· 미국에서는 FDA가 PET제제의 GMP Draft를 제시하고 있다.

[URL]
http://www.fda.gov/cder/guidance/4259dft.htm

원내에서 제조하는 PET 제제는 각 사용시설에서 품질 확보에 노력해야 한다.

- GMP*5에 근거한 품질관리가 필요하다.
- GMP는 인위적인 실수가 없도록 하고 항상 높은 품질을 유지할 수 있는 시스템을 확립하는 것을 목적으로 한다(표 4).

표 4 GMP의 내용

소프트웨어 면

① 책임체제의 명확화
② 기준서에 따른 제조, 품질, 위생관리
③ 기록서의 작성(일정기간 보존한다)
④ 작업자에 대한 교육

하드웨어 면

① 제조, 품질관리에 필요한 설비기구 설치
② 혼동, 착오를 막기 위해, 적절한 넓이, 구조를 확보한 작업실
③ 먼지, 티끌에 의한 오염을 방지할 수 있는 구조
④ 오염을 방지하기 위한 작업실의 구별
⑤ 청소, 소독하기 쉬운 작업실
⑥ 주사제등의 무균제제의 제작에서는 무균실
⑦ 원료 등을 보존하는 설비
⑧ 손 씻는 설비 등 편의 설비

용어 해설

*5 GMP
· good manufacturing practice의 약자
· 의약품의 제조 및 품질관리에 관한 기준

- 원내에서 제조하는 PET 약제에 대해 품질의 확보를 하기 위해 설비를 갖추고, 기준 결정에는 해당 가이드라인을 참고한다.

[URL]
http://www.jrias.or.jp/jrias/index.cfm/4,784,108,145,html

http://www.jsnm.org/houkoku.htm

표 5 PET 제제의 원내 제조 설비 기준

① **제조관리 조직도**
- 제조부문과 품질관리부문의 독립
- 양 부문의 책임자(제조관리책임자, 품질관리책임자) 및 통괄책임자(제조관리자(약사))의 배치

② **제조관리 기준서**

③ **제조위생관리 기준서**
- 입퇴실 순서
- 클린벤치의 조작 순서
- 부유미분자 시험 표준 작업서(낙하균 시험 표준 작업서) 및 기록
- 부유 미생물 시험 기준 작업서 및 기록
- 부착균 시험 표준 작업서 및 기록

④ **품질관리 기준서**
- 원료 및 재료의 품질관리기록

⑤ **제품 기준서(품목 마다)**
- 제조지도서
- 제조기록
- 품질시험기록

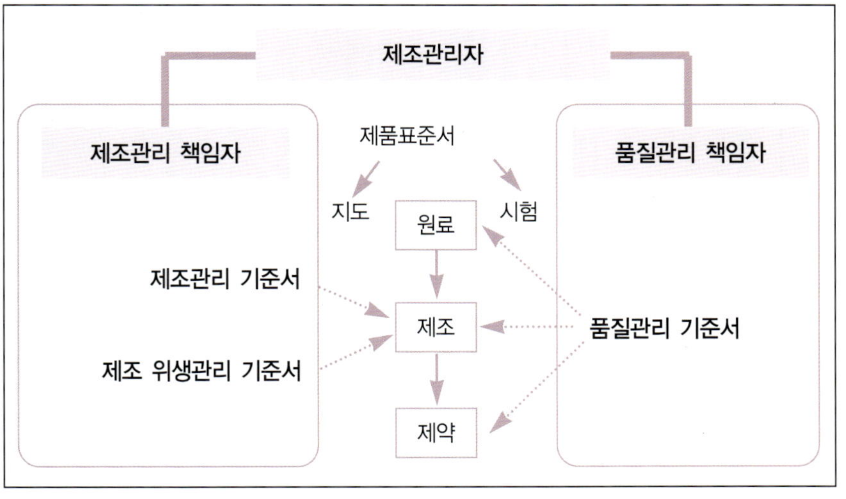

그림 6 PET 제제 제조에서 역할 관계

- 제조하는 PET 약제에 대해서는 규격 및 시험방법, 제조방법 등에 대해 정해진 [제품기준서]를 품목별로 작성하고 이에 따를 것.
- PET 약제의 제조에서는 제조공정의 관리, 작업관리, 보관관리 등에 대해서 정해진 [제조관리기준서]를 시설별로 구조설비의 위생관리, 작업원의 위생관리 등에 대해 정해진 [제조위생관리기준서]를 작업소 별로 작성하고 각각에 따를 것.
- PET 약제의 품질관리에서는, 검체의 채취방법, 시험결과의 판정방법 등에 대해서 정해진 [품질관리기준서]를 시설별로 작성해서 이에 따를 것.

3-5 제조사에서 FDG 공급체제

- 몇 개 업체가 FDG를 의약품으로 공급하는 체제를 갖추고 있다.
- 다음과 같은 특성으로 구성되어 있다.
  - · 포장 단위 : 185 MBq/바이알
  - · 제조량 : 70~100 제품/제조
  - · 출하시간 : 오전 7시 전후, 오전 11시 전후의 2회
  - · 수송물기준 : A형 수송물
  - · 수송방법 : 자동차에 의한 육송

제조사에서의 FDG 공급에 의해 기대되는 일

① 사이클로트론을 소유하지 않은 시설에서의 PET 검사(FDG-PET, FDG-SPECT[*6])

② 사이클로트론 소유 시설에서의 PET 카메라의 유효 활용

용어 해설

*6 FDG-SPECT

· SPECT 장치를 이용해서 FDG 영상을 얻기 위해, 콜리메타 방식, 동시계측회로 방식을 이용한 FDG-SPECT가 검토되고 있다.

3-6 사이클로트론

- 반감기가 짧은 ^{11}C, ^{13}N, ^{15}O, ^{18}F 표지 약제를 임상에서 사용하기 위해서는 이러한 핵종을 제조하는 사이클로트론을 임상 현장에 설치할 필요가 있다.
- ^{11}C, ^{13}N, ^{15}O, ^{18}F 등의 제조에는 큰 가속 에너지를 필요로 하지 않고 가속 반경이 작아도 좋기 때문에 원내에 설치할 수 있는 소형 사이클로트론이 보급되어 있다.
  - 양이온을 가속하는 포지티브 사이클로트론과 음이온을 가속하는 네가티브 사이클로트론이 있다[어느 것이나 타겟에 조사되는 것은 양이온이다(그림 7 참조)].
  - 최근에는 사이클로트론 내부의 방사화가 작은 네가티브 사이클로트론이 주류가 되어 있다.
  - 양자만을 조사할 수 있는 양자 전용기와 중양자도 조사할 수 있는 양자, 중양자 양용기가 보급되어 있다(^{18}FDG의 합성뿐 아니라 양자 전용기로 대응 가능. ^{15}O가스의 합성에는 중양자를 조사하는 경우가 많다).
- 사이클로트론을 안정적으로 운전하기 위해서는 정기적인 보수점검, 소모품의 교환 등이 중요하다.

그림 7 사이클로트론의 원리

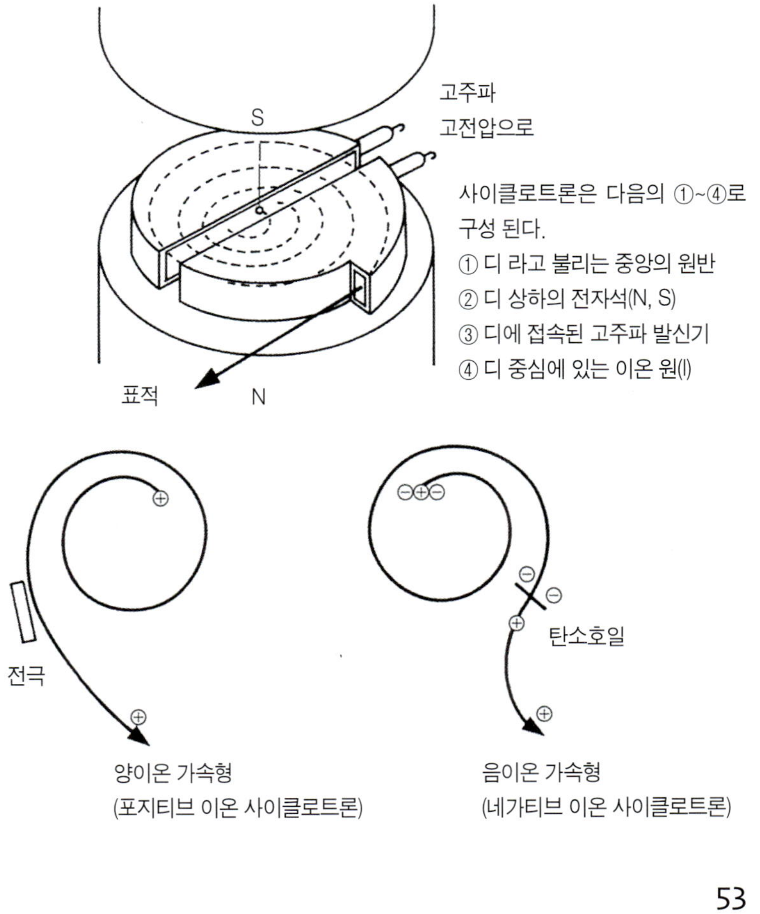

3-7 자동합성 장치

- PET 제제의 합성에는 자동합성 장치(chemical block box)를 사용한다.
- 자동합성장치는 차폐된 핫셀 내에 설치한다.

  [이유]

  ① 불필요한 피폭을 피한다.

  ② 재현성이 높게 합성한다.

  ③ 단시간에 합성한다.

  ④ 무균적으로 합성한다.

FDG 자동합성 장치

- FDG 자동합성장치는 의료용구[*7] 승인을 얻은 것을 사용한다.

  → 사용 방법, 보수점검 등은 취급 설명서를 따른다.

  → 보존점검의 의무는 제조사가 아니라 사용시설에 있다.

  → 의료용구의 수리는 의료용구 제조업 또는 의료용구 수리업의 허가를 받은 제조사에 의뢰한다.

용어 해설

*7 의료용구

· 의료법상의 정의 : 사람이나 동물의 질병의 진단, 치료 또는 예방에 사용되는 것, 또한 사람이나 동물의 신체의 구조 또는 기능에 영향을 미치는 기구 기계로 법령으로 정한 것을 말한다.

- 밀폐계의 자동합성 장치는 클래스 10,000 이상의 핫셀 내에 설치한다.
- 시약, 용기, 수송튜브 등을 모두 1장의 플레이트(plate)에 일체화한 카세트를 1회별로 합성해서 장착하는 형태의 것도 있다(그림 8).

  장점 : 반복 합성에 대응 가능. 준비가 용이

  단점 : 비용이 비싸다.

그림 8 FDG 합성 장치의 예

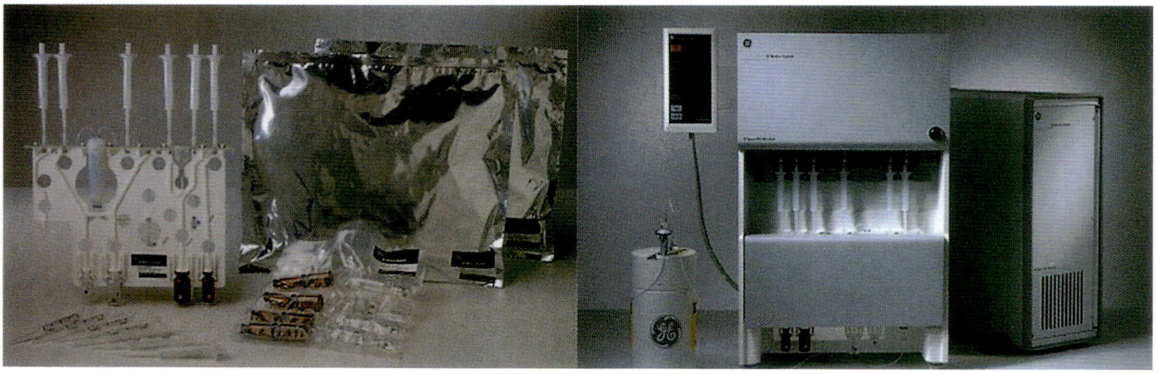

a 카세트　　b 카세트를 장착한 합성장치

3-8 PET 약제의 품질검사 및 작업환경

- PET 약제는 품질 검사에 합격하여[사람에게 투여할 수 있는 제제]라고 되어있다.
- 품질검사는 합성과 같이 매우 중요한 공정이다.

표 6 FDG의 품질검사 항목과 방법의 예 (일본의 경우)

① 배치(batch)당 용량

무색의 유리 용기 외부를 깨끗이 하고 [^{18}F]FDG 주사액의 액량을 용기에 표시된 눈금으로 육안으로 관찰한다.

② 방사능

[^{18}F]FDG주사액의 전부 또는 일부의 방사능을 감사선 측정법[주5]에 의해 측정한다.

③ 비방사능

[^{18}F]FDG의 방사능 및 액체크로마토그래피법을 이용해서 측정한 FDG의 양에서 산출한다.[주5]

④ 방사능반감기

[^{18}F]FDG의 방사능의 감쇠를 감마선 측정법 [주5]에 따라 같은 측정 조건으로 측정하고, 방사능의 반감기를 산출한다.

⑤ 성상

무색의 유리 용기의 외부를 깨끗이 하고 육안으로 관찰한다.

⑥ 입자의 유무

무색 유리 용기의 외부를 깨끗이 하고 육안으로 관찰한다.

⑦ 엔도톡신 시험

엔도톡신 측정법[주5]을 이용해서 시행한다.

⑧ 무균시험법

또는 혈액배양 시스템[주5]을 이용해서 시행한다.

⑨ pH

pH 시험법 또는 pH 시험지에 의해 측정한다.

⑩ 방사능의 확인 시험

감마선 분광계(spectrometer)에 의한 측정법에 의한다.

⑪ 방사성 핵종 순도

감마선 분광계에 의한 측정법에 의한다.

⑫ 방사화학적 순도

- 라디오 액체크로마토그래피법[주5]으로 행한다.
- 얻은 방사능 크로마토그램의 면적비에서 순도를 구한다.

⑬ 화학적 순도 등

⑬-1 에탄올
수소탄 이온화 검출기를 갖춘 가스크로마토그래프 법으로 한다. [주5]

⑬-2 아세토니트릴
수소탄이온화 검출기를 갖춘 가스크로마토그래프 법으로 한다. [주5]

⑬-3 알루미늄 이온
알루미늄 이온 시험지 [주5] 에 시료를 떨어뜨리고, 3분간 방치 후, 시험지의 정색(색이 드러남)을 표준 변색표와 비교한다.

⑬-4 CIDG
전기화학 검출기를 갖춘 액체크로마토그래프 법으로 한다.

⑬-5 Kryptofix 222
박층 크로마토그래프 법으로 한다. [주5]

[주 5]
- 참고자료 Radioisotopes, 50,28-256, 2001

- PET 제제의 품질을 확보하기 위해 표7과 같은 작업환경 정비와 함께 이들 기준을 만족시키도록 정기적으로 검사해야 한다.
  - · 부유 미립자 시험 및 낙하균 시험
  - · 부유 미생물 시험

표 7 무균성이 요구되는 PET 제제의 제조 구역의 기준

① **작업실** : 클래스 100,000 이상의 청정도
② **핫 셀** : 밀폐계의 자동합성장치는 클래스 10,000 이상
③ **시약의 조제, 품질시험용 시료의 채취 등 무균조작을 하는 장소(클린 벤치)** : 클래스 100 이상의 청정도

- 작업실을 청정구역으로 만들기 위해서는 양압에 의하지만 방사선 방호의 관점에서는 작업실을 음압으로 유지한 상태에서 청정도를 달성할 필요가 있다.

그림 9 PET 제제 작업실의 설계 개념의 예

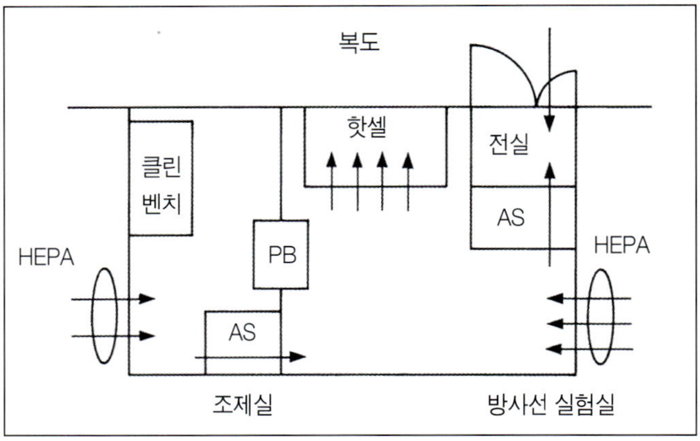

AS : 에어 샤워 , PB : 패스 박스, HEPA : 고성능 필터

조제실 → 방사선 실험실 → 전실의 순으로 실내압을 낮게 설정. 복도에서 기류는 전실에서 차단.

- PET 시설 개설시 사이클로트론이나 합성 장치만이 아니라 품질 검사, 작업환경 측정을 하기 위한 기구 설치도 고려해야 한다.

3-9 FDG-PET의 보험 적용(한국)

- 2006년 6월부터 국내에서는 다음 질환에 대하여 FDG-PET 검사가 보험 적용이 되었다.

일반 원칙

질환별 급여대상 및 산정기준에 해당하지 않는 경우는 요양급여하지 않는다(비급여).

- 보험적용

1. 암

1) 병기설정 (진단 포함)

폐암, 대장암, 식도암, 위암, 두경부암, 자궁경부암, 난소암, 유방암, 악성흑색종, 악성림프종, 갑상선암, 간암, 담도계암, 전이성 뇌종양, 뇌신경교종, 육종, 신경아세포종, 윌름스 종양, 원발부위 미상암

2) 재발평가, 치료효과 판정 (병기 재설정)에 유용한 경우

위 1) 암을 제외한 고형암 (병기 재설정)

: 방광암, 고환암, 신장암, 전립선암의 병기 설정 시는 비급여

악성림프종을 제외한 혈액암은 비급여

2. 뇌

부분성 간질 (partial-onset seizure)

3. 심근

허혈성 심질환에서 심근의 생존능 평가

- 급여산정 횟수

1. 암
   1) 병기설정(진단 포함) 시 : 1회
   2) 추적검사
      (가) 추적검사는 다음과 같이 시행함을 원칙으로 하되, 그 외에 환자상태 변화가 있어 추가적으로 촬영 시에도 인정함.
         (1) 수술 (중재적 시술 포함) 후 : 1회
         (2) 항암치료 (항암화학요법 혹은 방사선치료) 중 : 2회 (상태 악화로 항암제 변경 시 다시 2회)
            (통상 진단 시 1회, 항암요법 1개월 후 1회(약효 판단), 마지막 1회 촬영)
         (3) 위 (1)~(2)항 이후의 장기 추적검사
            : 매 1년마다 2회씩 2년간, 그 이후부터 매 2년마다 1회씩
      (나) 위 (가)에도 불구하고 방사선치료 계획 시에는 별도 인정함. (3회까지 인정, 100% 수가 인정).
2. 부분성 간질 : 수술 전, 수술 후 각각 1회로 인정함.
   (비수술시에도 진단시 1회는 인정)
3. 허혈성 심질환에서 심근의 생존능 평가 : 치료 전, 치료 후 각각 1회로 인정함.

3-10 그 외의 방사성의약품

- 건강보험에 적용되는 [^{18}F] FDG 이외의 방사성의약품에 대해서도 개발이 진행되어 뛰어난 임상성적이 보고되어 있는 PET 제제도 많다(표 1 참조).

FDG 이후 기대되는 PET용 방사성의약품

- 당대사 이외에 다양한 대사를 평가할 수 있는 종양, 심기능, 뇌기능 진단약제(표 9, 10, 11)
- 범용성이 높은 발생기 생산 양전자방출 방사성의약품(표 12)
- [5장 2 포스트 FDG의 추적자(tracer)](166p) 참조

표 9 종양 진단용 PET 방사성의약품

아미노산 대사기능
· L-[^{11}C] 메티오닌 (methionine)
· O-(2-[^{18}F]플루오르에틸(fluoroethyl))-L-티로신(tyrosine)
핵산 대사기능
· 3 -데옥시 3-[^{18}F]풀오르티미딘(fluorothymidine)
그 외
· [^{11}C]콜린 (choline)
· [^{18}F]풀오르미소니타졸 (fluoromisonidazole)

표 10 심기능 진단용 PET 방사성의약품

호기성 대사기능
· [^{11}C]초산 (cholic acid)
지방산 대사기능
· [^{11}C]팔미틴산 (palmatic acid)
혈류
· [^{13}N]암모니아 (ammonia)

표 11 뇌신경 전달기능 진단용 PET 제제

도파민 계
- [^{18}F]풀오르도파민 (fluorodopamine, 도파민대사)
- [^{11}C]SCH23390(D1 수용체)
- [^{11}C]라크로프라이드(raclopride D2 수용체)
- [^{11}C] β-CFT

벤조디아제핀계
- [^{11}C]풀루마제핀(flumazepine)
- [^{11}C]PK11195

오피오이드계
- [^{11}C]카펜타닐 (carfentanyl)
- [^{11}C]싸이클로폭시 (cyclofoxy)

세로토닌계
- [^{11}C]WAY100635(5-HT1A 수용체)
- [^{11}C]MDL1100907(5-HT2A 수용체)
- [^{11}C]DASB(운반체)

히스타민계
- [^{11}C]독세핀(doxepine, H1 수용체)

아세틸콜린계
- [^{18}F]FP-TZTP (무스카린 수용체)
- [^{18}F]A8380(니코틴 수용체)

표 12 발생기 생산 PET 제제

- [^{82}Rb]루비디움이온(심근혈류)
- [^{62}Cu]PTSM(뇌, 심근혈류)
- [^{62}Cu]ATSM(저산소부위)

3-11 PET 검사의 피폭선량

용어 해설

*8 의료피폭, 직업피폭, 공중피폭

· 방사선 피폭은 관리 면에서 위의 3가지로 분류된다.

*9 행위의 정당화

· 방사선 방호체계*10(system of radiological protection)에 포함된 것의 하나로 자연 방사선을 제외한 모든 인공방사선에 적용되는 개념이다.

*10 방사선 방호체계

① 행위의 정당(justification)
② 방사선방호의 최적화 (optimization)
③ 개인의 선량제한 (dose limitation)

- 환자의 피폭선량(**의료 피폭***8) ... 투여한 PET 제제에 의한 내부 피폭의 기여가 크다.
- 의료 피폭에 관해서는 선량 한도가 설정되어 있지 않다.
  (방사선 진료에 의하여 환자 자신이 피폭에 의한 단점을 상회하는 장점을 받아 들인다 : 행위의 정당화*9)

의료피폭에 선량한도가 없다 ≠ 환자의 피폭을 고려하지 않아도 좋다.

· 의사에 의한 PET 검사의 정당성을 판단하고 환자에게 충분히 설명하는 것이 중요하다.

환자의 방사선 방호를 위해

① 환자에게 필요한 진단인가를 충분히 검토한다.
② 진단 정보량, 피폭선량의 양면에서 최적의 방사성 의약품, 투여량을 검토한다.
③ FDG 등 방광에 축적되는 방사성의약품은 배뇨를 촉진시킨다.

- 내부 피폭선량은 MIRD법 *11에 의해 구할 수 있다.

표 13 일본 동위원소협회, 의학 · 약학부회 사이클로트론 핵의학 이용 전문위원회가 인정한 방사성의약품의 내부 피폭선량

[^{11}C] 일산화탄소 가스(^{11}CO)
· 폐 : 15 μGy/MBq
· 전신 : 5 μGy/MBq

[^{13}N] 질소가스($^{13}N_2$)
· 폐 : 5.2 μGy/MBq · min
· 전신 : 0.8 μGy/MBq · min

[^{15}O] 산소가스($^{15}O_2$)
· 폐 : 600 μGy/min
· 전신 : 170 μGy/min
(40 MBq/L의 연속흡입)

[^{15}O] 이산화탄소가스($C^{15}O_2$)
· 폐 : 3 μGy/MBq
· 전신 : 0.5 μGy/MBq

[^{15}O] 일산화탄소가스($C^{15}O$)
· 폐 : 3 μGy/MBq
· 전신 : 0.5 μGy/MBq

[^{15}N] 암모니아 주사액($^{13}NH_3$)
· 폐 : 6.8 μGy/MBq
· 전신 : 1.4 μGy/MBq

[^{15}O] 물 주사액($H_2{}^{15}O$)
· 정소 : 0.6 μGy/MBq
· 난소 : 0.6 μGy/MBq
· 전신 : 0.5 μGy/MBq

2-deoxy-2-[^{18}F]fluoro-D-glucose 주사액(^{18}FDG)
· 방광 : 78 μGy/MBq
· 전신 : 12 μGy/MBq

L-[^{11}C] 메티오닌(methionine) 주사액
· 전신 : 3.2 μGy/MBq

[^{11}C] 초산주사액
· 전신 : 0.35 μGy/MBq

N-[^{11}C] 메틸스피페론 주사액
· 전신 : 6.8 μGy/MBq

[^{11}C] 코린 주사액
· 간 : 17.3 μGy/MBq
· 신장 : 18.0 μGy/MBq
· 전신 : 2.8 μGy/MBq

(Radioisotopes, 48: i-xxvi, 1999, Radioisotopes, 50: 326-329, 2001)

용어 해설

*11 MIRD법

· 방사성의약품 등이 체내에 분포했을 때의 내부 피폭선량을 계산하는 방법으로 미국 핵의학회 MIRD위원회(medical internal radiation dose committee)에서 소개하였다.
· 방사성 의약품의 투여량, 체내 동태, 방사선의 물리적 성질, 장기내의 방사선의 흡수 특성을 고려해서 계산된다.

그림 10 일상생활에서 방사선

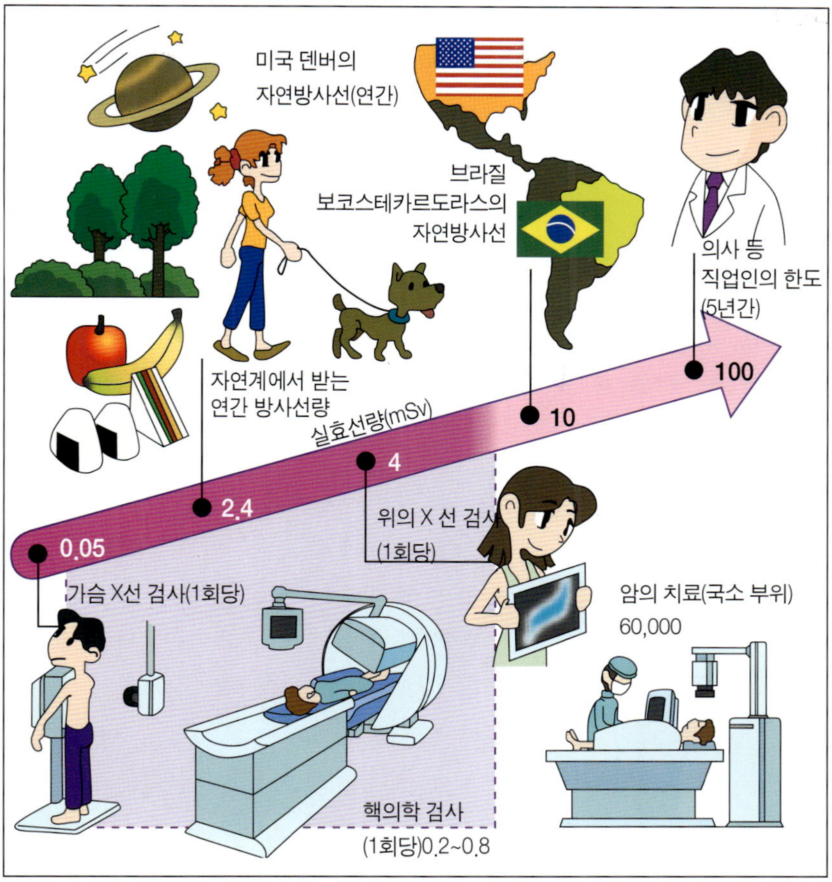

[일본핵의학회] 홈페이지의 [핵의학검사 Q&A(2001) : 왜 핵의학검사를 받는가? 일상생활에서 방사선]의 그림에서 허가를 얻어 게재. FDG-PET는 2~4 mSv로 되어 있다.

● 진료 종사자의 피폭선량(**직업피폭**[*8]) … 외부 피폭의 기여가 크다(방사선 가스의 경우에는 작업실에서 확산에 의한 내부 피폭도 주의해야 한다)

- **피폭 모니터링, 건강진단에 의한 개인의 관리**
- **방사선 방호에 대한 교육. 훈련**
- **시설 설비의 보수 점검**

그림 10 일상생활에서 방사선

외부 피폭 방호의 3원칙

① 차폐 : 납 용기, 납 충전제 등을 이용한다.
② 거리 : 방사선원에서 거리를 둔다.
③ 시간 : 방사선원의 취급 시간을 짧게 한다.

내부 방사선 방호의 원칙

- 2C의 법칙
  ① 봉쇄(Containment)
  ② 집중(Concentration)
  · 취급하는 방사선 물질의 위험성이 높고 취급하는 양이 많으며 작업이 상시 이루어지고 있는 경우에 적용된다.
  → 방사선원을 용기에 수납하고 정리하고 오염범위를 제한한다.
- 3D의 법칙
  ① 희석(Dilute)
  ② 분산(Disperse)
  ③ 제염(Decontamination)
  · 위험성이 낮은 방사선 물질을 소량 취급하는 경우로 빈도가 적은 작업에 적용한다.

방사선 진단 업무에서의 준수사항

- 2C-2G 의 원칙
  ① 봉쇄(Containment)
  ② 청결(Cleanliness)
  ③ 정돈(Good house keeping) 설비의 보수 관리도 포함된다.
  ④ 팀 워크(Good teamwork)

- **공중피폭**[*8] ... 공중피폭을 감소시키기 위해서 다른 방사성약제와 같은 방사선 관리에 덧붙여 PET 폐기물의 관리체제의 강화가 필요

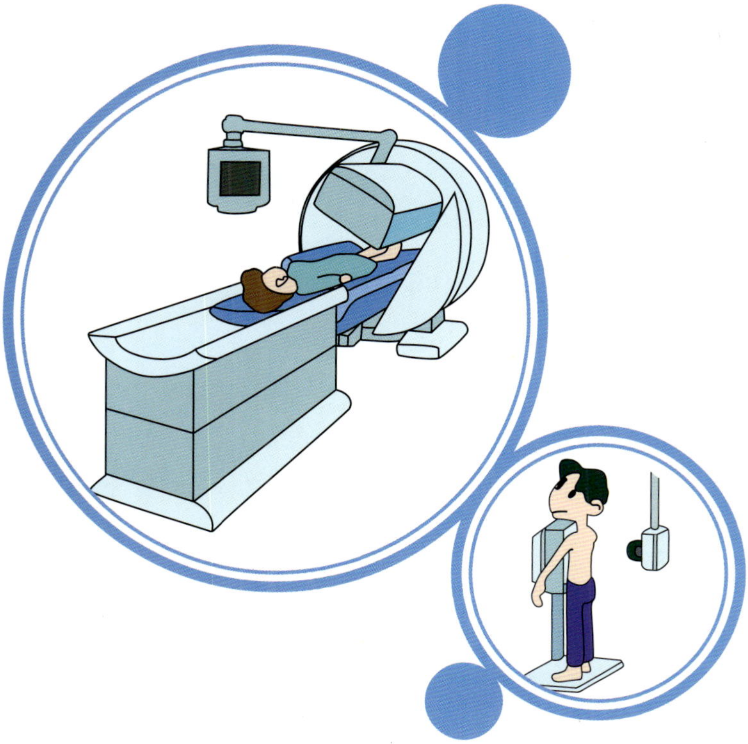

4 PET의 임상 적용

4-1 전신(종양) FDG-PET

생리적 분포 부위와 그 변동

생리적 분포 부위 : 포도당 대사 + 신장 배설 경로

- FDG는 포도당 유사 화합물이므로 체내 포도당과 거의 같은 분포를 보인다.
- 뇌는 당대사가 가장 왕성한 장기이므로 강한 섭취를 보이고 그 외에 당대사 정도에 따라 각 장기에 축적된다. FDG 배설경로인 신장, 요관, 방광은 강한 방사능을 나타낸다(정상인에서 포도당은 소변으로 배설되지 않지만 FDG는 배설된다).

표 1 정상 장기의 FDG 대사항진 정도와 특징

◎ : 항상 강하게 증가
○ : 다양한 정도로 증가
△ : 때로 증가

◎	**뇌**	· 당대사가 가장 활발한 장기 · 중추성 약제에 의해 섭취 감소 · 투약 후 안정시의 경과에 따라 시각이나 청각 쪽 섭취 증가
○	**타액선(설하선)**	· 혼합선(악하선) 〉 순 장액선(이하선)
△	**갑상선종**	· 갑상선종이나 만성 갑상선염의 감별에 주의
○	**편도조직**	
○	**심장**	· 혈당치, 지방산 등이 관여 · 보통 4~6시간 금식 후 축적 정도를 평가
○	**대혈관**	· 조기에는 혈액 풀에 의해 섭취 · 동맥경화 병소에 축적
△	**유방**	· 활동성에 따라 섭취
○	**간**	· 공복시에는 glucose-6-phosphatase(G-6-Pase)의 활성에 따라 섭취 저하
○	**위**	· 점막 또는 근육층의 섭취 · 위염, 구토에서 현저 · 헬리코박터균과의 관계
○	**대장**	· 장관운동, 점액분비의 관여(시간 경과에 따라 변동)
◎	**신장 · 방광**	· 투여 후 2시간에 약 15%가 소변으로 배설
△	**자궁**	· 월경 중 자궁 섭취
△	**난소**	· 배란 후 난소에 섭취
○	**정소**	· 양측대칭성
○	**근육**	· 운동에 의해 축적, 고혈당시 인슐린 증가에 의해 섭취 증가
△	**골수**	· 화학요법 후 · G-CSF 제제 투여 후
△	**흉선**	· 소아, 화학요법 후
△	**갈색지방**	· 경부에서 쇄골상방 척추 등 · 젊은 나이, 마른 체형, 한냉 부하

근육 운동은 스포츠 만이 아니다.

텔레비전이나 책을 본다 → 안근에 축적
대화 → 후두근에 축적
손잡이를 잡는다 → 삼각근이나 승모근에 축적
씹는다 → 저작근에 축적

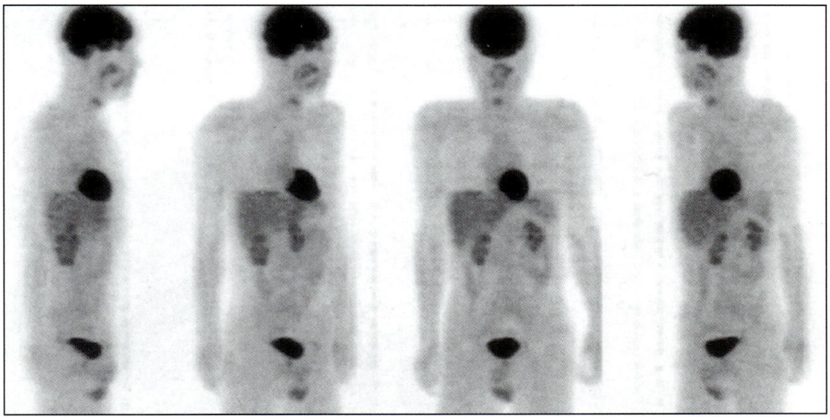

그림 1 정상 남성의 FDG-PET 영상

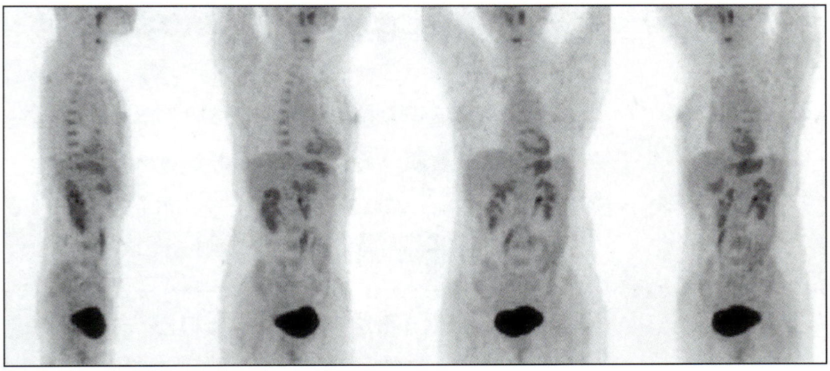

그림 2 정상 여성의 FDG-PET 영상

- 생리적 섭취는 상황에 따라 변한다.
  검사시의 생리적 상태를 정확히 알고 있어야 한다.
  ① 근육 운동상태
  ② 혈당치, 인슐린치
  ③ 식사 여부
  ④ 월경 주기
  ⑤ 시행 받은 치료의 종류와 시기

참고 사항 〉〉〉

- FDG 분포에 영향을 미치는 요인(79–81p)
- 위음성(82–83p)
- 검사시행 · 판독에서 유의점(132–133p)

[참고문헌]

1) Kubota R, et al.:Intratumoral distribution of fluorine-18-fluorodeoxyglucose in vivo. high accumulation in macrophages and granulation tissues studied by autoradiography. J Nucl Med, 33:1972-1980, 1992.
2) Som P, et al.:A fluorinated glucose analog, 2-fluoro-2-deoxy-D-glucose(F-18). nontoxic tracer for rapid tumor detection. J Nucl Med, 21:670-675, 1980.

종양의 FDG 섭취 기전

암의 당대사에 대한 연구

독일인 노벨상 수상학자 Warburg
"암에서는 해당계(glycolysis)가 특이적으로 항진되어 있다"(1930년)

- Warburg의 발표는 후에 당대사의 증가가 암 증식에 따른 상대적 현상으로 수정되었다.

그림 3 정상세포와 악성 종양세포의 당대사

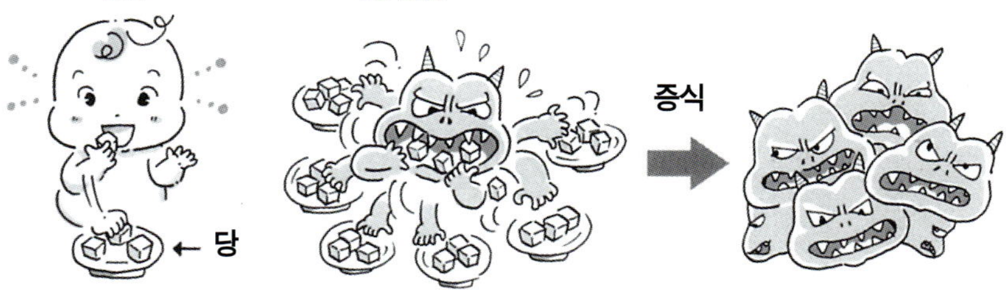

- 암세포에서는 당대사가 항진된다.
  세포의 악성 전환 → 당, 아미노산의 세포막 수송 증가
  암 유전자에 작용 → 세포막의 당수송체 증가
  암 세포막에서 해당계 효소활성의 항진

FDG는 포도당 유사물질

비슷하기 때문에 받아들여지나, 같지 않아 더 이상 대사되지 않는다. → 대사적 포획(metabolic trapping)

그림 4 종양세포에서 FDG의 섭취 기전

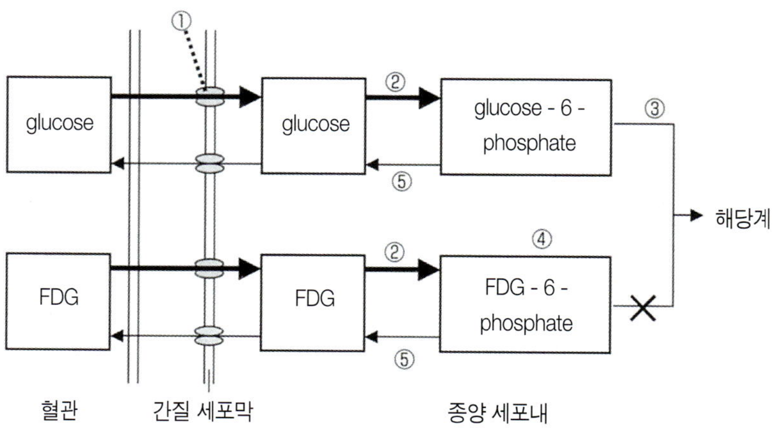

종양세포내의 당대사와 FDG 유입 기전

① 당 수송체(glucose transporter, GLUT: 당수송체 막단백)를 통해 포도당, FDG는 종양세포막에서 세포질로 들어간다.
- 종양세포에서는 악성도가 높을수록 당 수송체가 과잉 발현된다.
- 이 단백을 통하여 세포내로 촉진 확산된다.

② 헥소키나제에 의해 포도당, FDG는 인산화된다.
- 종양세포에서 헥소키나제는 활성화되어 있다.

③ 포도당은 해당계에서 대사가 진행된다.

④ FDG-6인산은 해당계에서 더 이상 대사되지 않고 종양세포내에 머물게 되어 종양세포의 당대사를 평가할 수 있다.

⑤ 종양세포에서는 포도당-6-포스파타제(glucose-6-phosphatase) 활성이 저하되어 탈인산화는 진행되기 어렵다*.

* 분화형 간세포암이나 신장암에는 포도당-6-포스파타제를 충분히 가지고 있는 경우가 많고, 결과적으로 FDG-6-인산은 다시 탈인산화되어 세포 밖으로 배출되기 쉽다. 따라서 위음성을 나타낼 수 있다.

종양의 FDG 섭취를 결정하는 인자

GLUT ↑
헥소키나제 ↑
세포충실성(cellularity) ↑

→

- 종양세포의 밀도가 높고, 많을수록
- 증식속도가 빠를수록
- 악성도가 높을수록
- 분화도가 낮을수록

잘 섭취된다

종양에서 종양대사 이외에 FDG가 섭취되는 요인

① 괴사에 빠지려는 세포
② 치료 후에 변성된 세포
③ 종양세포 주위의 대식세포, 육아조직

- 괴사 주변부는 혈액공급이 부족하지만 저산소 상태는 당수송체 발현을 항진시키기 때문에 특히 치료 직후에는 섭취의 성격을 정확하게 평가하기 어려울 수 있다.

참고 사항 〉〉〉
- 양성, 악성의 감별(78-79p)
- 위양성(82-83p)
- 위음성(84-85p)
- 염증성 질환에서 FDG(130-131p)

[참고문헌]

1) Kubota R, et al.:Intratumoral distribution of fluorine-18-fluorodeoxyglucose in vivo. high accumulation in macrophages and granulation tissues studied by autoradiography, J Nucl Med, 33:1972-1980, 1992.
2) Som P, et al.:A fluorinated glucose analog, 2-fluoro-2-deoxy-D-glucose(F-18). nontoxic tracer for rapid tumor detection. J Nucl Med, 21:670-675, 1980.

용어 해설

*1 SUV

· standardized uptake value의 약자

[동의 · 유의어]

· DUR: differential uptake ratio, dose uptake ratio

· DAR: differential absorption ratio, dose absorption ratio

섭취 평가방법

SUV(standardized uptake value)*1 평가

SUV란?

종양에서 FDG의 섭취 정도에 대하여 가장 흔히 사용되는 반정량 평가방법

$$\text{SUV} = \frac{\text{조직방사능 카운트(cpm)/조직중량(g)}}{\text{투여방사능 카운트(cpm)/체중(g)}}$$

· 투여된 동위원소가 체내에 균일하게 분포하고 동시에 배설되지 않은 경우의 조직 방사능 농도를 1로 하고 이에 비해 관심영역의 방사능 농도가 몇 배인가를 나타낸 것.

그림 5 SUV 란?

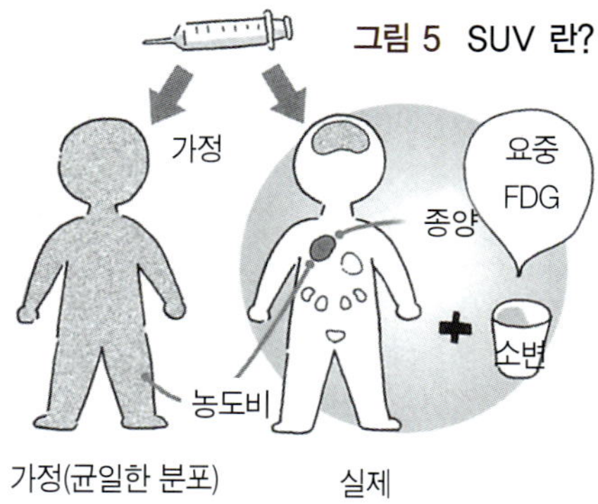

■ Question

Q1 SUV 를 계산하기 위해서는 무엇이 필요합니까?

Q2 양성 악성의 구별은 어떻게 합니까?

■ Answer

A1

· 수진자의 체중
· 정확한 투여량
· 투여량을 측정한 시각
· PET 장치와 용량 보정치의 교정
· PET 촬영 시각
· PET 에서의 카운트

A2 종양의 종류와 조직에 따라 다르지만 일반적으로

· SUV 〉 2~2.5를 악성으로 평가한다.

그림 6 PET 기기

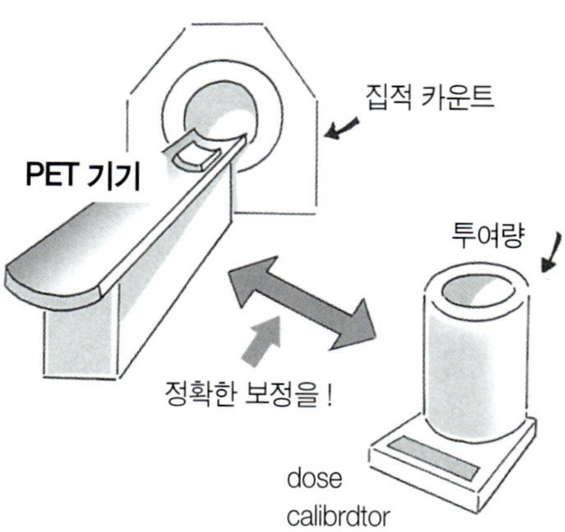

● SUV 평가 시 주의점

· FDG 섭취는 어디까지나 당대사를 반영하는 것이므로 종양에 언제나 특이적인 것은 아니다.

· SUV 치는 섭취 정도를 반정량적으로 수치화한 것으로 정량적인 자료와는 차이가 있다.

· SUV 치는 다양한 요인에 의해 영향을 받는다.

● SUV 치에 영향을 미치는 요인

① 체격
② 촬영까지의 시간
③ 혈당치
④ 부분용적효과
⑤ 관심영역의 설정
⑥ 처리방법
⑦ 호흡에 따른 위치 변동

① 체격

● 몸의 비중을 1로 하여 계산하는 방법이며 FDG 섭취가 매우 낮은 체지방이 많은 사람에서는 투여량의 체중 보정으로 과보정될 수 있다.

● 체표면적에 의한 보정은 이 문제를 어느 정도 해결하지만, 서구인에 비해 고도 비만이 적은 동양인에서는 크게 문제가 되지 않는다는 것이 일반적인 의견이다.

② 촬영까지의 시간 (uptake time)

그림 7 시간 방사능곡선 (time activity curve)

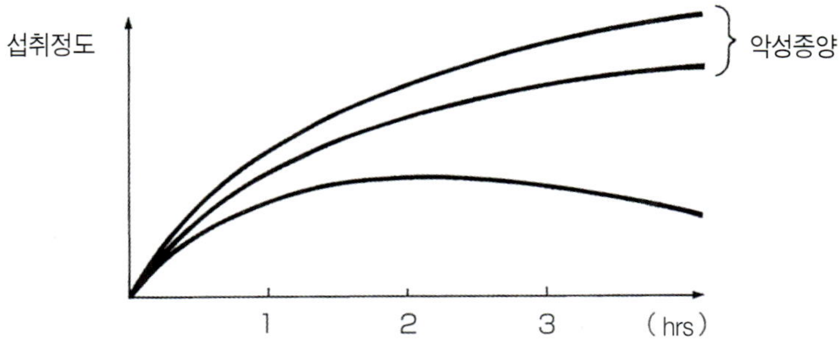

● 치료받지 않은 악성종양에서 방사능섭취가 고원부(plateau)에 달하는 것은 대체로 2시간 이후(4시간 후인 경우도 많다)이다.

● 종양의 당대사를 보기 위해서는 1시간 영상으로는 충분하지 않을 수 있다.

● 악성 종양에서는 후기상을 추가하면 SUV 치는 상승하는 경향이 있다.

● 비교하기 위해서는 항상 같은 촬영시간으로 검사할 필요가 있다.

③ **혈당치 : 인슐린 치**

- 혈당치가 높은 상태 ⇒ 종양으로의 FDG 섭취가 감소된다.
- 인슐린치가 높은 상태 ⇒ 근육이나 지방 섭취 증가
  ⇒ 상대적인 종양 섭취 감소

* 혈당치에 따라 SUV 치를 보정하는 방법도 있다.

④ **부분용적효과**

- 동일 복셀(voxel)내에 포함되어 다른 요소의 영향을 받으며 복셀 치가 변화하는 현상은 CT, MRI와 동일하게 [부분용적 효과]라고 부른다.
- PET에서는 일반적으로 병소가 주위에 비해 높은 섭취를 보이기 때문에 측정 대상의 크기가 공간 분해능의 5배 정도로 충분히 크지 않은 경우 부분용적 효과에 의해 측정된 방사능이 실제의 방사능 보다 낮게 산출된다.
- 영상에서 어느 작은 영역에 분포하고 있는 방사능 값이 충분히 큰 영역에 분포하는 같은 양의 방사능 값에 비해 몇 %가 되는지 나타내는 것을 계수 회복(count recovery)이라고 한다.

그림 8 가상 SUV = 8.5 용액이 들어간 구형 팬톰의 PET 영상

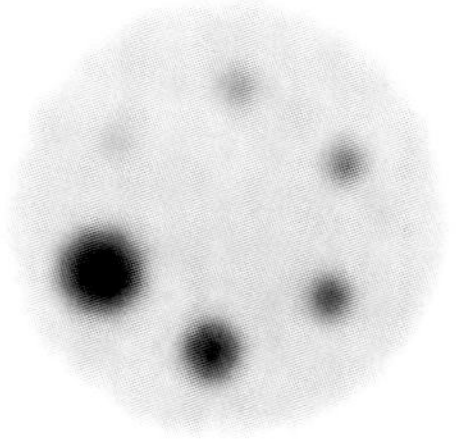

구멍크기가 작으면 축적이 과소평가 된다.

⇒ 작은 종양의 축적은 과소평가된다.

⑤ **관심영역(region of interest : ROI) 설정**

① 크기
② 형태
③ 평균치 혹은 최대치를 취할 것인가?

- 종양내의 조직 구조는 균일하지 않고 당대사도 불균일
- 종양의 악성 정도를 평가하는 경우에는 섭취가 가장 강한 부위에 관심영역 설정

⇒ 가장 높은 섭취 부위에 설정된 작은 관심영역의 평균치나 최대치를 사용

- 일정 크기의 종양에서 전체적인 치료효과의 판정

⇒ 종양 전체의 섭취 정도를 비교하기 위해서 큰 관심영역의 평균치를 사용

SUV 평가의 사용법

· 전술한 바와 같은 다양한 인자의 영향을 고려하면 주사 60분 후의 SUV 값으로 체형이 다른 사람에서 종양에 대한 성격을 단순 비교하는 것은 정확하지 않을 수 있다.

그림 9 SUV 비교 시 주의점

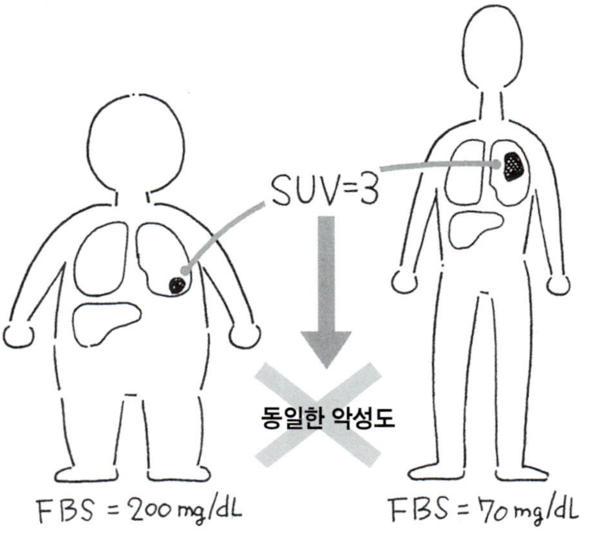

양성과 악성의 감별 (특히 경계 영역의 경우)

△ 개별 증례에서 SUV 값에 의한 악성도 판정

△ 체격, 혈당치, 크기 등의 영향이 거의 같은 정도로 볼 수 있는 경우의 그룹 간 비교

동일 개체의 검사 경우

○ 동일 검사에서 복수의 병변에 대한 평가

○ 동일 개인의 같은 병변에 대한 치료 효과 판정

참고 사항 〉〉〉

- 양성, 악성의 감별 (78–79p)
- FDG의 분포에 영향을 미치는 요인(79–81p)

[참고문헌]

1) John W, et al.:SUV:Standard Uptake or Silly Useless Value?. J Nucl Med, 36:1836-1839, 1995.
2) Zasadny KR, et al.:Standardized uptake values of normal tissues at PET with 2-(fluorine-18)-fluoro-2-deoxy-D-glucose. variations with body weight and a method for correction. Radiology, 189:847-850, 1993.
3) Kim CK, et al.:Standardized uptake values of FDG. body surface area correction is preferable to body weight correction. J Nucl Med, 35:164-167, 1994.

SUV 값 이외의 반정량 평가

- 종양/배후 방사능 비(tumor/background ratio : T/B ratio)

종양부의 축적 / 배후 방사능 축적 × 100(%)

⇒ 배후 방사능은 섭취 정도가 일정하게 보이는 부위를 사용한다.

- 대칭비

종양부의 축적/대칭으로 위치하는 같은 부위의 축적 × 100(%)

⇒ 좌우 대칭으로 보이는 부위(뇌, 폐)의 이상 섭취에 대한 평가에 사용된다.

[배후 방사능비나 대칭비를 사용한 평가의 특징]

장점 : 투여량이나 체중에 대해 계산할 필요가 없다.
시각 평가와 거의 같은 결과를 얻을 수 있다.

단점 : 참고 부위의 설정이 곤란하다.
종양 이외의 생리적 축적은 혈당치나 인슐린치, 지방산치, 근육 운동 등에 의해 영향을 받기 쉽다.

- 그 외

· 종양 방사능 농도/ 혈장 방사능 농도 비

· 시간 방사능곡선(time activity curve)의 해석

· Patlak plot 법...

이상과 같은 다양한 해석 방법이 있지만 임상적으로 사용하기에는 적합하지 않기 때문에 연구 목적에 이용된다.

참고 사항 〉〉〉

● 섭취 평가방법
SUV 평가(68-71p)

● 섭취 평가방법 정량평가와
시각평가 (74-75p)

히스토그램 해석

- SUV 값을 대표로 하는 반정량 지표의 관심영역 설정에는 몇 가지 주의점이 있다.

통상적 관심영역(region of interest) 설정

가장 강한 섭취 부위나 종양의 중심을 포함하는 단층 영상에서 설정한다.
관심영역내의 평균치와 분산치 또는 최대치를 이용한다.

↓ 그러나

실제 종양 조직 내의 구조는 균일하지 않다!!

↓

평균치 : 관심영역 내에 포함된 주위 조직의 값에 영향을 받는다.
균일하지 않고 정규 분포를 보이지 않는 병소의 변화를 반영하기 어렵다.

최대치 : 관심영역 내에서 그 최대치를 취하는 픽셀의 수를 알지 못한다.

- 히스토그램 분석

대상 부위에 관심영역을 설정하고 내부의 픽셀마다 SUV 를 히스토그램화 하는 방법

- **정상 장기** : 정규 분포를 취하는 경향
- **종양** : 고 섭취에서 저 섭취까지 비교적 균일하게 존재하는 경향

그림 10 정상 장기와 악성 종양의 히스토그램 패턴

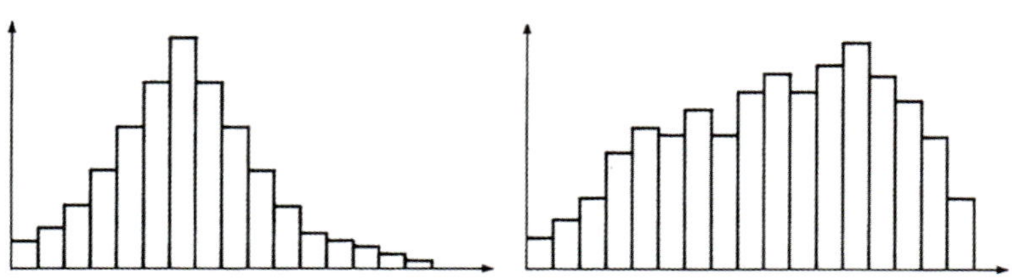

a 정상 장기 패턴　　b 종양패턴

치료효과 판정이나 종양 내의 구조에 대한 평가를 기대할 수 있다.

참고 사항 >>>
- 섭취 평가방법
SUV 평가(68-71p)

[참고문헌]
1) 伊藤　哲ほか:ヒストグラムを用いた^{18}F-FDG PETにおける病変の評価法の考案と，その臨床応用. 核医学, 40:175-184, 2003.

정량 평가와 시각 평가

- PET는 정량성이 좋은 영상

그림 11 PET의 특징

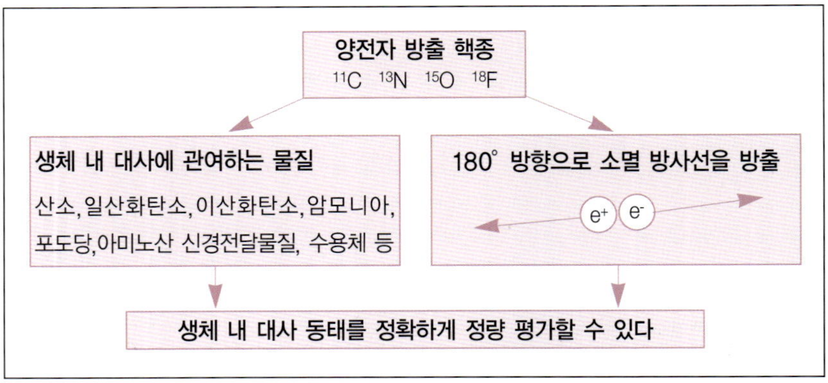

- C, N, O 는 실제로 생체 내에 존재하고 생리활성물질을 구성하는 원소이다.
- F 는 엄밀하게는 생체 내에 존재하지 않지만 수소나 수산기와 등가성이 높은 원소이다.

정량 평가 · 반정량 평가의 이점

① 수치화되면 설득력이 있다.
② 그룹 간 비교가 쉽다.
③ 치료 효과를 수치화 할 수 있다.

그림 12 정량 평가의 문제

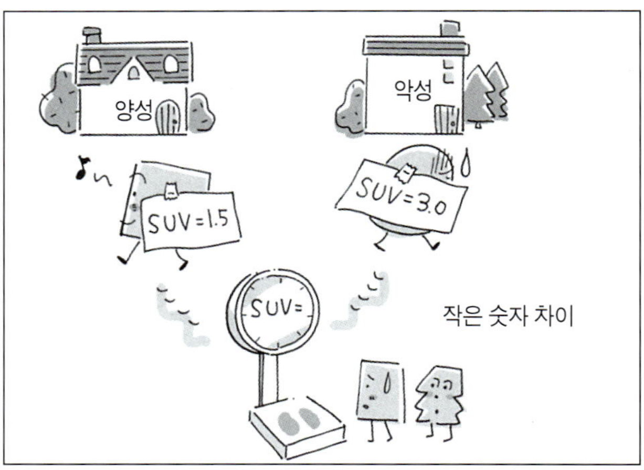

- PET는 생체 내의 생화학적 변화를 반영하며 정량성이 뛰어난 영상이지만 그 정량성에는 한계가 있다.
- 그러나 검사 결과를 확인하는 임상의사 중에는 SUV 결과 수치를 절대적으로 신뢰하는 경우도 많으므로 주의가 필요하다.

● **관심영역에 의한 정량 평가의 문제점**

① 정량 방법에 영향을 미치는 인자가 무시되기 쉽다.
② 계수회복 (count recovery): 작은 병변에서는 과소평가된다.
③ 관심영역의 설정 방법에 따라 달라진다.
 · 큰 관심영역인지 작은 관심영역인지
 · 중심을 취할 것인지 주변을 취할 것인지
④ 호흡과 연관된 영상 내의 장기 위치변동에 의해 과소평가될 수 있다.

● 종양을 구성하는 구조물은 종양세포만이 아니라 간질을 구성하는 섬유아세포나 콜라겐섬유, 혈구세포 등에도 독자적인 당대사가 있어 종양내의 당대사는 균일하지 않다.

● 병리진단에서는 조직 내의 종양세포 여부를 기준으로 악성이라고 판정하기 때문에 한 쪽 구석에 있더라도 종양세포가 있으면 악성이다.

● 불균일한 축적을 보이는 경우에는 가장 강한 부위에 작은 관심 영역을 설정해서 관심영역을 산출하는 것이 좋다.

● 시각평가

● 시각평가 : 배후 방사능보다 분명하게 높으면 의미 있는 섭취로 평가
 · 정량 반정량평가의 약점을 고려한 평가가 가능
 · 감도가 높지만 위양성을 나타내기 쉬운 경향
 · 시각 판정이 SUV 판정보다 뛰어날 수도 있다.

그림 13 시각평가 vs 반정량평가

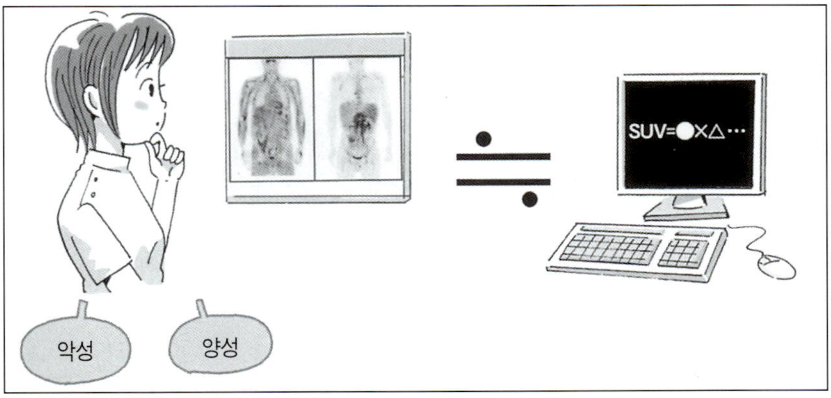

참고 사항 〉〉〉
● 섭취 평가방법
SUV 평가(68–71p)
● 섭취 평가방법 접적에 영향을 미치는 인자
(68–71p)
● 섭취 평가방법
다른 정량 방법(72p)

[참고문헌]

1) Beggs AD, et al.:FDG-PET as a "metabolic biopsy" tool in non-lung lesions with indeterminate biopsy. Eur J Nucl Med Mol Imaging, 29:542-546, 2002.
2) Lapela M, et al.:Experience in qualitative and quantitative FDG-PET in follow-up of patients with suspected recurrence from head and neck cancer. Eur J Cancer, 36:858-867, 2000.

조기영상과 후기영상의 평가

- 일반적으로 종양의 FDG 전신 PET검사 프로토콜에서 FDG가 충분히 섭취되는 시간을 주사 후 50~60분으로 설정하고 이 시기에 촬영을 시작하지만 이 기준은 원래 뇌의 당대사의 정량평가 자료에 기초한 것이다.

종양을 보는데 적절한 시간은?

- 종양의 FDG 섭취 피크 : 보통 1.5~5시간 후
  → 1시간 후의 촬영보다 1.5~3.0시간 후의 촬영에서 종양이 명확하게 관찰
- 정상조직의 FDG 축적 피크 : 1시간 이내인 경우가 많다.

→ 정상에 비해 지연 영상/ 배후 방사능 비가 향상

그림 14 종양의 시간 방사능 곡선(time activity curve)

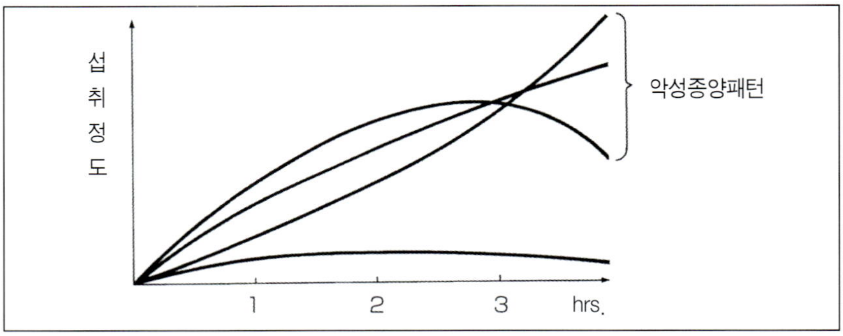

종양의 방사능 섭취는 1시간 영상보다 1.5~3.0시간 영상에서 더 높다.

그림 15 위암 재발 병변의 검출

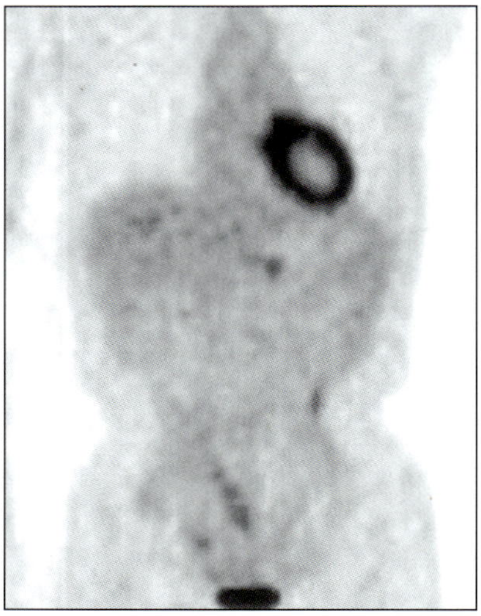

a 정주 1시간 영상

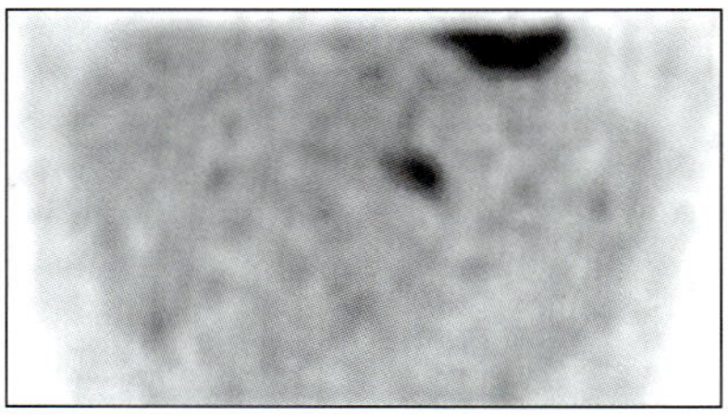

b 정주 2시간 영상

위암수술 후의 재발 병변은 2시간 영상에서 보다 명확하게 관찰되고 있다.

[주] 근육이나 장관의 생리적 축적이 예외적으로 1시간 이후에 섭취가 감소하지 않을 수 있다.

후기 영상을 추가하는 이점

- 종양병소의 방사능 섭취 증가
- 양성,악성 병소의 감별
- 생리적 섭취와 감별

생리적 섭취와 병적 섭취의 감별

요관이나 대장의 국소적 분포는 이상 섭취와 쉽게 구분되지 않는 경우가 있다.

→ 2회 촬영으로 섭취 형태 변화가 있다(그림 16) : 생리적 섭취
→ 지속적인 섭취 (그림 17) : 이상 섭취

그림 16 대장의 생리적 국소 섭취

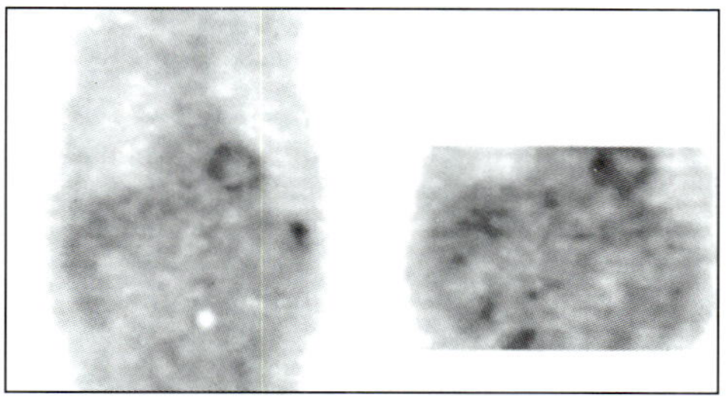

그림 17 대장암

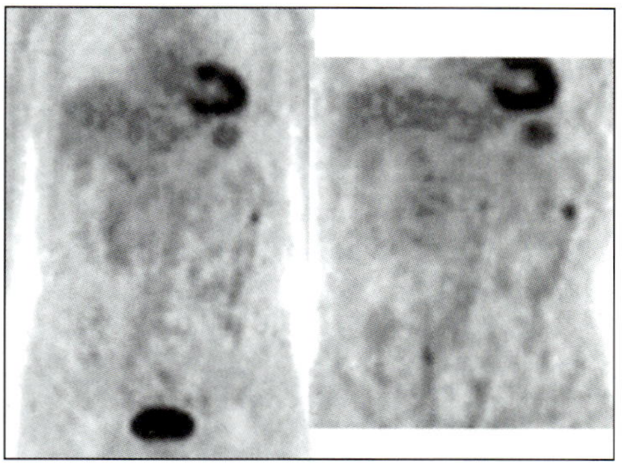

후기 영상의 문제점

- 환자의 대기 시간 증가
- 주사 후 안정실에서 대기하는 환자 수가 증가하기 때문에 방의 증설 필요성
- 방사능 감쇠에 따른 영상의 잡음(noise) 증가

- 후기 영상 촬영에 의해 진단능이 향상된다면 일반적인 영상을 생략하고 후기 영상만 촬영하거나 전례에서 후기 영상의 추가가 바람직하지만 시설 등의 실제 운영상의 문제를 고려하여 검사 프로토콜을 결정한다.

참고 사항 》》
- 생리적 분포 부위의 변동 (64–65p)
- 섭취 평가방법 SUV 평가(68–71p)

[참고문헌]

1) Nakamoto Y, et al.:Delayed ^{18}F-fluoro-2-Deoxy-D-Glucose positron emission tomography scan for differentiation between malignant and benign lesions in the pancreas. Cancer, 89:2547-2554, 2000.
2) Zhung H, et al.:Dual time point ^{18}F-FDG PET imaging for differentiating malignancy from inflammatory process. J Nucl Med, 42:1412-1417, 2001.
3) Matthies A, et al.:Dual time point ^{18}F-FDG PET for the evaluation of pulmonary nodules. J Nucl Med, 43:871-875, 2002.

양성, 악성의 감별

- FDG-PET에서 요구되는 주요 정보의 하나로 어떤 병소에서 양성과 악성의 감별이 있다.

75% 신뢰할 수 있는 원칙

표 2 양성과 악성의 감별 요점

	악성을 의심하는 소견	양성을 의심하는 소견
섭취정도	· 강한 섭취 · SUV 〉 3	· 약한 섭취 · SUV 〈 2
섭취형태	· 내부 섭취가 균일하지 않은 큰 섭취 · 작아도 강한 섭취 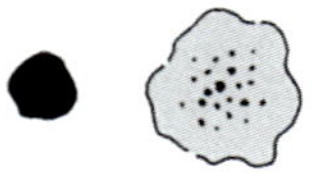	· 크기에 비해 옅은 섭취 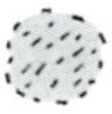
경과 시간 패턴	· 시간 경과에 따라 섭취 증가 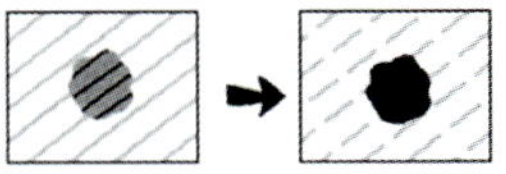 1시간 후 2시간 후	· 섭취 피크가 1시간 전후 이내 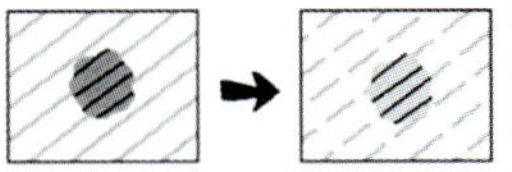 1시간 후 2시간 후
그 외	· **전이를 의심하는 소견이 있다** **← 결정적 증거**	

25%의 신뢰할 수 없는 병변...FDG가 보고 있는 것은 조직의 당대사!!

위양성 : 염증이나 양성 종양
위음성 : 체적 당 당대사가 높지 않은 악성 종양

참고로 하는 정보

- **그때까지의 경과 "언제부터 발생하였는가?"**
- **그 외 영상의 형태 "기타 장기, 조직과의 위치관계"**
- **신체 소견.검사 소견 "염증 반응의 유무"**
- **과거력**

- 다른 영상진단에서와 동일하게 PET 영상도 임상적인 소견을 종합하여 판단하는 것이 중요하다.

주의점

- 섭취가 낮은 악성 종양도 있다.
- 활동성이 높은 염증에서 섭취가 높을 수 있다.
- 정량치에도 문제점은 있다.

※ 암이 의심되는 증례에서 FDG 섭취가 음성이라고 해서 수술을 중지할 수 있는가?

↓

- 국소 병소의 양성이나 악성 여부 평가는 종합적으로 판단해야 한다.

종양에 특이성이 높은 방사성 의약품

· FDG는 당대사를 반영하며, 종양에 특이성이 있는 것은 아니다.

· 종양에 대한 특이성이 높은 제제로서, 아미노산 제제인 ^{11}C-methionine (^{11}C-Met), ^{18}F-methyltyrosine (^{18}F-FMT), ^{18}F-fluorothymidine(^{18}F-FLT) 등을 비롯한 많은 방사성 의약품이 개발되고 있어 향후 임상 이용이 기대되고 있다.

참고 사항 〉〉〉

- 종양의 FDG 섭취 기전 (66-67p)
- 섭취 평가방법 SUV 평가(68-71p)
- 조기영상과 후기영상의 평가(76-77p)
- 위양성(82-83p)
- 위음성(84-85p)

[참고문헌]

1) Demura Y, et al.:^{18}F-FDG accumulation with PET for differentiation between benign and malignant lesion in the thorax. J Nucl Med, 44:540-548, 2003.
2) Matthies A, et al.:Dual time point ^{18}F-FDG for the evaluation of pulmonary nodules. J Nucl Med, 43:871-875, 2002.
3) Larson SM, et al.:Cancer or inflammation? A holy grail for nuclear medicine. J Nucl Med, 35:1647-1649, 1994.

FDG 분포에 영향을 미치는 요인

- FDG의 종양 및 생리적 섭취에는 여러 요인이 영향을 미친다.
- 다른 피검자와의 비교뿐 아니라 동일 피검자의 검사 결과 비교에서도 가능하면 동일한 조건에서 검토할 필요가 있다.

FDG 분포에 영향을 미치는 종양 이외의 대표적 요인

① 혈당치	② 운동
③ 혈중 인슐린치	④ 촬영 시간(uptake time)

혈당치

- 혈당치가 높은 상태에서 FDG를 투여하면 FDG와 혈중 포도당이 세포내 흡수에 서로 경쟁한다.
- 당부하 후 검사에서는 금식에 비해 SUV 치가 평균적으로 약 40% 낮게 나온다.

그림 18 혈당치와 종양, 근육 섭취의 관계

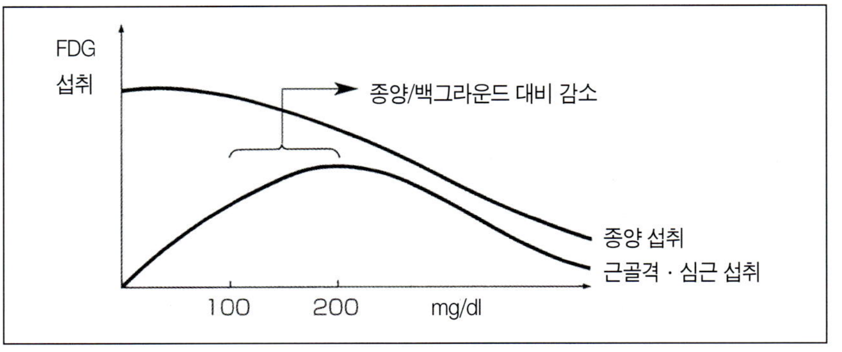

> **■ Question**
>
> Q FDG 주사 전에 고혈당으로 판명된 환자에서 인슐린을 주어 혈당치를 낮추는 것이 유용한가?
>
> **■ Answer**
>
> A No!!

혈중 인슐린치

- 인슐린은 높은 혈당치를 낮추도록 작용하는 호르몬이다.
- 주로 간세포, 근육세포, 지방세포에 작용하고, 당질, 지질, 단백질의 동화를 촉진한다.

그림 19 인슐린의 생리적 작용

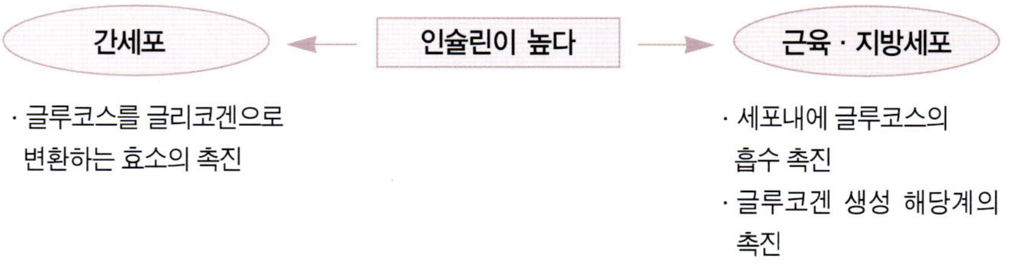

- **혈중 인슐린치가 높은 상태에서 FDG 검사를 하면, 근육, 지방 축적 항진**

  ⇒ 배후 방사능이 높은 영상이 되기 때문에, 종양의 섭취가 상대적으로 감소된다.

- 식후 혈당 조절이 양호한 사람은, 식후 혈당치가 정상이라도 인슐린치가 높기 때문에, 역시 FDG-PET 검사에 적합하지 않는 조건이 된다(그림 20).

운동 : 운동한 근육의 당대사는 항진된다.

- 전 날 운동을 심하게 하면 근육의 당대사가 항진되어 있다.
- 일상 생활에서 지팡이 보행이나 손잡이, 가방을 쥐는 법 등에 의해서도 팔이나 어깨 근육에서 좌우의 차이가 발생한다.
- 독서나 텔레비전 시청으로 안근에 현저한 축적이 나타난다.

그림 20 FDG 투여 2시간 전에 식사 섭취 (검사전 혈당치 82 mg/dL)

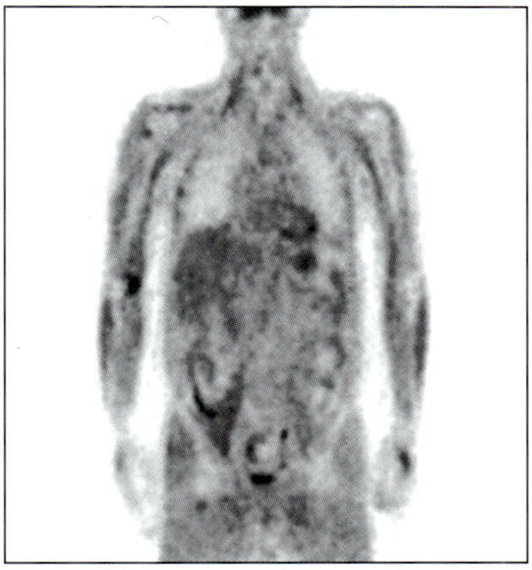

그림 21 검사 전에 껌을 씹은 것에 의한 저작근 축적

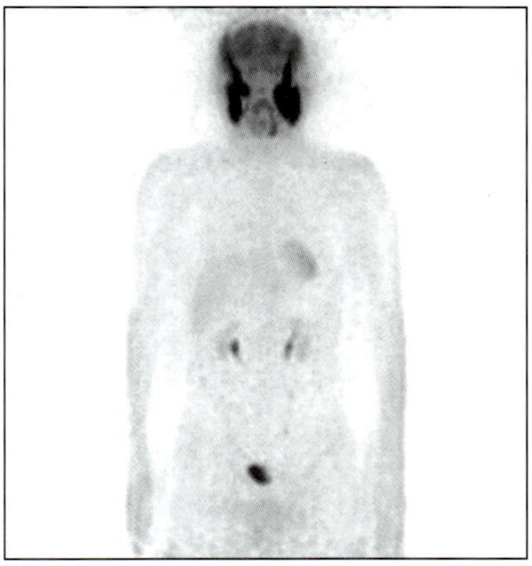

촬영 시간(uptake time)

- 일반적으로 악성 종양의 섭취 피크는 1.5시간 이후에 보인다.
- 정상 조직의 섭취 피크는 1시간 이내에 보이는 경우가 많다.
- 근육 축적은 1시간 이후에도 증가한다.
- SUV 평가를 비교하려면 정맥주사 후 같은 시간에 촬영해야 한다.

참고 사항 〉〉〉

- 생리적 분포 부위의 변동 (64-65p)
- 섭취 평가방법 SUV 평가(68-71p)
- 조기영상과 후기영상의 평가(76-77p)

[참고문헌]

1) Lindholm P, et al.:Influence of the blood glucose concentration on FDG uptake in cancer-A PET study. J Nucl Med, 34:1-9, 1993.
2) Gorenberg M, et al.:Does diabetes affect ^{18}F-FDG standardized uptake values in lung cancer? Eur J Nucl Med, 29:1324-1327, 2002.
3) Kubota K, et al.:Advantage of delayed whole-body FDG-PET imaging for tumour detection. Eur J Nucl Med, 28:696-703, 2001.

위양성 (false positive)

FDG 섭취가 높은 양성 병변 : 당대사가 높으면 FDG가 축적된다.

- FDG-PET는 당대사를 정확하게 반영하므로, 당대사가 높은 양성 섭취가 악성 병변으로 진단될 수 있다.

"FDG 섭취 = 악성 병소" 는 아니다!

생리적 분포 부위 : 병변으로 잘못 판정하지 않도록 주의할 필요가 있는 생리적 분포 부위

- 폐문 (hilum) 림프절 : 보통 양측성이고 다발성
- 흉선 : 소아기나 화학 요법후
- 위장관 ; 수축된 위, 림프조직이 풍부한 맹장 등의 위장관에서 불균일한 섭취
- 요로계 : 수신증, 이소성(etcopic) 신장이나 마제신, 요관 내의 제한성 분포, 방광게실
- 유선 : 수유기, 정상에서도 폐경전의 치밀 유방
- 자궁 : 월경기
- 갈색지방조직 : 쇄골 상부에서 경부, 흉추 주위에서 양측성 섭취
- 골수 : G-CSF 투여나 화학요법 후 등
- 근육 : 특히 경부, 후두, 횡격막

그 외, 식도, 확장된 담관, 장골의 성장판, 갑상선, 비장, 배란기의 난소 등

그림 22 흉선의 생리적 축적

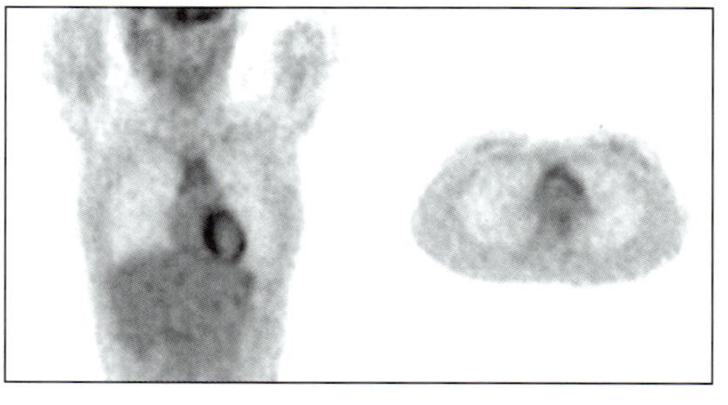

그림 23 갈색지방조직의 생리적 축적

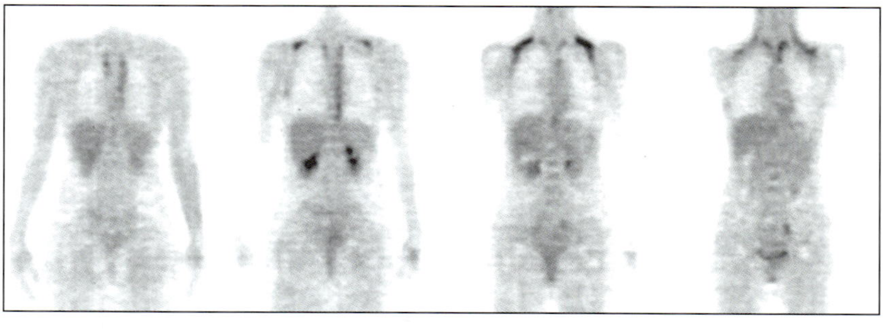

염증성 질환

- 농양
- 유육종증
- 육아종
- 골절 후 급성기
- 각 장기의 비특이적 염증성 질환
  - · 뇌염, 수막염, 하시모토갑상선염, 부비강염, 편도선염, 폐렴, 유선염, 식도염
  - · 금성 담관염, 염증성 장질환, 게실염, 췌장염, 골수염, 관절염, 림프절염 등

양성 종양

- 뇌종양(뇌하수체선종, 수막종)
- 타액선 양성종양(Warthin 종양, 양성 혼합종양)
- 신경초종, 갑상선 양성종양(Hurthle 세포종, 갑상선 여포선종)
- 부갑상선종, 유선의 양성병변(섬유선종, 유섬유이형성)
- 중피종, 대장선종, 신장 양성종양(pericytoma, angiomyolipoma)
- 갈색세포종
- 난소 양성종양(thecoma,cystadenoma, endometrial/follicular cyst)
- 골 양성종양

그 외 양성질환

- 그레이브스병, 흉선 과형성, 유선증, 후막염섬유증, 변형성 관절염, 인공골 주변

치료와 연관된 섭취

- 수술 후 조기 반흔
- 기관 절개부
- 화학요법 후. G-CSF 제제 투여 후 골수과형성의 골수
- 생검 부위
- 피하주사 부위
- 혈관조영시의 천자부
- ERCP 후의 췌장염

참고 사항 〉〉〉

- 생리적 분포 부위의 변동 (64–65p)
- 종양의 FDG 섭취 기전 (66–67p)
- 염증성 질환에서 FDG (130–131p)

[참고문헌]

1) Grigolon MV, et al.:Normal distribution of FDG. Practical FDG Imaging-A teaching file, 103-128, Springer, New York, 2001.
2) Stadalnik RC:Benign causes of [18]FDG uptake on whole body imaging. Semin Nucl Med, 28:352-358, 1998.
3) Yeung HW:Patterns of (18) F-FDG uptake in adipose tissue and muscle. a potential source of false-positives for PET. J Nucl Med, 44:1789-1796, 2003.

위음성 (false negative)

종양이라도 체적 당 당대사가 높지 않으면 FDG는 섭취되지 않는다.

FDG가 섭취되기 어려운 상태

- 고혈당
- 화학요법, 방사선 요법 직후

FDG 섭취를 이상으로 평가하기 어려운 상태

- 작은 병변(< 2× 해상도)
- 생리적 분포 부위(위, 신장, 방광, 골격근, 심근, 대장)에 인접한 종양
- 호흡에 의한 장기이동의 영향을 받기 쉬운 부위

FDG가 섭취되기 어려운 성격의 종양

- 비교적 세포성분이 적은 종양
  - · 종양 괴사
  - · 낭종성 (cystic) 종양
  - · 점액암종 (mucinous carcinoma)
  - · 굳은암종 (schirrhous carcinoma)
  - · 골형성 전이 (osteoblastic bone metastasis)

그림 24 세포성분의 양과 섭취의 관계

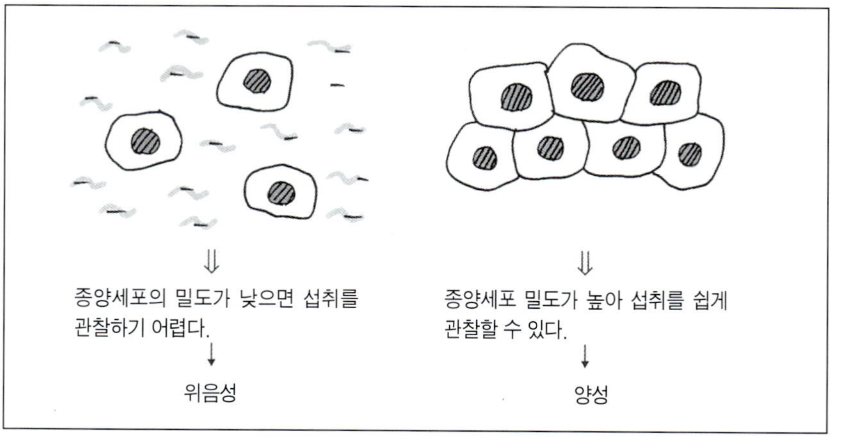

흉수, 복수

- 단위 체적 당 종양세포 수가 적은 경우에는 일부에서 FDG가 섭취되어도 전체적으로 부분용적 효과에 의해 섭취를 확인할 수 없는 경우가 많다.

G-6-Pase 가 풍부한 종양

- hepatocelluar carcinoma, well-differentiated
- renal cell carcinoma, well-differentiated

그림 25 G-6-Pase를 가진 종양에서 FDG의 동태

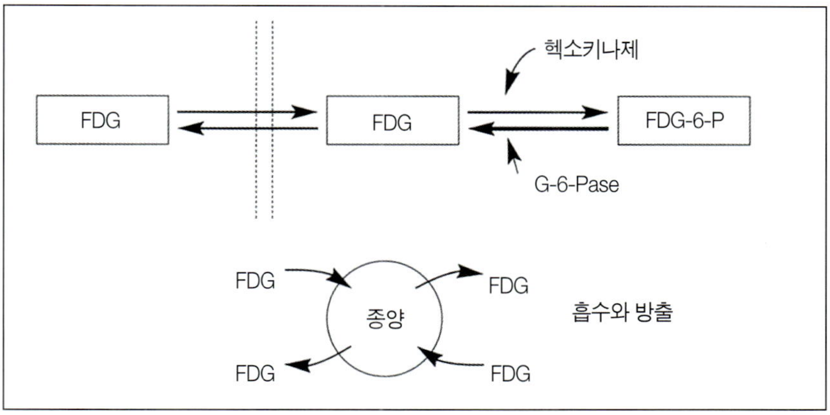

당대사가 적은 종양, 당수송체 발현이 적은 종양

- thyroid carcinoma, well-differentiated
- bronchoalveolar adenocarcinoma
- well-differentiated adenocarcinoma of lung
- sarcoma, low-grade
- lymphoma, low-grade
- lymphomatous splenic involvement
- neuroendocrine tumors
- brain tumors, low-grade

참고 사항 〉〉〉
- 생리적 분포 부위의 변동 (64-65p)
- 종양의 FDG 섭취기전 (66-67p)
- 양성과 악성의 감별 (78-79p)
- FDG 분포에 영향을 미치는 요인(79-81p)

종양에서 FDG의 역할 : 1 두경부 종양

두경부 암의 임상적 특징

- 흡연과 연관이 높은 것이 많다.
- 경부 림프절 전이를 일으키기 쉽다.
- 대부분은 편평상피암이다.
- 수술, 방사선 요법, 방사선 화학요법 등이 시행된다.

두경부 종양에서 특수성

- FDG의 종양 섭취 정도
  - · 종양 조직의 조직학적 등급과는 관련이 없다.
  - · 치료에 대한 반응과 관련성이 없다.
- 양성 이하선 종양(Warthin 종양, 다형선종)에 섭취되기 쉽다.
- 간단한 진찰로 확인할 수 있고 생검이 비교적 쉬운 부위가 많다.

> ⇒ FDG의 역할
>
> △ : 존재 진단, 질적 진단
>
> ○ : 림프절 전이, 원격 전이의 평가
>
> ○ : 치료효과 판정
>
> ○ : 원발 불명 경부 림프절 전이의 원발 병소 검색

원발 불명암

- 경부 림프절 전이에 의해 발견되지만 원발 병소가 확인되지 않은 암
- 원발 병소의 특징
  - · 임상 경과 중에 진단된다 : 20~40%
  - · 맹검 생검(blind biopsy)에 의해 발견 : 10%
  - · MRI에 의해 발견 : 20%
  - · FDG-PET에 의해 발견 : 10~40%

■ 원발 병소를 발견하기 어려운 원인

- ① 너무 작다, ② 점막 아래에 위치한다, ③ 자연히 퇴축되고 있다.

■ 원발 불명암의 대표적 원발 부위

- ① 상인두(인두 함몰), ② 하인두(이상 함몰), ③ 편도

두경부의 생리적 분포 (개인차가 크다)

- 인두벽이나 근육 등의 생리적 섭취
- 림프 조직 풍부 : Waldeyer륜, 설편도, 구강편도
- 후두 : 검사 전의 대화도 섭취에 영향

병기 진단에서 FDG 의 역할

- 림프절 전이의 진단
  - · CT, MRI(크기로 판단)〈 FDG(대사로 판단)
  - · PET의 예민도 67~91%, 특이도 88~100%
  - · 합성 영상이나 PET/CT에 의해 정확하게 병변을 찾을 수 있다.
- 원격 전이

· 예측하지 못한 전이의 발견 : 폐, 간장, 뼈

표 3 치료 후의 평가, 재발의 검출 등

	CT · MRI	FDG
치료효과 판정	형태의 변화가 늦다.	형태 변화 전에 대사의 변화를 확인할 수 있다. [주] 방사선 치료에 의한 염증 변화에서도 섭취될 수 있다.
재발 검출	수술 후의 비대칭성 때문에 판정 곤란 예민도: 25~80% 특이도: 30~100%	조기에 이상을 파악하기 쉽다. 예민도: 80~100% 특이도: 80~100%

참고 사항 〉〉〉

- 생리적 분포 부위의 변동 (64-65p)
- 위양성(82-83p)
- 위음성(84-85p)

[참고문헌]

1) Lauenbacher C, et al.:Comparison of fluorine-18-fluorodeoxyglucose PET, MRI, and endoscopy for staging head and neck squamous-cell carcinomas. J Nucl Med, 36:1747-1757, 1995.
2) Braams JW, et al.:Detection of lymph nodes metastases of squamous-cell cancer of the head and neck with FDG-PET and MRI. J Nucl Med, 36:211-216, 1995.
3) Assar OS, et al.:Metastatic head and neck cancer. role and usefulness of FDG PET in locating occult primary tumors. Radiology, 210:177-181, 1999.
4) Greven KM, et al.:Serial positron emission tomography scans following radiation therapy of patients with head and neck cancer. Head and Neck, 23:942-946, 2001.

종양에서 FDG의 역할 : 2 폐암

폐암의 임상적 배경

- 악성 종양에 의한 사망률 : 남성에서 1위, 여성에서 3위
- 해마다 증가하는 경향이다.
- 확진이 쉽지 않은 경우가 있다.
- 원발성 폐암과 전이성 폐암의 감별
- 조직형의 다양성(선암, 편평상피암. 소세포암. 대세포암)
- 치료성적이 불량하고 재발이 흔하다.

FDG의 유용성과 다른 검사와의 관계

■ 발견의 계기

- 증상 : 기침, 객담, 혈담 등 : 상대정맥 증후군이나 반회신경 마비 등의 압박증상
- 건강 진단이나 우연히 촬영한 흉부 방사선사진에서 발견되기도 한다.
- 전이병소에 의해 발견되는 것도 많다 : 골전이, 뇌전이 등의 증상, 때로는 부신전이

■ 양성, 약성 감별. 질적 진단

- FDG-PET에 의한 악성 여부 감별

① 예민도 : 80~96%, 특이도 : 75~95% (특이도가 높다)

② 소세포암(95% 이상) 〉 편평상피암 〉 대세포암 〉 선암(약 80%)

③ 불투명 유리 모양을 나타내는 고분화형 선암이나 세기관지 폐포상피암은 유의하게 낮은 섭취를 보인다.

④ 1.5 cm 이하의 작은 병변이나 횡격막 부위와 같이 호흡에 의해 이동이 많은 부위의 병변 검출능은 낮다.

⑤ 섭취 정도가 높은 것은 증식능이 높고 예후가 불량할 가능성이 높다.

⑥ 활동성이 높은 염증에서는 강한 섭취를 보이기 때문에 악성과 감별이 쉽지 않을 수 있다.

확정 진단에는 객담 세포진이나 기관지경 세포진, 폐생검 등이 필수적이다.

그림 26 S2의 폐암

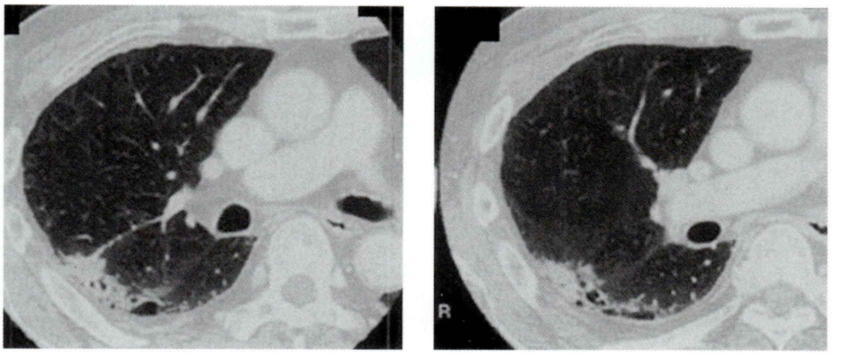

a CT

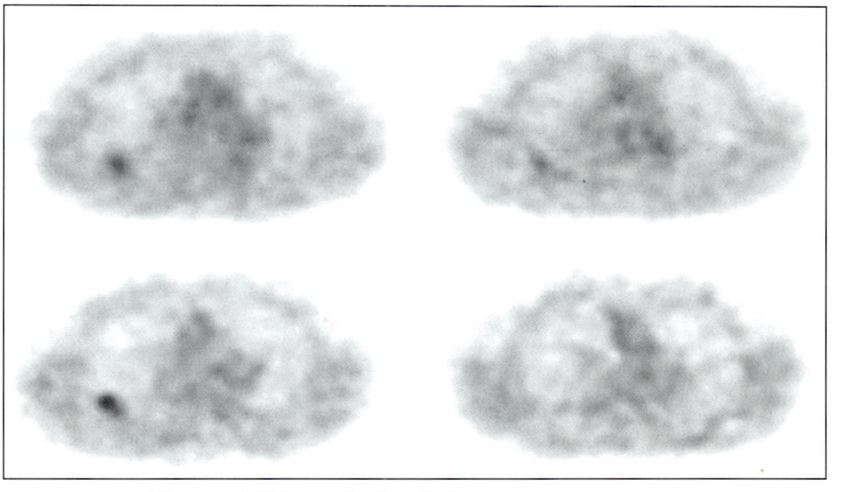

b FDG-PET(상단: 조기영상 하단: 후기영상)

CT에서는 S6에 침윤이 의심되었고, FDG의 후기 영상에서 더 강한 섭취를 보여 악성 종양의 가능성이 제시되었으나 수술후 염증으로 확인되었다.

■ 병기진단

● 림프절 전이의 진단

표 4 림프절 전이의 검출

해부학적 영상의 특징	FDG-PET의 특징
· 1~1.5 cm를 경계로 악성 여부 판정 · 1 cm 미만의 전이는 위음성 가능성	· 1 cm 미만의 전이 검출 · 1 cm 이상의 반응성(reactive)종양은 음성
· 흡연자에서 염증성 림프절 종양이 크다. ⇒ 위양성으로 보기 쉽다.	· 원인불명의 대칭성 생리적 폐문 섭취가 있다.
미세전이(micrometastasis)의 검출은 불가능하다.	

그림 27 림프절 전이의 검출

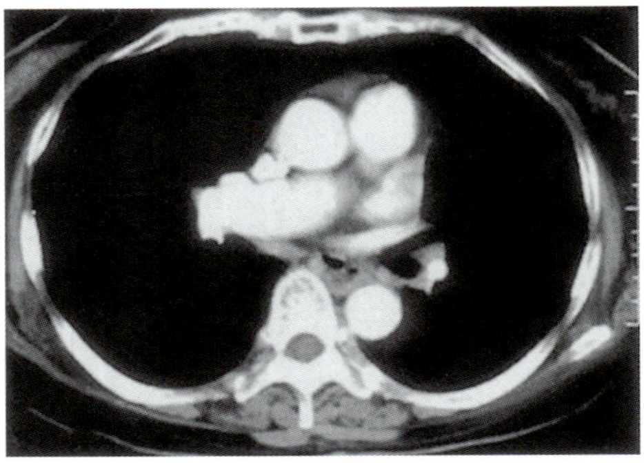

a 조영CT

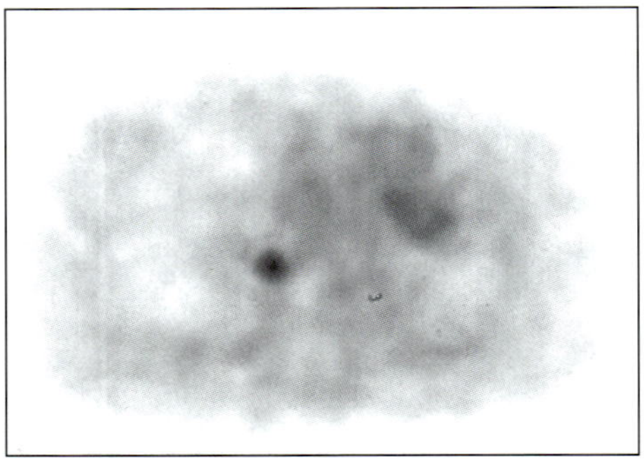

b FDG-PET

CT에서는 전이 진단이 쉽지 않지만 FDG-PET에서는 명확하게 구분된다.

● 흉막에 전이된 종양의 검출

· 해부학적 영상 : 흉수 + 흉막 결절(또는 비후)이 있으면 진단 가능

· FDG : 흉막의 FDG 섭취 증가

● 원격전이의 진단

· PET를 제외한 일반적인 전신 검색에 비해 PET 검사 시 약 10% 증례에서 추가적으로 원격전이 발견

그림 28 흉막에 전이된 종양의 검출

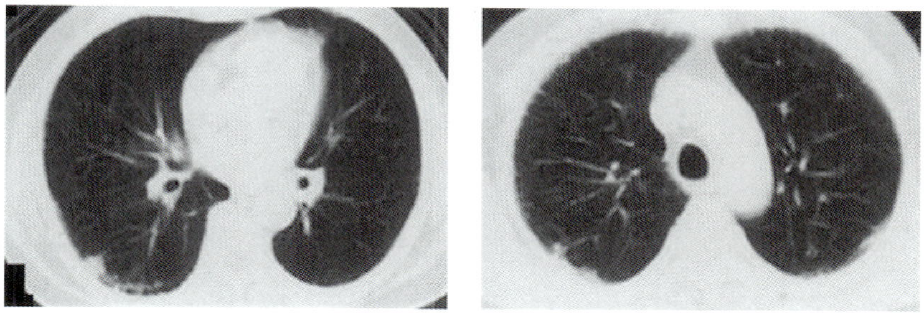

a CT

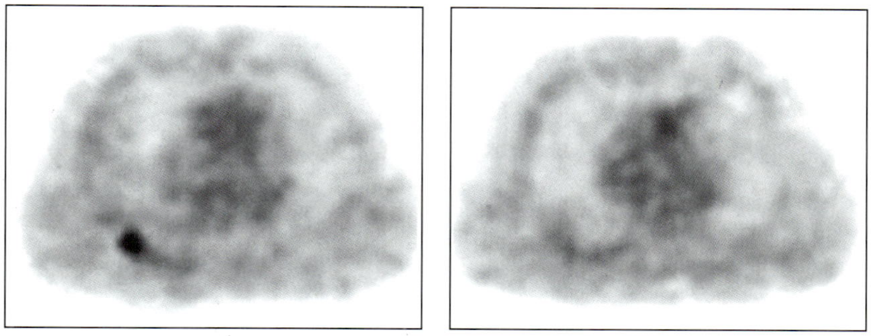

b FDG-PET

CT에서는 성격이 명확하지 않은 흉막 병소가 관찰되었고 FDG-PET상 우폐 후측면의 결절에 강한 섭취를 보여 악성 병소로 진단 후 수술로 확인되었다.

그림 29 다발성 전이

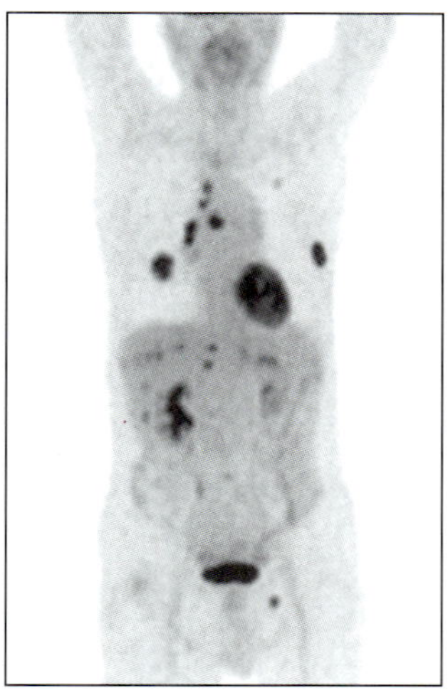

우측 폐에 위치한 폐암을 수술로 제거할 계획이었으나 다발성 전이가 확인되었기 때문에 예정된 수술을 취소하였다.

양성, 악성의 감별 기준(정밀도 75%의 원칙)

- 섭취정도 : SUV치 〉 2.5를 악성으로 본다.
  반대편 대칭 부위나 배후 방사능과 비교하여 명확히 높은 섭취를 보이는 부위를 악성으로 판정한다.
- 시간 경과에 따른 변화 : 후기 영상에서 섭취가 증가하는 것을 악성 병소로 평가한다.

위양성, 위음성

폐결절의 양성, 악성 병소의 감별에 사용되지만 완전한 감별이 가능한 것은 아니다 !

위양성의 원인

- 염증(폐염, 농양, 결핵, 진균증 등)
- 육아종(결핵종, 사르코이도시스)
- 히스토플리즈마증, 규폐증
- 방사선성 폐염
- 폐문의 생리적 축적

그림 30 육아종성 병변

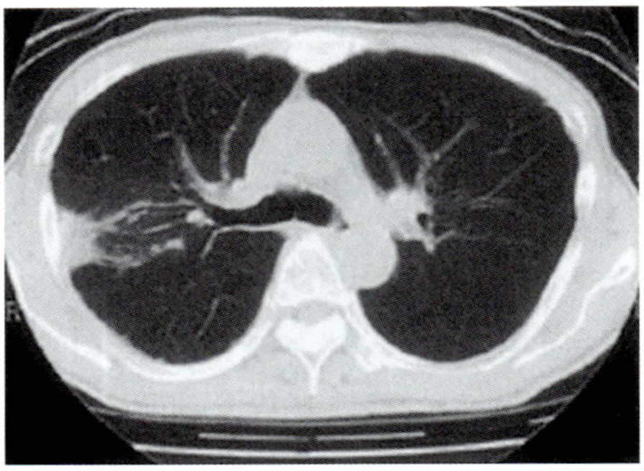

a

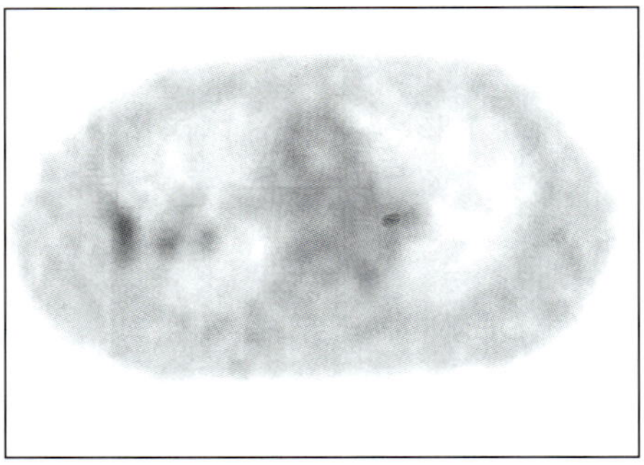

b

위음성의 원인

- 작은 병변(특히 호흡에 의한 위치 변동이 많은 부위에서 진단이 어렵다)
- 기관지폐포암(bronchioalveolar cell carcinoma, BAC):50~80%에서 음성
- 고분화형 선암
- 점액성 낭선암종(mucinous cystadenocarcinoma): 젊은 사람에 많다.
- 카르시노이드(carcinoid)

그림 31 기관지 폐포암 (bronchoalveolar cell carcinoma)

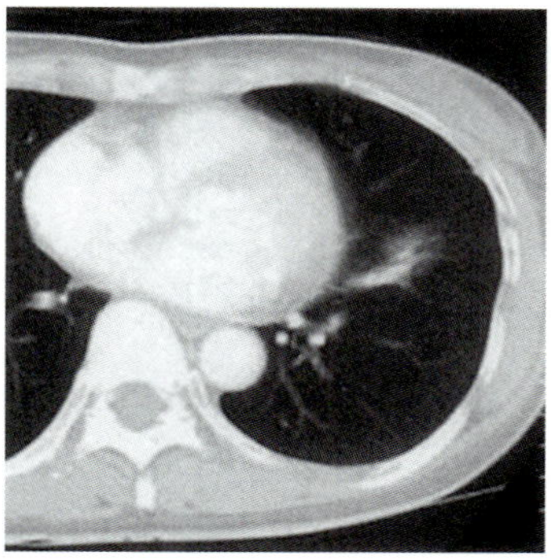

a

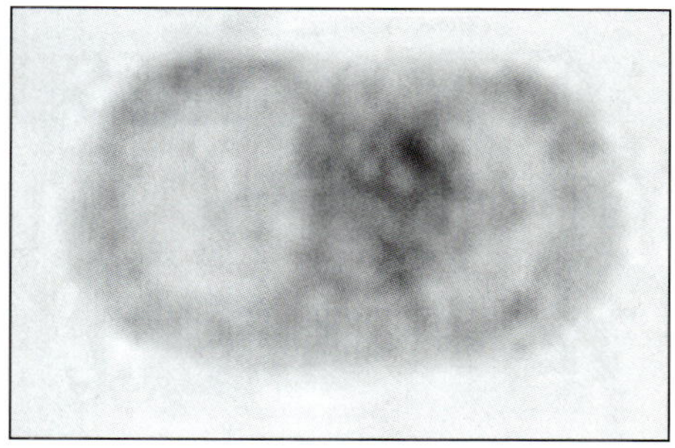

b
이상 섭취 부위를 확인할 수 없다.

치료 후 평가

- 수술 후 수년 내에 재발하는 예가 많다.
  - 재발의 진단
  - 수술 후의 염증, 반흔과의 감별에 PET가 유용
  - 전이병소의 검출 (골전이, 부신전이, 뇌전이가 많다)

유효한 FDG의 적응증

① 검진에서 폐암의 검출
② 폐결절시 양성, 악성의 감별 ← 형태적인 정보와의 비교가 필수
③ 폐암의 예후 예측
④ 병기진단 → 약 40%의 환자에서 병기가 수정된다.
⑤ 수술 후 변화와 재발 병변의 감별
⑥ 수술 후 재발 병소의 조기 진단 (종양표지자의 상승 전에 진단 가능한 경우도 많다)
⑦ 치료 후의 종양표지자 재상승시 전신 검색

참고 사항 》》
- 종양의 FDG 섭취 기전 (66–67p)
- 섭취 평가방법 SUV 평가(68–71p)
- 조기영상과 후기 영상의 평가(76–77p)
- 양성, 악성의 감별 (78–79p)
- 위양성(82–83p)
- 위음성(84–85p)
- 염증성 질환에서 FDG (130–131p)

[참고문헌]
1) Gambhir, SS et al.:A tabulated summary of the FDG-PET literature. J Nucl Med, 42:1S-99S, 2001.
2) Higashi K, et al.:^{18}F-FDG uptake as a biologic prognostic factor for recurrence in patients with surgically resected non-small cell lung cancer. J Nucl Med, 43:39-45, 2002.
3) Higashi K, et al.:FDG PET measurement of the proliferative potential of non-small cell lung cancer. J Nucl Med, 41:85-92, 2000.
4) Tinteren HV, et al.:Effectiveness of positron emission tomography in the preoperative assessment of patients with suspected non-small cell lung cancer. the PULS multicentre randomized trial. Lancet, 359:1388-1392, 2002.

종양에서 FDG의 역할 : ③ 유방암

유방암의 임상적 배경

- 여성의 악성종양 중에서 가장 이환율이 높은 질환이고 최근 증가 경향
- 발병 연령층이 비교적 젊은 나이(20대)에서 고 연령까지 넓다.
- 조기 발견, 조기 치료에 의해 장기 생존 가능
- 장기 경과를 거쳐 재발, 전이를 초래하는 경우가 많다.
- 림프절 전이, 골전이, 간전이, 폐전이가 많다.
- 골전이는 조골성, 화골성, 혼합성 등의 다양한 패턴을 나타낸다.

FDG의 유용성, 다른 검사와의 관계 (원발 병소)

- 예민도 : 80~96%, 특이도 : 75~95% 정도
- 위음성, 위양성 있음.
- 치밀 유방 등으로 X-선 유방촬영에 적합하지 않는 수진자에게 유용
- 유방촬영 소견 상 판단이 어려운 수진자에게 유용
- 섬유낭성 변화(fibrocystic change)가 강하고 FNA에서 음성인 환자의 진단
- 가슴확대 수술 등의 시술을 받은 경우의 종양 검출에 유용
- 검진으로서의 조기 암 검출에 기대

■ PEM(positron emission mammography)

- 맘모그라피에 소형의 동시계측 검출기를 장치한 유방 전용의 PET 장치이고, 유방암 검출과 부위의 확정에 정확성이 기대된다.

그림 32 PEM의 개요

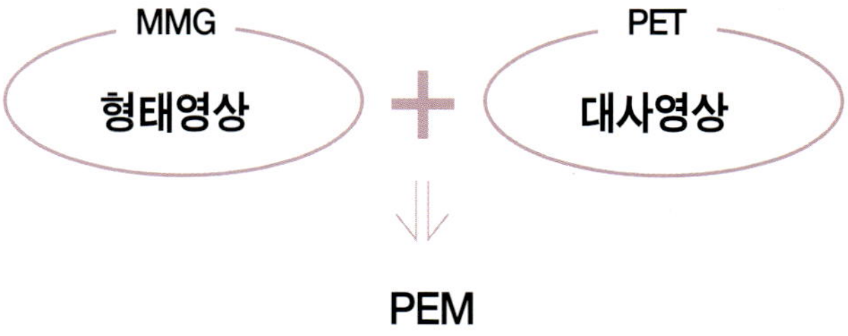

위양성, 위음성

● 위양성

· 생리적 섭취 : 양측 대칭성의 낮은 섭취
· 생리적 섭취 : 유두부에는 명료한 열소가 보인다.
· 생리적 섭취 : 활동 유선에의 강한 섭취(수유에 대한 문진이 중요)
· 유선증 : 불균일한 섭취 증가(유선증의 중증도와 관련)
· 유선 양성종양 : 거대 섬유선종

● 위음성

· 작은 병변 : 1 cm 이하 병소
· tubular carcinoma, lobular carcinoma
· cancer in situ
· scirrhous carcinoma
· micrometastasis

림프절 전이의 평가

● 액와 림프절 전이의 검출율
예민도 : 65~100%, 특이도 :66~100%

● 미세전이(micrometastasis)는 검출할 수 없기 때문에 경계(sentinel) 림프절 생검이 필수적이다.

● 흉골 림프절은 해부학적 영상에서 평가가 어려운 경우가 많으나 FDG-PET에서는 관찰 가능

림프절 전이의 평가 ⇒ PET + 경계 림프절 생검

원격 전이의 평가

● 골전이

골 용해성 골전이 : bone scan 〈 FDG-PET

골 형성성 골전이 : bone scan 〉 FDG-PET

※ FDG 섭취 양성 병소를 음성 병소과 비교하면 예후가 불량한 경향이 있다.

그림 33 유방암 골 형성성 골전이 증례

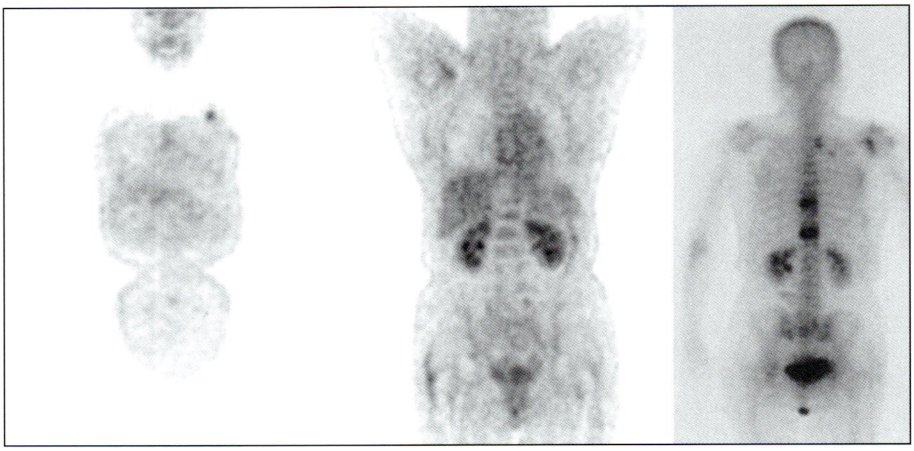

골 스캔(오른쪽 사진)에서 보이는 흉추의 전이가 FDG에서는 오히려 냉소로 관찰된다.

그림 34 유방암 다발성 골전이 증례

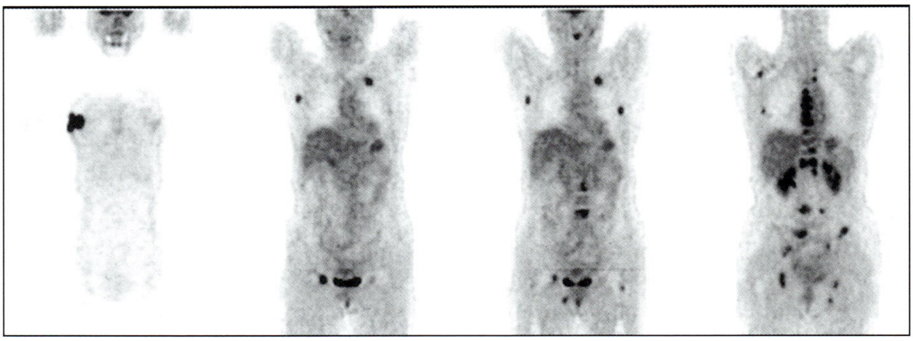

다발성 골전이가 명확하게 관찰된다.

● **다른 원격 전이**

· **간전이** : CT에서 관찰하기 어려운 전이를 찾아내는 경우가 있다.

· **작은 폐전이** : CT가 조기 진단에 더 유용할 수 있다.

※ 일정 크기 이상으로 관찰되는 폐결절의 전이 여부 평가에는 FDG가 뛰어난 성적을 보인다.

치료 후의 경과 관찰. 재발 병소의 검출

- 치료 후의 경과 관찰에서 종양표지자 상승에 대한 정밀검사
- 전이가 의심될 때의 전신 검색

⇒ 종합하여 다른 검사보다 진단율이 우수하다.

예민도 : 93%, 특이도 : 79%

그림 35 수술 후 재발 증례

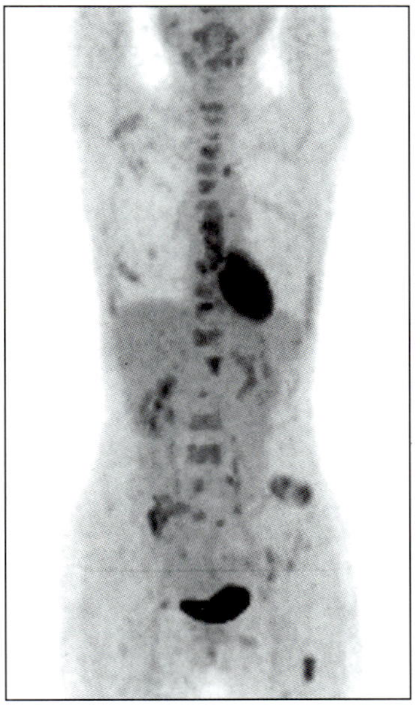

a

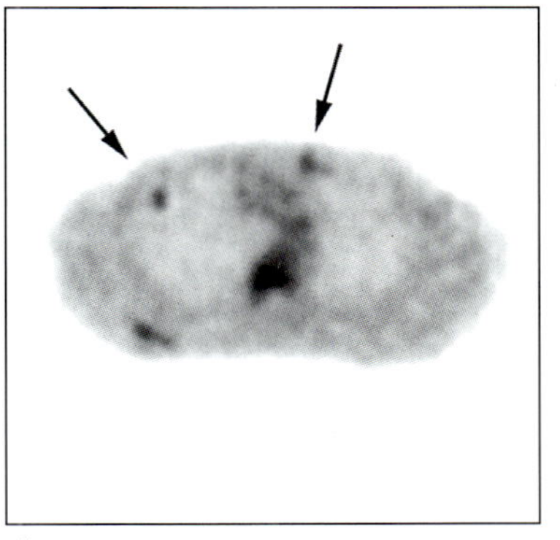

b

다발성 골전이, 좌흉골 림프절 전이,
우폐전이가 관찰된다(→)

참고 사항 〉〉〉

- 생리적 분포 부위의 변동 (64–65p)
- 위양성(82–83p)
- 위음성(84–85p)

[참고문헌]

1) Crippa F, et al.:Prospective evaluation of fluorine-18-FDG-PET in presurgical staging of axilla in breast cancer. J Nucl Med, 39:4-8, 1998.
2) Moon DP, et al.:Accuracy of whole-body fluorine-18-FDG PET for the detection of recurrent or metastatic breast cancer. J Nucl Med, 39:431-435, 1998.
3) Vranjesevic D, et al.:Relationship between ^{18}F-FDG uptake and breast density in women with normal breast tissue. J Nucl Med, 44:1238-1242, 2003.
4) Cook GJ, et al.:Detection of bone metastases in breast cancer with FDG-PET. Differing metabolic activity in osteoblastic and osteolytic lesions. J Clin Oncol, 16:3375-3379, 1998.

종양에서 FDG의 역할 : 4 간종양

표 5 간의 악성종양 분류

상피성 종양	원발성	간세포암 담관세포암 간아종(肝芽腫)
	전이성 종양	원발장기 대장, 직장, 위, 췌장, 폐, 유방
상피성 종양	angiosarcoma, epithelioid angioendothelioma, lymphoma 등	

- 다른 검사에서 간의 전이성 종양이 의심되거나 병리진단에 의해 확정 진단을 얻을 수 없는 환자, 원발 병소가 명확하지 않은 경우에 FDG-PET을 검사한다.

그림 36 간종양에서 포도당 대사와 FDG의 투입

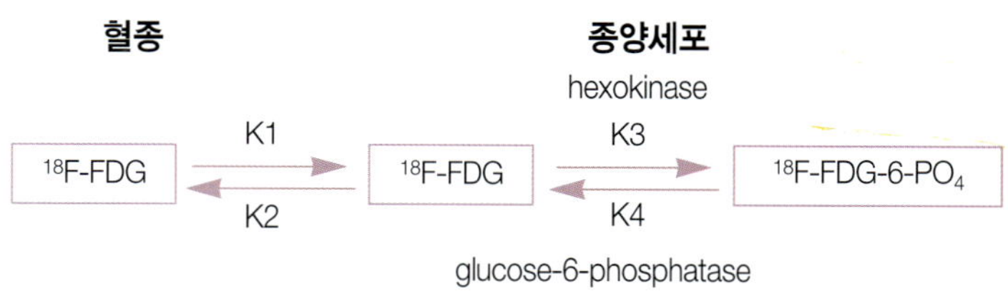

	K3	K4	FDG 섭취
일반악성종양	↑	↓~↓↓	열소
간세포암	↑	↑(고분화)~↓(미분화)	냉소~열소
담관세포암	↑	↓~↓↓	열소
전이성 간암	↑	↓~↓↓	열소

간세포암

- 간세포에는 원래 G-6-Pase가 풍부하게 존재한다.
  ⇒ 간세포암의 분화도가 저하될수록 G-6-Pase의 활성은 저하

△ : 악성도 판정 : 증식능(k3)과 섭취정도는 반드시 관련성이 있는 것이 아니다.
◎ : 분화도 판정
고분화 ⇒ 저분화의 과정에서 FDG는 저섭취⇒ 고섭취로

FDG-PET는 간세포암의 진단에 적합하지 않다 : CT, MRI 검사가 필수

- 섭취되는 종양의 경우, 전신 전이에 대한 평가나 문맥색전에 의해 동맥혈류가 증가되어 있는 경우에 종양병변의 넓이 평가에 유용(그림 37)

그림 37 간세포암

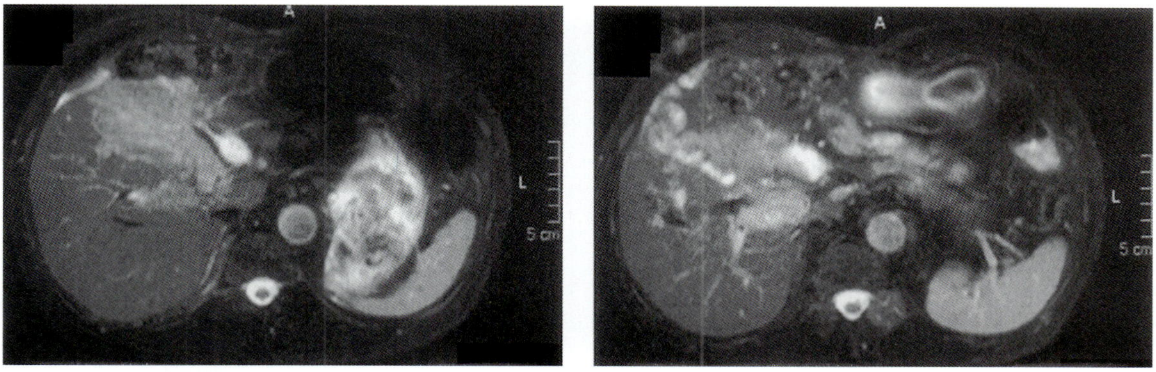

a dynamic MRI(동맥상)

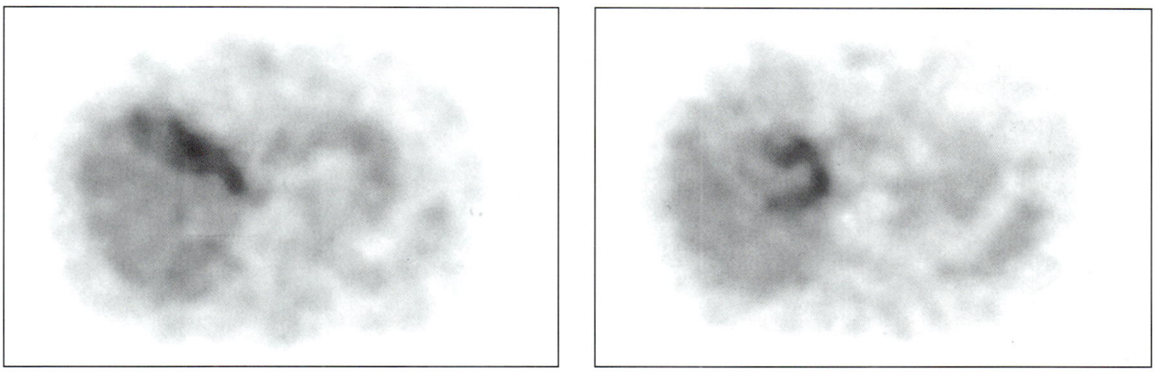

b FDG-PET

문맥색전과 함께, 전구역에 조기 농양이 관찰되고 같은 부위에서 FDG의 섭취가 증가되어 있다.

담관세포암

- 높은 섭취를 보이는 경우가 많다.
- 악성도의 진단, 불명한 종양경계의 파악에 유용

  위양성 : 담도 스텐트 주위의 축적, 담관염에서 섭취가 보인다.

  ⇒ CRP 정상화를 목표로 담도계의 염증 조절에 대한 전처치가 필요

- 원발성 경화성 담관염이나 담도 확장증 등은 담관세포암의 위험율이 높은 질환이기 때문에 담도의 염증이나 확장을 비종양성 병소로 평가 시에는 주의를 요한다.

담낭암

- 담낭암의 진단에 유용
  - · 담석, 폴립, 경도의 벽비후 내에 위치한 작은 담낭암의 검출
  - · **위음성** : 작은 병변
  - · **위양성** : 황색 육아종성 담낭염, 담도계의 확장이나 담관염이 있는 경우에도 높은 섭취를 보일 수 있다.

전이성 간암

- 기본적으로 높은 섭취를 보인다.
- 원발불명의 전이성 간종양에 대한 전신 정밀검사
- 치료 후의 종양표지자 상승시 재발 혹은 전이 병소 진단
  - · 조영 CT, MRI와 비교하면 작은 병소의 진단율이 우수하다(그림 38).
  - · 적절한 촬영방법을 이용한 dynamic MRI와 같은 정도의 진단율을 나타낸다.
- 치료효과 판정
  - · 혈류저하를 동반하지 않은 동맥주입 화학요법의 조기 치료효과 판정에 우수하다(그림 39).

그림 38 PET에 의한 전이성 간암의 발견

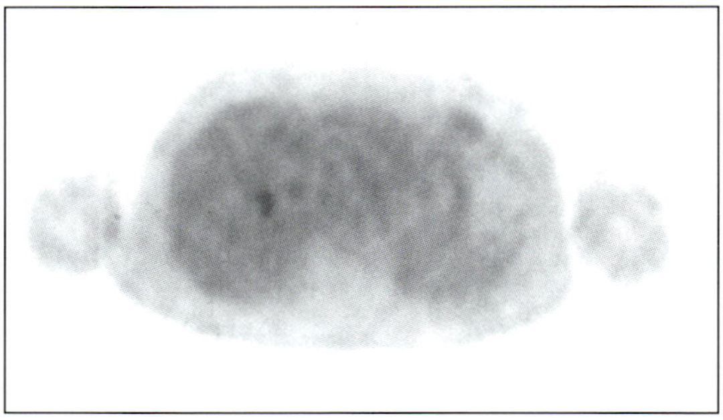

a 조기 영상

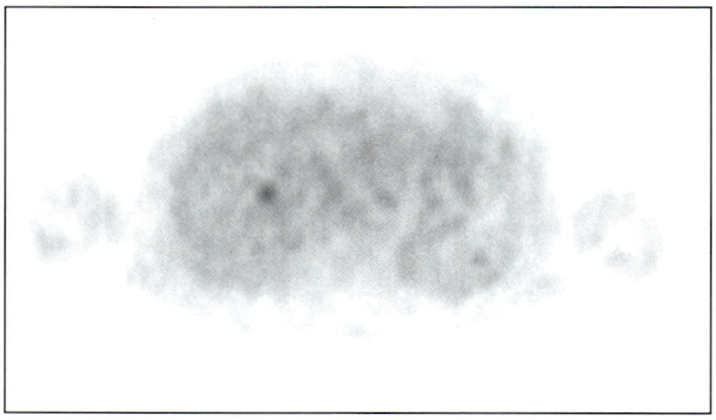

b 후기 영상

대장암 수술 후 CEA가 상승하기는 했으나 dynamic CT나 MRI로 이상 소견이 관찰되지 않았다. FDG-PET를 시행하여 작은 부위에서 FDG 대사항진이 관찰되어 간전이가 의심되었다. 그 후 정밀 검사로 같은 부위에서 간전이가 확인되었다.

그림 39 전이성 간암의 치료효과 판정

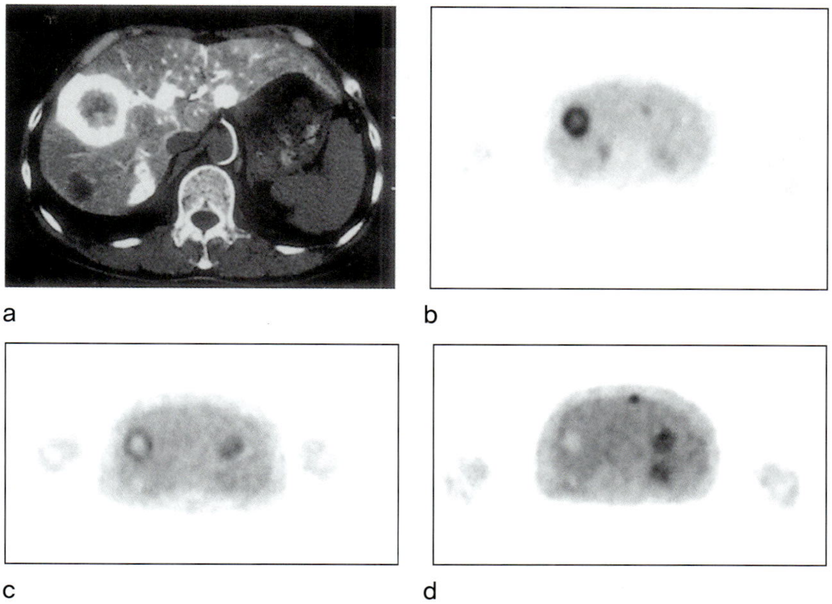

a : 대장암 수술 후 간전이, b : 치료 전 FDG-PET, c : 치료 후, d : 이후 RF 치료 시행과 섭취 변화. 치료에 따라 섭취가 감소하고 있으나 종양의 크기는 변화가 없다. RF 후에 원래의 종양부는 완전히 섭취가 소실되어 있지만 간 표면에 새로운 섭취 부위가 보인다.

FDG의 역할

- 진단
  - · 간종양의 감별진단에는 적합하지 않다(CT, MRI, US가 필요).
  - · 농양에 의한 위양성도 있다.
  - · 조영제를 사용하기 어려운 환자에 대한 간 종양성 병변의 평가
- 간세포암의 분화도 평가
- 전이성 간암의 진단. 평가
- 담낭, 담관 종양의 진단, 전이병소의 평가
- 리피오돌 색전술이나 동맥주사요법 후의 치료효과 판정

참고 사항 〉〉〉
- 종양의 FDG 섭취 기전(66-67p)
- FDG 분포에 영향을 미치는 요인(79-81p)
- 위음성(84-85p)

[참고문헌]

1) Khan MA, et al.:Positron emission tomography scanning in the evaluation of hepatocellular carcinoma. J Hepatol, 32:792-797, 2000.
2) Enomoto K, et al.:Can fluorodeoxyglucose-positron emission tomography evaluate the functional differentiation of hepatocellular carcinoma. Kaku Igaku, 28:1353-1356, 1991.
3) Yang M, et al.:Comparison of MR and PET imaging for the evaluation of the liver metastases. J Magn Reson Imaging, 17:343-349, 2003.
4) Yonekura Y, et al.:Increased accumulation of 2-deoxy-2 (^{18}F) fluoro-D-glucose in liver metastases from colon cancer. J Nucl Med, 23:1133-1137, 1982.
5) Keiding S, et al.:Detection of cholangiocarcinoma in primary sclerosing cholangitis bu positron emission tomography. Hepatology, 28:700-706, 1998.

종양에서 FDG의 역할 : 5 췌장암

췌장암의 임상적 특징

- 대부분 진행암 상태에서 발견된다.
- 수술 가능 예에서도 치유율은 20~30%
  수술 가능한 수술 전 진단 예의 40%는 절제 불가
- 고위험군이 없고 스크리닝이 쉽지 않다.
- CA19-9는 예민도가 높지만 특이도는 낮다.

췌장병변의 진단

- 양성, 악성의 감별에 FDG는 유용
  - 악성병변 : SUV 〉 2~2.5
    ⇒ 예민도 : 70~100%, 특이도 : 60~100%
  - 때로 후기 영상에서만 섭취가 분명하게 구분된다.
- 위양성
  - 염증성 병변에는 백혈구에 섭취되기 때문에서 높은 섭취를 보일 수 있다.
    · 자가면역성 췌장염, 급성 췌장염, 만성 활동성췌장염

- 사전에 시행한 검사나 치료에 의해 위양성을 나타내는 경우도 있다.

  · **ERCP 후 ⇒ 무증상의 췌장염**
  · **PTCD 후 ⇒ 담관계의 염증, 간농양**

- 췌장암이 주변에 염증을 동반하는 경우가 많고 암병소와 염증 병소에 축적되어 미만성의 섭취를 보일 수 있다.

■ 위음성

고혈당 상태
세포 성분이 적은 종양, 결합조직 형성 변화 (desmoplastic change)가 강한 것

● 낭종(cystic mass) 형태의 종양도 세포 성분이 적으면 위음성이 되는 경우가 많지만, 췌장에서는 IPMT(intraducal papillary mucinous tumor) 검출에 유용하다는 견해가 많다.

작은 췌장암

■ TS 1 의 췌장암이란?

- 20 mm 이하에서 림프절 전이가 없는 췌장암.

PET 검진에 기대

- 수술 후 예후가 좋지만 임상적으로는 췌장암 전 증례 중 8% 정도.
- CA19-9의 상승은 약 반수 정도만.

췌장암의 임상에서 FDG의 유용성

■ 병기 진단

- 림프절 전이

  1군의 검출능은 35~75%, 원격 림프절의 검출에 유용

- 예상하지 못한 전이병변의 발견

  간전이, 다른 악성 종양의 발견 ⇒ 40%에서 치료방침 변경

■ 치료 후의 평가

- 화학요법의 효과 판정 : 1개월 후의 FDG 섭취정도가 예후와 역상관 관계
- 섬유화로 체적 감소된 경우도 있으므로 FDG-PET로 대사를 평가하는 것이 필요하다.

참고 사항 〉〉〉

● 종양의 FDG 섭취기전 (66–67p)
● 섭취 평가방법 SUV 평가(68–71p)
● 조기영상과 후기 영상의 평가(76–77p)
● 양성, 악성의 감별 (78–79p)
● 염증성 질환에서 FDG (130–131p)

[참고문헌]

1) Higashi T, et al.:Diagnosis of pancreatic cancer using fluorine-18 fluorodeoxyglucose positron emission tomography (FDG PET)—Usefulness and limitations in clinical reality—. Ann Nucl Med, 17:261-279, 2003.
2) Nakamoto Y, et al.:Delayed ^{18}F-Fluoro-2-deoxy-D-glucose positron emission tomography scan for differentiation between malignant and benign lesions in the pancreas. Cancer, 89:2547-2554, 2002.
3) Shreve PD:Focal fluorine-18-fluorodeoxyglucose accumulation in inflammatory pancreatic disease. Eur J Nucl Med, 25:259-264, 1998.
4) Sperti C, et al.:Value of 18-fluorodeoxyglucose positron emission tomography in the management of patients with cystic tumors of the pancreas. Ann Surg, 234: 675-680, 2001.
5) Maisey NR, et al.:FDG-PET in the prediction of survival of patients with cancer of the pancreas. a pilot study. Br J Cancer, 83:287-293, 2000.

종양에서 FDG의 역할 : 6 대장암

대장암의 임상적 배경

- 최근 계속 증가하고 있는 암이다.
- 암 스크리닝에서 발견되는 증례가 많다.
- 전암상태는 선종(adenomatous polyp)
- 폴립증이나 대장염 등을 배경으로 발병하는 경우도 있다.
- 간전이, 폐전이를 초래하기 쉽고 이 부위의 원발성 전이 중 20%는 절제술의 적응이 된다.
- 수술 후 재발이 흔하지만 조기에 발견하고 치료하면 생존율이 개선된다.
- 종양표지자의 상승 정도는 병기와 직접적인 연관이 없다.

FDG의 유용성과 다른 검사와의 관계

■ 조기 발견(검진)

① 종래의 검진에서는 발견이 어려운 곤란한 대변 잠혈 음성 암의 발견에 유용

② 1.5 cm 이상 암의 검출율은 95%

③ 전암병변인 선종도 양성으로 진단될 수 있다(1.3 mm 이상 선종의 약 90%).

④ 확정 진단에는 대장내시경 검사가 필수

진단율의 부위별 비교

· **복막에 고정되어 있는 맹장, 상행결장, 하행결장은 고정되어 있지 않은 횡행결장이나 S자 결장에 비해 진단이 비교적 쉽다.**

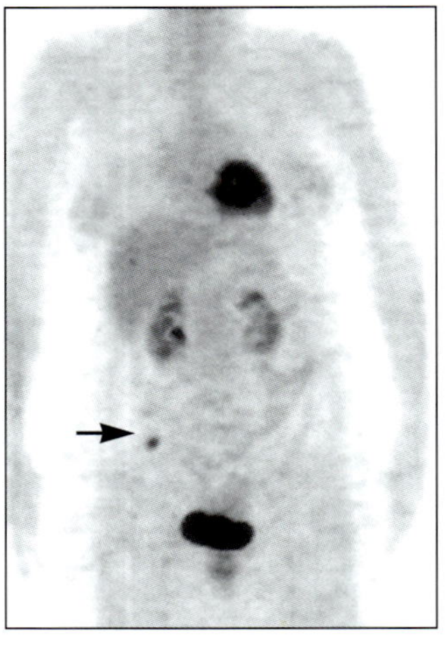

그림 40 검진에서 발견된 상행결장의 선종암

■ 병기 평가

① 원발 병소의 진단율 95%

② 병기 I의 국소 림프절 검출율은 29%로 높지 않지만 CT에서도 진단이 쉽지는 않다.

③ 대동맥이나 쇄골상의 원격 림프절 전이 진단은 다른 검사보다 뛰어나다.

④ 간전이의 검출은 조영 CT나 MRI와 같은 정도이다.

※ 원발 병소가 너무 커서 내시경이나 바륨조영술로 정보를 얻기 곤란한 경우에도 비침습적으로 검사 가능

종래의 수술 전 정밀검사에 비해, 20~36%의 환자에서 치료 방침이 변경된다.

위음성, 위양성

● 위양성의 원인

농양
누공
게실염
직장염
그 외 염증성 대장질환

· 생리적 축적 : 림프여포(맹장~상행결장에 많다)

· 생리적 축적 : 연동, 분비 등이 관여
부위 : S자 결장에서부터 직장에 많다.
조기/후기 영상의 촬영에서 축적 형태가 변화한다.

그림 41 생리적 섭취 vs 병적 섭취

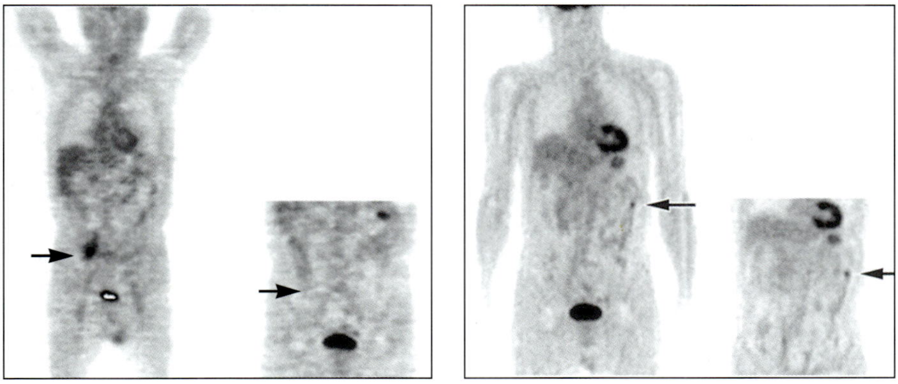

a 생리적 섭취　　b 병적 섭취

생리적 섭취(a)는 섭취 정도가 강하여도 후기 영상에서 변화하지만 병적 섭취(b: 60대 남성)는 변화가 없다(→).

● **위양성의 원인**

· 작은 병변

· 점액암종(mucinous cancer, 검출율 : 41~58%)

· 생리적 섭취와 구분되지 않는 숨은 병변

치료 후 평가

■ 수술 후의 평가 방법

● CEA

· 예민도: 50~70%

· 특이도: 84%

● CT

· 수술 후 변화와 국소 재발의 감별이 조기에는 쉽지 않다.

· 간 전이는 7%가 위음성

· 간 전이에 대한 정확도 : 78%(CTA: 92%)

· 간전이 이외의 전이(원격전이, 림프절 전이)는 놓치기 쉬운 작은 폐전이의 검출에 유용

● FDG-PET의 유용성

· 수술 후 변화와 국소재발의 감별율 : 90~100%

· 간전이의 검출은 통상의 조영 CT 이상

· CEA가 증가하지 않은 재발 혹은 전이 병소의 조기 진단

· 간 이외 부위 전이의 조기 진단

· 간 등의 전이 병소 치료 효과 판정

그림 42 직장암 수술 후

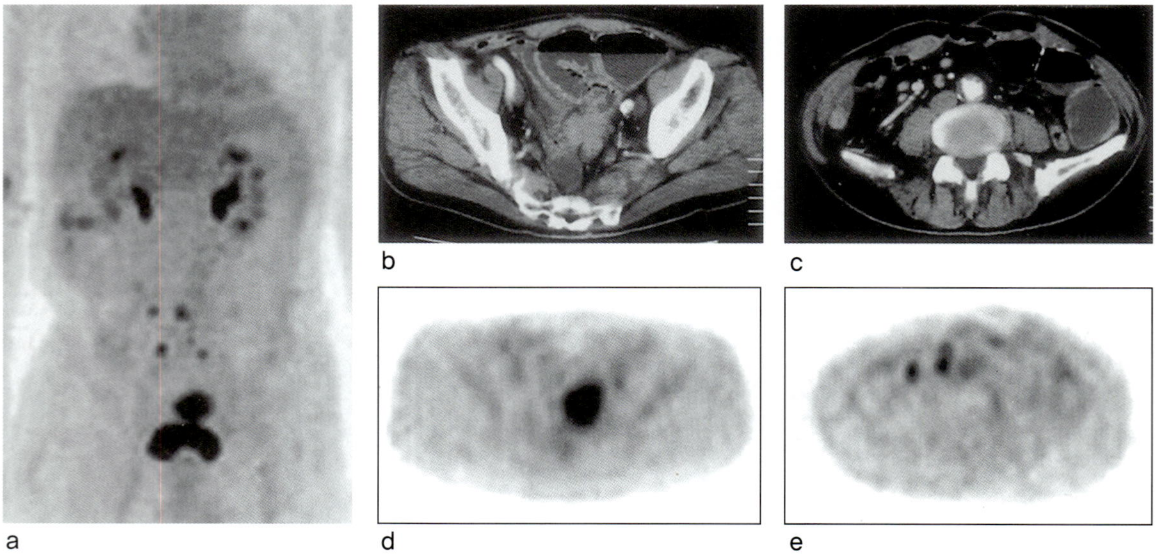

70대 남성. 국소재발, 림프절 전이. CT에서는 이상을 확인할 수 없었지만, PET 영상에서 다수의 병소 확인.

그림 43 대장암 수술 후 림프절 전이

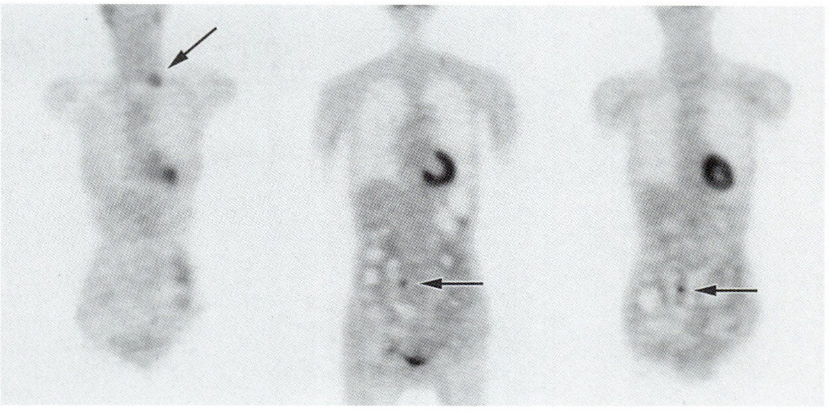

70대 여성. 종양표지자 상승의 재발을 의심할 소견 없음. PET에 림프절 전이 확인.

그림 44 대장암 수술 후 간전이

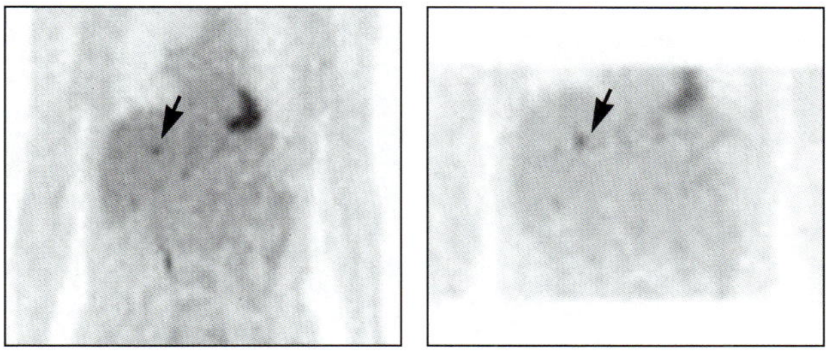

a 1시간 영상 b 2시간 영상

50대 남성. CEA 상승. 조영 CT나 MRI에서 이상을 보이지 않았지만 PET에서 간전이 발견(a ;1시간 상에서 보이는 작은 섭취는 b: 2시간 상에서 보다 명확해진다). 이 예에서는 MRI 검사로 같은 부위에서 간 전이가 확인되었다.(그림 38과 동일 증례)

효과적인 FDG의 적응

① 검진에 의한 전단계 암병소, 암의 검출
② 수술 전의 병기 진단
③ 수술 후의 변화와 재발 병변의 감별
④ 치료 효과 판정
⑤ 치료 후의 종양표지자 재상승시의 전신 검색

참고 사항 〉〉〉
- 생리적 분포 부위의 변동(64–65p)
- 조기영상과 후기영상의 평가(76–77p)
- 위양성(82–83p)
- 위음성(84–85p)
- 간종양(98–101p)

[참고문헌]

1) Yasuda S, et al.:^{18}F-FDG PET detection of colonic adenoma. J Nucl Med, 42:989-992, 2001.
2) Tatlidil R, et al.:Incidental colonic fluorodeoxyglucose uptake. correlation with colonoscopic and histopathologic findings. Radiology, 224:783-787, 2002.
3) Kantorová Iva, et al.:Routine ^{18}F-FDG PET preoperative staging of colorectal cancer. comparison with conventional staging and its impact on treatment decision making. J Nucl Med, 44:1784-1788, 2003.
4) João DD, et al.:Staging recurrent metastatic colorectal carcinoma with PET. J Nucl Med, 38:1196-1201, 1997.
5) Selvatti F, et al.:FDG-PET in the follow-up of recurrent colorectal cancer. Colorectal Dis, 5: 496-500, 2003.

종양에서 FDG의 역할 : 7 식도암

식도암의 임상적 배경

- 조기 발견(무자각) : 방사선 치료, 화학요법에 의해 완치를 기대할 수 있다.
- 자각 증상(연하장애)의 출현시에는 진행암으로 예후 불량
- 점막 고유층 → 혈관 침윤 → 누락 병소(skip lesion), 점막상피 내 진행
- 림프절 전이율이 높고 목, 가슴 복부의 영역에 광범위하게 영향을 미친다.
- 표재암이라도 N(+)가 있다(점막고유층암의 약 10%, 점막하층암의 40%).

FDG의 유용성과 다른 검사와의 관계

■ 원발 병소

① 조기 진단. 확정 진단

- 표재암의 발견에는 내시경 검사나 이중조영검사가 유용
- 내시경 검사시의 생검으로 확정 진단
- PET에서도 자각 증상보다 먼저 병변 발견 가능

② PET에서의 검출율

· pT1a(점막에 한정) : 0%

· pT1b(점막하층까지 침윤) : 20% 정도

· pT2 이상(고유근층 이상) : 100%

- SUV 치는 종양 직경의 크기에 비례해서 높은 값을 보이는 경향이 있다.

> ● FDG 섭취 양성 식도암
>
> · 고유 근층 이상 심부를 침범하였을 가능성이 높다.
>
> · 종양 직경과 FDG 섭취 정도가 비례하는 경향이 있다.
>
> · 조직형과 섭취 정도 사이에 관련성은 알려져 있지 않았다.

■ 병기 · 전이 진단

① 누락 병소(skip lesion)

- 협착이 강한 진행암으로 병변보다 아래의 검사가 곤란한 경우
- 누락 병소 검출에 PET이 유용

② 림프절 전이

- 해부학적 영상에서 전이라고 확정하기 어려운 병변의 진단에 PET가 유용
- 쇄골상와 등 원발 병소와 떨어진 부위의 림프절 전이 진단에 유용
- 1 cm 미만의 림프절과 전이, 1 cm를 넘는 반응성 종대와의 감별
  ⇔ 식도 주위의 국소 림프절 전이의 진단에는 적합하지 않음.

③ 원격전이 병소 진단에 유용

위양성, 위음성

- 위양성의 원인
  - · 흉부 대동맥벽의 동맥경화병소 → 위양성
  - · 생리적 섭취(식도 전체의 섭취 증가) → 위양성
  - · 식도염 · 식도열공 허니아 → 위양성
  - · 작은 병소 → 위음성

치료 후 평가에서 PET의 유용성

방사선 화학요법 ⇒ 대사나 혈류의 변화 ⇒ 형태의 변화

- 종양의 활성도 평가로서 치료 효과 판정에는 대사를 반영하는 PET가 유용
- 치료 직후에는 변성세포나 염증세포에 섭취가 증가될 수 있다.
  - **· PET을 사용한 적절한 치료 효과 판정 시기**

    방사선 치료종료 후 : 4~6개월

    화학요법 후 : 4~6주
- 수술 후 변화에 영향 받지 않는 시기의 재발 종양의 진단에는 PET가 유용

FDG의 적응증

① 검진에 의한 자각 증상 출현 전의 암 검출
② 수술 전의 병기진단으로서 누락 병소의 검출
③ 림프절 전이, 원격전이의 정확한 평가
④ 수술 후 변화와 재발 병소의 감별
⑤ 치료 효과 판정

참고 사항 〉〉〉

- 생리적 분포 부위의 변동 (64–65p)
- 위양성(82–83p)
- 위음성(84–85p)

[참고문헌]

1) Kato H, et al.:Comparison between positron emission tomography and computed tomography in the use of the assessment of esophageal carcinoma. Cancer, 94:921-928, 2002.
2) Flamen P, et al.:The Utility of positron emission tomography for the diagnosis and staging of recurrent esophageal cancer. J Thorac Cardiovasc Surg, 120:1085-1092, 2000.
3) Kostakoglu L, et al.:PET in the assessment of therapy response in patients with carcinoma of the head and neck and of the esophagus. J Nucl Med, 45:56-68, 2004.

종양에서 FDG의 역할 : 8 위암

위암의 임상적 특징

- 과거 암 사망의 1위를 차지했다.
- 진행암은 예후가 불량
- 조기암은 완치가 가능하기 때문에 조기 진단이 중요하다.
- 림프절 전이, 간전이, 복막전이, 골전이가 많다.

FDG의 유용성과 다른 검사와의 관계

■ 원발 병소의 검출

- 조기암의 검출은 불가능(내시경 검사를 대체할 수 없다)
- 작은 병변은 생리적 섭취와 구분되지 않기 때문에 진단율이 낮다.
- 큰 병소라도 세포성분이 적은 반지세포암(signet ring cell carcinoma)의 검출은 떨어진다.

■ 위양성, 위음성

위양성

위의 생리적 섭취

· 위염이나 헬리코박터 관련(불확정)
· 분문측 〉 체부 〉 유문측(전체로 보이는 경우도 있다)
· 수축한 위에서는 강하게 보인다.
· 진경제 투여에도 섭취에 유의한 변화가 없다.

위음성

· 소병변
· scirrhous cancer
· mucinous cell cancer
· 골형성성 골전이

전이병소의 검출

■ 림프절 전이

- 위암의 림프절 전이는 다른 전이에 비해 작은 것이 많다.
- 이상 섭취가 있으면 림프절 전이를 의심한다.
- 병기 I의 림프절 전이는 장기와 분리해서 관찰되기 어렵다.

■ 원격전이

- 간전이 : 진단율이 높다.
- 폐전이 : 진단율이 우수하나 작은 병소의 검출은 CT에 비해 떨어진다.
- 골전이 : 골형성성 전이가 많고 진단율은 비교적 낮다.

■ 파종성 병변 (disseminating lesion)

- 단위 체적 당 종양세포의 밀도에 의해 소견이 결정된다.
  - · 파종 병소가 결절을 이루고 있는 경우에는 섭취를 확인하기 쉽다.
  - · 초기의 복수 등에는 이상 섭취가 보이지 않은 경우가 많다.
- 간표면 등의 작은 결절
- 장관벽의 작은 국소 섭취부위가 2회 연속 촬영에도 동일하게 관찰될 때.
- 암성 흉막염, 암성 복막염의 진단율은 낮다.

표 6 재발 평가의 유용성

	해부학적 영상	PET
문합부 재발	· 지방 등의 영향을 받기 쉽다.	· 인공음영의 영향을 받지 않고 수술후 변화와의 감별도 양호
전이병소	· PET 보다도 작은 것이 관찰될 수 있지만 10 mm이하는 유의하지 않다. · 생리적 섭취와 감별곤란	· 크기와 종양의 활동성에 의해 작을 때부터 검출가능

참고 사항 〉〉〉
- 생리적 분포 부위의 변동(64–65p)
- 위양성(82–83p)
- 위음성(84–85p)

[참고문헌]

1) Yoshioka T, et al.:Evaluation of ^{18}F-FDG in patients with advanced, metastatic, or recurrent gastric cancer. J Nucl Med, 44:690-699, 2003.
2) Koga H, et al.:An analysis of the physiological FDG uptake pattern in the stomach. Ann Nucl Med, 17:733-738, 2003.

종양에서 FDG의 역할 : 9 악성흑색종

임상적 특징

- 가장 악성도가 높은 피부종양이다.
- 발병에 일광 노출과 연관이 있음.
- 종양의 두께와 진피의 침윤 깊이가 예후를 크게 좌우한다.

■ 병기 초기

- 국소 림프절 전이의 유무가 예후를 좌우한다.

■ 고위험군

- 두께 〉1.5 mm
- 진피의 침윤 → 림프절 전이 → 원격전이가 쉽다.
  - · 원격 전이가 흔하며 발병 진단 후 1~2년 이내에 흔히 발생한다.

표 7 고위험군의 원격전이 빈도

폐: 70~90%	뇌: 35~55%
간: 55~80%	뼈: 20~50%
부신: 35~55%	피부
장관: 25~60%	

FDG의 유용성과 다른 검사와의 관계

악성 흑색종은 대부분 포도당 운반체인 GLUT가 많이 발현되어 FDG가 강하게 섭취된다.

- 원발 병소 : 1 cm 이하의 병소의 검출은 FDG-PET에서 쉽지 않다.
- 림프절 전이 : 만져지지 않는 림프절 전이를 FDG-PET에서 진단하는 경우가 있다.
  - · 1 cm 이하의 림프절은 종종 위음성
  - · 경계 림프절의 미세전이는 진단이 어려울 수 있다.
- 원격 전이 : CT, MRI 등의 검사에서 발견되지 않은 전이 발견
  - · 고위험군의 약 50%에서 FDG-PET에 의해 새로운 전이병소 발견
  - · 작은 폐전이는 CT에서 잘 진단할 수 있다.
  - · 뇌전이의 검색에는 MRI가 우수하다.

FDG를 조합한 영상검사의 선택

- 병기 초기: 국소 정밀검사 + 경계 림프절 신티그라피 + 생검
- 고위험군 : 국소 정밀검사 + 경계 림프절 신티그라피 + 생검 + 흉부 CT + 전신 FDG-PET+뇌 MRI +(필요에 따라 각 부위 정밀검사)

FDG-PET의 적절한 촬영조건은?

■ Question

Q1 흡수보정을 해야 할까요?

Q2 촬영 범위는 어디까지 해야 할까요?

■ Answer

A1

· 피부나 표재 림프절 등의 몸 표면에 있는 병변에 대해서는 흡수보정을 하지 않는 편이 명확하게 보이는 경향이 있지만 진단율에는 유의한 차이가 없다.

A2

· 발 등의 하지에 종양이 존재하는 경우에는 슬배측의 림프절이나 하지 연부조직의 전이를 확인하기 위하여 발끝까지 촬영이 필요하다. 그러나 원발 병소가 하지에 위치하지 않으면 임상적으로 전이병소가 하지에 위치할 확률이 낮기 때문에 서혜(inguinal)부까지의 촬영으로 충분하다.

그림 45 하지의 악성 흑색종

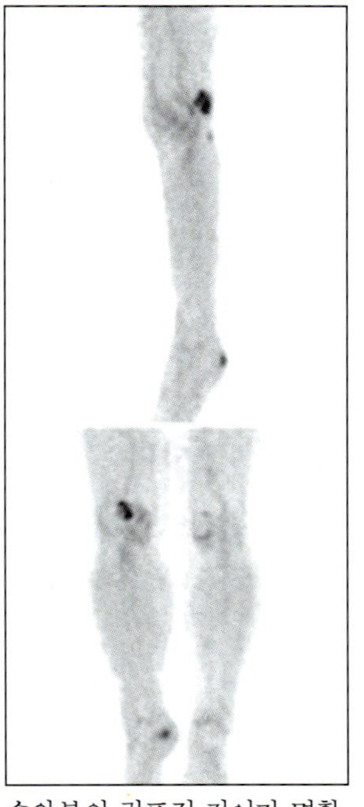

슬와부의 림프절 전이가 명확하게 관찰된다.

[참고문헌]

1) Gulec SA, et al.:The role of fluorine-18 deoxy glucose positron emission tomography in the management of patients with metastatic melanoma. impact on surgical decision making. Clin Nucl Med, 28:961-965, 2003.
2) Belhocine T, et al.:Staging of regional nodes in AJCC Stage and melanoma. ^{18}F-FDG PET imaging versus sentinel node detection. The Oncologist, 7:271-278, 2002.
3) Schauwecker DS, et al.:Melanoma patients evaluated by four different positron emission tomography reconstruction techniques. Nucl Med Commun, 24:281-289, 2003.
4) Loffler M, et al.:Malignant melanoma and ^{18}F-FDG-PET. Should the whole body scan include the legs? Nuklearmedizin, 42:167-172, 2003.

참고 사항 〉〉〉

● 흡수보정(21-22p)

종양에서 FDG의 역할 : ⑩ 악성 림프종

악성 림프종의 임상적 배경

- 발열, 림프절 종창, 전신 권태감 등의 증상
- 전신 림프절 또는 이외의 장기에서 발생한다.
- 예후를 결정하는 인자 : 조직형 병소의 범위, 초기 병기진단

Ann Arbor의 병기분류

stage 1 ; 한개 병소에 국한된 병소
stage 2 : 횡격막을 넘지 않는 복수 병소
stage 3 : 횡격막을 넘는 복수 병소
stage 4 : 림프절 외 장기의 미만성 침윤

림프종으로 진단되면 전신 검색이 필요하다 !!

진단에서 PET의 유용성

- 전신검색에서 FDG는 갈륨 신티그라피에 비해 뛰어나다.
- FDG-PET에서 진단 가능한 병소의 30~40%는 Ga-SPECT에서 검출할 수 없다 !!

표 8 갈륨 신티그라피와 FDG-PET의 비교

	갈륨 신티그라피	FDG-PET
기전	· 정확하게 알려져 있지 않음. · 트란스페린 수용체	· 당대사
검사의 특징	· 주사, 측정까지 2~3일을 요한다. · 하제 등의 사전 처치 · 용혈이나 철제 투여후에는 위음성이 되기 쉽다. · 단면(planar) 영상 (+SPECT, MIP)	· 고혈당 상태는 부적합 · 검사전 금식이 필요하지만 수 시간으로 종료 · 전신을 단층상으로 얻을 수 있다.
병소검출	· HD나 저분화 NHL의 검출율 >80% · 고분화 NHL 검출율 <50% · 복부의 생리적 분포와 감별이 쉽지 않다 · 1 cm 이하 병변의 진단은 곤란 · 간, 비장의 침윤과 생리적 축적의 감별곤란 · 골수침윤과 생리적 분포의 감별도 곤란	· 조직에 따라 차이는 있지만 대부분 섭취를 나타낸다. · 장기 침범도 잘 관찰된다. · 골수침윤도 잘 관찰된다. (작은 병변의 진단에는 MRI가 뛰어나다). · MALT림프종에서는 음성도 많다.

그림 46 동일 증례의 갈륨 신티그라피와 FDG- projection 영상 비교

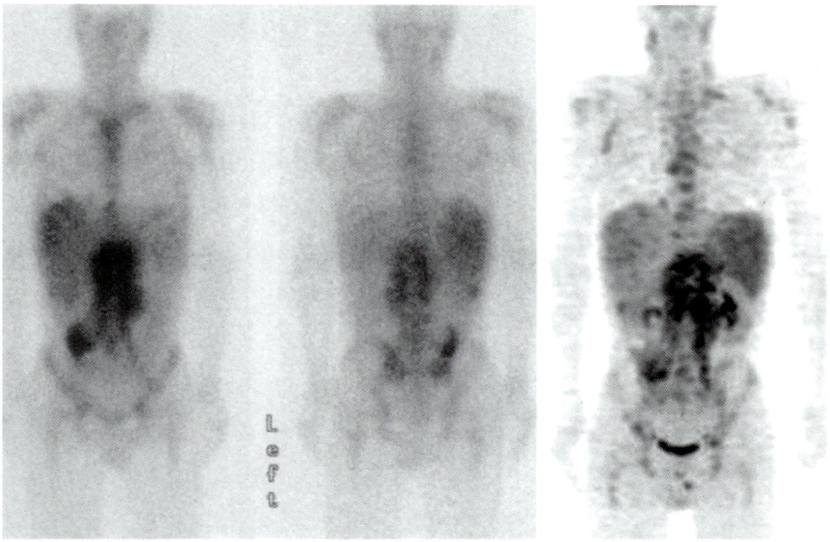

a 칼륨신티그라피(좌 : 전면생, 우 : 후면상) b FDG-projection

좌우 복부나 복부 대동맥은 양자의 영상에서 이상 섭취가 관찰되나 종격이나 경부, 좌측 쇄골상와, 비장의 병소는 FDG에서만 병소가 관찰된다.

■ MALT 림프종

- 점막관련 림프모양조직(MALT)의 B세포 유래 비호지킨 림프종의 한 아형
- 대부분의 장기에 발병할 수 있기 때문에 전신 검색이 중요하지만 FDG의 섭취를 보이지 않는 경우도 많으므로 주의를 요한다.

■ **Question**

Q FDG의 축적 정도에 따라 림프종의 조직형을 진단할 수 있습니까 ?

■ **Answer**

A FDG의 섭취정도 : 저분화종양 〉 고분화종양

· 이 경향은 FDG에서 일반적으로 보이는 현상이지만, 섭취 정도에는 겹치는 부분이 많으므로 조직의 분화도 감별에는 사용할 수 없습니다. → 조직형의 판정은 생검이 필수입니다.

CT와 FDG의 비교

CT vs FDG

- 장기나 혈관과의 관계 평가에는 CT가 우수하다.
- CT에서 진단 기준은 병소의 크기에 의존
- 림프절 병변의 예민도 CT : 약 80%, FDG : 약 95%
- 림프절 외 병변의 CT : 75~80%, FDG : 95~100%

- 작은 림프절 병변에 대하여 CT는 평가가 어렵다.
- 큰 반응성 림프절 종대를 CT에서는 위양성으로 평가할 수 있다.
- 골수 침윤을 CT에서 확인하는 것은 쉽지 않다.
- 간이나 비장 등의 장기 침윤은 종대나 SOL(space occupying lesion)과 같이 뚜렷한 병소가 없으면 CT에서 진단이 어렵다.

10~20%의 증례에서 FDG-PET에 의해 병기가 변경된다.

위양성, 위음성

림프절 섭취의 위양성

- 유육종증
- 결핵성 림프절염
- 급성 림프절 염
- 다른 악성종양의 전이

위음성

- 소 병변
- MALT 림프종
- Castleman 림프종
- 생리적 분포 부위와 겹친 병소

치료 효과 판정

- 일반적으로 종양의 치료 판정에는 CT나 MRI에서 병변의 크기를 평가하지만 반흔 조직과 잔존 조직의 감별이 쉽지 않다.

치료 후 영상에서 보이는 잔존 조직에서 종양이 관찰되는 것은 ⇒ 10~20%만

그림 47 치료 효과 판정에서 FDG의 기여

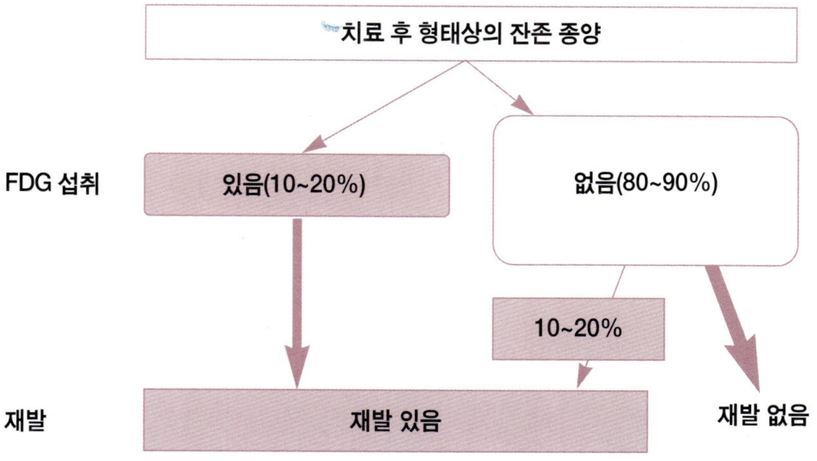

치료 효과 · 반응성의 예측 인자

■ 예후인자

- 병리조직 분포*
- IPI : international prognostic index
  - · 중~고도 악성군의 B세포 림프종에서 예후 예측에 사용되는 인자
  - · 연령, 병기 진단, 혈청 LDH치, 전신 상태, 절외 병변에서 분류
- 화학요법에 의한 반응성

> *** B세포성 림프종의 경우**
> 미만성 대세포성 림프종(중등도 악성군)
> → 진행이 급속하지만, 치료에는 반응하기 쉽고 치유율이 높다.
> 여포성 림프종(저 악성군)
> → 진행은 느리지만 화학요법에 반응하기 어렵고 완치가 어렵다.

■ FDG-PET에 의한 화학요법 후 반응성 평가

- 화학요법 시작 전과 1~2 사이클 후의 PET 비교
  ⇒ SUV 감소율 60% 이상 : 예후 양호
  SUV 감소율 60% 미만 : 예후 불량

[참고문헌]

1) Kostakoglu L, et al.:Fluorine-18 fluorodeoxyglucose positron emission tomography in the staging and follow-up of lymphoma. Is it time to shift gears? Eur J Nucl Med, 27:1564-1578, 2000.
2) Kostakoglu L, et al.:PET predicts prognosis after 1 cycle of chemotherapy in aggressive lymphoma and Hodgkin's disease. J Nucl Med, 42:1018-1027, 2002.

참고 사항 〉〉〉
● 종양의 FDG 섭취 기전 (66-67p)

종양에서 FDG의 역할 : 11 부인과계 종양

부인과계 종양에서 PET 검사의 연관성

- 국소 침범, 조직형의 진단에는 MRI에 의한 진단이 필수
- 전이병소의 검출에 FDG-PET가 유용
- ^{11}C-choline PET의 기대가 높다

표 9 ^{11}C-choline와 ^{18}F-FDG의 비교

	^{11}C-choline	^{18}F-FDG
복부에 강한 생리적 분포	간, 장관	요로계
평가에 뛰어난 부인과 병변	요로계 근방의 림프절	파종성 병변

· FDG 검사에서 요로의 영향은 요도의 카테터 유치, 방광 세척 등에 의해 줄일 수 있다.
· 검사 전 배뇨를 완전하게 하는 것이 중요하다.
· FDG 골반부의 영상 재구성에는 FBP 보다 축차 근사법이 인공음염을 감소시킬 수 있다.

월경주기에 따른 FDG의 생리적 섭취의 변동

- ■ 폐경 전 여성에서 자궁내막의 섭취
  - 월경기에는 강한 섭취
  - 배란기에도 강한 섭취
  - 증식기와 분비기에는 약한 섭취
- ■ 폐경 후 여성에서 자궁내막의 섭취
  - 자궁내막의 섭취 : SUV = 2 전후
  - 호르몬 치료에 의한 영향은 없다.
- ■ 난소의 FDG 섭취
  - 폐경 전 여성 : 월경기에 섭취를 보인다.
  - 폐경 후 여성이면 악성병변을 의심한다.
- ■ 임신 자궁과 태낭의 섭취

※ 월경 주기에 대한 문진이 중요
※ 월경이 불순한 경우는 위의 내용이 맞지 않는다.

난소암

임상적 특징

그림 48 임상적 특징

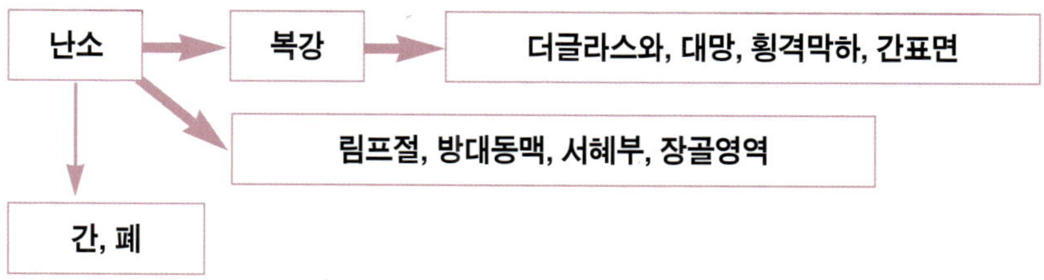

- 일정 크기까지는 무증상
- 조기 발견이 어렵기 때문에 70%는 진행암 상태에서 발견
- 5년 생존율은 20%
- 복강에 노출된 장기로 파종을 초래하기 쉽다.
- 난소종양에는 양성, 악성 및 다수의 조직형이 있다.

FDG-PET의 유용성

- 수술 전 평가
- 병기 진단(30%의 증례에서 병기가 수정된다)
- 검진에 의한 조기 발견에의 기대
- 재발 병변의 검출

표 10 재발 병변의 검출

	예민도	특이도
CT	65~90%	50%
FDG	83~95%	80%

그림 49 난소암 수술 후 재발

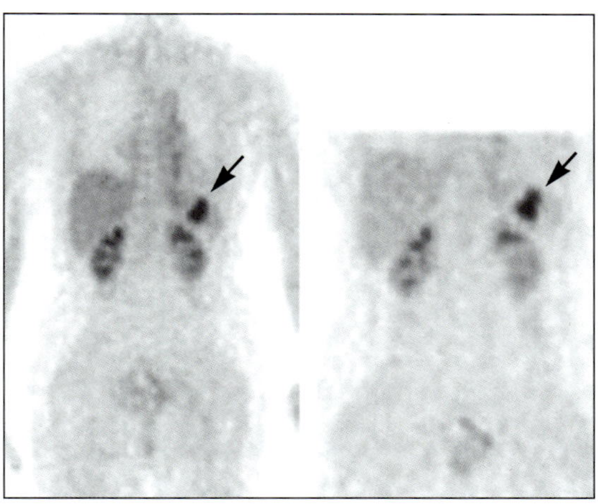

종양표지자가 증가하였으나 병소가 분명하지 않아 FDG-PET을 시행한 결과 간표면과 비문(splenic hilum)에서 FDG 섭취가 보여 파종성 병변으로 진단되었다.

자궁 경부암

임상적 특징

- 비교적 젊은층에 많다.
- 부정출혈을 초래하기 쉽다.
- PAP smear에 의해 조기 진단이 가능하다.
- 조기에서 치유율이 높다.
- 조기 진단에는 MRI가 유용하다.

FDG에 의한 진단

- 원발 병소의 평가
  - 월경 주기와의 관계
  - 방광의 인공음염
  - 작은 병소의 진단이 쉽지 않으나 대개는 진단 가능하다.
  - 근종에도 강한 섭취를 보이는 경우가 있다.
- 전이의 평가
  - 골반외 림프절 전이, 원격전이의 진단에 유용

- **골반 내의 병변 = MRI로 평가**
- **골반 외의 병변 = FDG로 기대**

재발 병변의 평가

- **재발 병변의 90% 이상은 진단 가능하다.**

- 조기 재발을 FDG로 진단하기 쉬운 병변
  - 원격(종격, 폐문, 경부, 쇄골상와)림프절
  - 간전이
  - 골전이
- 조기에 재발을 FDG로 진단하기 어려운 병변
  - 작은 폐전이

■ 자궁 체암

- 자궁 체암에 대한 FDG-PET의 보고는 아직 많지 않다.
- 조기 발견에는 FDG-PET 검사가 도움이 되는 경우가 있다.
- 폐경 전 여성에서는 월경 주기의 확인이 필요하다.
- 국소 평가에 대해서는 MRI 진단이 기본이 된다.
- 림프절 전이나 원격전이의 검출에는 FDG가 유용하다.

[참고문헌]

1) Torizuka T, et al.:Imaging of gynecologic tumors. comparison of ^{11}C-choline PET with ^{18}F-FDG PET. J Nucl Med, 44:1051-1056, 2003.
2) Koyama T, et al.:Evaluation of ^{18}F-FDG PET with bladder irrigation in patients with uterine and ovarian tumors. J Nucl Med, 44:353-358, 2003.
3) Lerman H, et al.:Normal and abnormal ^{18}F-FDG endmetrial and ovarian uptake in pre-and postmenopausal patients. assessment by PET/CT. J Nucl Med, 45:266-271, 2004.
4) Yoshida Y, et al.:Incremental benefits of FDG positron emission tomography over CT alone for the preoperative staging of ovarian cancer. Am J Roentgenol, 182:227-233, 2004.
5) Turlakow A, et al.:Peritoneal carcinomatosis. role of ^{18}F-FDG PET. J Nucl Med, 44:1407-1412, 2003.
6) Sugawara Y, et al.:Evaluation of FDG-PET in patients with cervical cancer. J Nucl Med, 40:1125-1131, 1999.
7) Ryu SY, et al.:Detection of early recurrence with ^{18}F-FDG PET in patients with cervical cancer. J Nucl Med, 44:347-352, 2003.

참고 사항 》》
- 그 외의 방사성의약품 (58-59p)
- 생리적 분포 부위의 변동 (64-65p)

종양에서 FDG의 역할 : 12 비뇨기계 종양

비뇨기계 종양에서 FDG-PET

FDG는 정맥주사 후 얼마 지나지 않아 신장에서 소변으로 배설된다.

↓

촬영 시 요로 내 FDG가 고농도이면 요로에 대한 평가 곤란 !!

- 방광 주변의 진단에는 방광 세척을 하는 것이 바람직하다.
  - · 검사 전 배뇨만으로는 불충분
- 고 섭취 부위에서 인공음영이 적은 재구성 처리를 한다.
  - · 축차 근사법 〉 여과후 재투사법
- 생리적 신장 배설이 적은 종양제제(^{11}C-methionine이나 콜린제제가 적합하나 이용이 쉽지 않다)

림프절 전이나 원격 전이의 진단에 유용한 경우가 많다.

신장암

- 폐, 간, 골, 부신, 반대측 신장, 췌장 등에 전이가 많다.
- 10%는 발병 10년이상 경과한 후에도 전이가 발생한다.

■ PET의 관련

- 원발 병소의 진단율은 약 70~80%
- 원격 전이, 림프절 전이의 검출에서 CT 보다 뛰어나다.

- Glucose -6- phosphatase를 가진 저등급 종양에서 위음성이 발생한다.
- 작은 원발 병소는 생리적 축적에 감춰져서 진단이 쉽지 않다.
- Bosniak 기준 3의 낭포성 병변 감별에 용이
- FDG-PET로 전이 병소를 발견함에 따라 약 40%의 환자에서 치료방침이 변경된다.

신우, 요관, 방광암

- 소변과 종양의 감별이 곤란하기 때문에 원발 병소의 진단에는 부적합
- 림프절 전이, 원격전이의 진단에는 유용

전립선암

- 원발 병소의 진단율이 낮다.

  [이유]

  · 방광 근처의 장기이기 때문에 방광의 방사능에 의해 영향

  · 진행이 늦은 저 등급의 악성종양이 많기 때문에 저 대사
- 높은 섭취를 보이는 종양은 진행이 매우 빠르고 난치성인 경향이 있다.
- 골전이의 섭취는 예민도가 낮다(15-50%). : 골 스캔이 더 우수

  · 골 형성성 전이를 보이는 경우 골전이 진단에 유용

  · 오히려 정상보다 낮은 섭취를 보이는 경우가 있다.

고환 종양

- 병기진단 : 림프절 전이의 평가, 원격 전이의 진단에 유용하다.

  · 미세전이의 검출에 한계
- 화학요법 후 잔존 종양의 활동성의 평가

  · 잔존 종양과 섬유화의 감별

  · 화학요법의 반응성평가
- 정상피종(seminoma)을 섬유화와 감별하는 것은 곤란

조직형이 다양하고 임상경과도 다르기 때문에 조직형에 따른 차이를 파악한다.

참고 사항 〉〉〉
- 생리적 분포 부위의 변동 (64-65p)
- 종양의 FDG 섭취기전 (66-67p)

[참고문헌]

1) Shvarts Oleg, et al.:Positron emission tomography in urologic oncology. Cancer Control, 9:335-342, 2002.
2) Hofer Ch, et al.:Diagnosis and monitoring of urological tumors using positron emission tomography. Eur Urol, 40:481-487, 2001.

종양에서 FDG의 역할 : ⑬ 그 외의 종양

갑상선암에서 FDG

■ 원발 병소

- 각 조직형에서 섭취를 나타낸다.
- 양성의 갑상선 종양에서도 FDG가 섭취될 수 있다.

■ 미만성 갑상선 섭취

- 미만성 갑상선 질환 : 그레이브스병, 하시모토 갑상선염
- 정상 갑상선 : 미만성으로 보이는 갑상선 섭취의 1/3은 정상 갑상선 기능
- 종양 : 미분화암, 악성 림프종

■ 전이 병소 진단, 경과 관찰

- 특히 수술 후의 경부나 쇄골상와 림프절 전이 진단에 유용하다.
- 옥소 전신 스캔의 음성 전이병소에서 FDG 섭취가 보일 수 있다.
- 미세 폐전이 진단은 쉽지 않다.

옥소 전신 스캔과 FDG-PET는 전이병소의 진단에 상호 보완적 역할 !!

신경내분비 종양에서 FDG-PET

특이적 제제 : MIBG 신티그라피, 옥트레오티드*2 신티그라피

■ 갈색세포종 : 특이 제제 음성 종양에 축적될 수 있다.

- 양성의 경우 반수에서 양성을 나타내고 악성에는 섭취되기 쉽다.

■ 신경아세포종 : MIBG 〉 FDG

- FDG양성, MIBG 음성 증례는 치료에 저항성이 있다는 보고도 있다.

■ 카르시노이드 종양

- 원발 불명의 카르시노이드 병소 검색에 유용한 경우가 있다.
- 옥트레오티드와 비교해서 진단율은 낮다.
- FDG 양성, 옥트레오티드 음성은 미분화 종양 경향

용어 해설

*2 옥트레오티드

· 소마토스타틴 유도체이며 신티그라피에 적용하면 신경내분비 종양 진단에 유용하다.

부신종양

- 치료 방법 결정을 위한 생검을 생략할 수 있는 장점
- 악성 종양인지 치료가 필요한 양성 선종 혹은 비기능 선종인가?
  - · 담관암 환자의 부신 종양 → 30~40%가 전이성 종양
  - · 비담관암 환자의 부신 종양 → 악성종양이 드물다.

연골부 종양

- FDG 양성 종양
- 연골부 종양의 악성도의 평가에 유용하다.
  - · 낮은 등급의 종양과 양성 종양의 감별은 곤란
  - · 공격 성향이 강한 양성 종양(aggressive benign tumor; 거세포종 등)에도 섭취된다.

■ 연부, 골격 판독에서 주의

- 근육은 시간 증가에 따라 섭취가 증가 → 후기 영상은 그다지 유용하지 않다.
- 혈당치, 인슐린치에 의해 근육 축적이 변동
- 근육의 활동에 의한 근 섭취
- 성장기의 골 성장판에 생리적 섭취
- 골절 급성기 등의 골신생이나 골수 증식성 상태에는 섭취 증가

전이성 골종양

- 골 스캔에 비해 골전이를 조기에 진단 가능
- MRI와 비교하면 작은 병변의 진단율이 떨어진다.
- 골 형성성 골전이의 진단율은 골 스캔에 비해 낮다.

[참고문헌]

1) Khan N, et al.:PET in the follow-up of differentiated thyroid cancer. Br J Radiol, 76:690-695, 2003.
2) Shulkin BL, et al.:Pheochromocytomas that do not accumulate MIBG. localization with PET and administration of FDG. Radiology, 186:711-715, 1993.
3) Maurea S, et al.:The diagnostic role of radionuclide imaging in evaluation of patients with nonhypersecreting adrenal masses. J Nucl Med, 42:884-892, 2001.

암 스크리닝(PET 검진)

- 건강 검진에서 암진단 목적으로 PET를 이용하는 것은 전문가 사이에서도 아직 일치된 의견이 없다.
- 세계적으로 검진에 PET를 이용하고 있는 나라는 거의 없는 것이 현황이다.

암 검진의 필요성

- 암세포가 발생한 후 눈에 보일 정도로 커지려면 대개 10년 이상 경과한다.
- 대부분의 암이 초기에는 증상이 없고 증상이 나타나기 시작하면 이미 진행암인 경우가 많다.
- 진행암이 되면 치료가 어려운 경우가 많다.
- 조기 발견하면 치료 가능한 암도 많다.

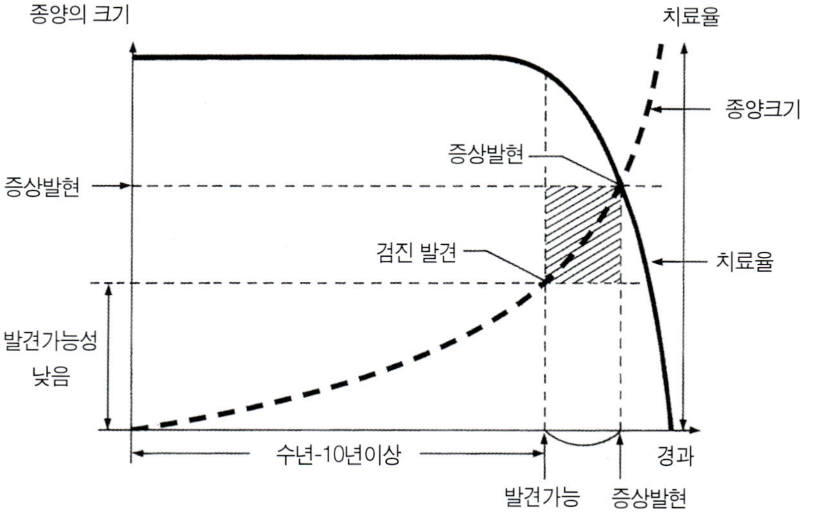

그림 50 암의 경과와 치유율 관계

암 검진에 FDG-PET가 주목되고 있는 이유

- 암세포의 당대사가 높은 것을 이용한 기능영상이다.
- 해부학적 변화가 나타나기 전에 대사 이상을 관찰하여 조기 진단할 수 있다.
- 고통을 동반하지 않는다.
- 전신을 검사할 수 있다.
- 진단과 동시에 진행 정도와 병기 진단이 가능하다.

PET 검진에서 발견하기 쉬운 암과 발견하기 어려운 암

표 11 PET 검진으로 발견하기 쉬운 암과 발견하기 어려운 암

발견하기 쉬운 암	발견하기 어려운 암	
구체적인 장기	**이유**	**구체적인 장기**
갑상선 폐 대장 유방암 **대장선종암**	· 생리적 축적이 있는 장기	· 방광, 요관 · 신장(작은 병소) · 전립선 · 위(작은 병소) · 자궁경부(작은 병소)
악성림프종 췌장암 식도암	· 너무 작은 암 · 분해능 × 2이하의 것은 진단이 불가능한 경우가 많다.	· 모든 장기
난소암 **자궁체암**	· 진행이 느린 암	· 전립선 · 폐암의 일부(고분화형) · 갑상선암의 일부
※ 굵은 글씨는 종래의 검진으로 발견이 쉽지 않은 종양	· 세포 성분이 적은 암 (크더라도 음성이 된다.)	· 굳은 암종(schirrhous carcinoma) · 낭포성암 · 점액성암
	· G-6-Pase를 가지는 암	· 간세포암(고분화) · 신장암(고분화)

- 수 mm의 암이나 세포 수준에서 형태학적 이상을 동반하지 않는 암의 진단은 FDG-PET에서도 쉽지 않다.
- 각각의 장기에 특이적인 각종 검사를 통하여 작은 암을 발견할 수도 있으므로 그 중요성을 간과해서는 안된다.

검진으로서의 정당성을 평가하기 위해 고려할 내용

- 유효성
  - · 발견되는 암의 종류와 빈도
  - · 암의 예민도와 특이도
  - · 발견된 암의 병기의 분포
  - · 발견된 암의 치료성적
    ⇒ 최종적으로 암에 의한 사망률이 정말로 저하하는가?
- 부작용은?
  - · FDG 투여에 대한 건강인에서 전신 피폭 위험
  - · 정밀검사의 부작용
- 효율 : 비용효과분석
  - · 다른 검사를 포함한 PET 스크리닝에 드는 전체 비용
  - · 검진율과 정밀검사에 드는 비용
  - · 암이 발견된 경우 환자 진료에 드는 비용과 치료성적

향후 많은 데이터 축적으로 정당성을 평가할 필요가 있다.

수진자의 오해

오해

① 이 검사를 받으면 다른 검사가 필요없다.
- 위내시경이나 대장내시경은 괴로우므로 받고 싶지 않다.

② 이번에 괜찮으면 당분간 " 암" 걱정은 없다.
③ 2~3 mm 의 암이 발견되었다고 들었다.
④ PET에서 이상 없다고 하였으나 수개월 후 암이 발견된 사람이 있어 PET의 암 검진은 완전하지 않다.

- 최근 대중매체를 통하여 급속하게 증가되고 있는 과잉 선전은 일부 좋은 점만 일반인에게 전해져서 잘못된 기대를 가지고 오는 수진자가 많다.
- 고가의 검사로 기대를 부풀리게 하고 있다.

실제

PET는 전신을 보는 것이 가능한 기능영상이고 다른 형태영상에서 볼 수 없는 대사상태의 평가가 가능하지만 해상도는 해부학적 영상보다 우수하지 않으며 장기에 따라서는 발견할 수 없는 암도 있다.

이상적인 PET 검진 진행

① 바른 지식의 보급
- PET의 원리
- 유용성
- 한계, 약점 : 위음성의 이유에 대해 전문지식이 없는 수진자에게는 납득하기 어렵지만 이러한 설명이 중요하다.

② 수진자에게 설명후 동의
- 사전에 상기 사항에 대해 서면으로 설명하는 것이 유용하다고 생각된다.
- 문서만으로 충분하지 않은 경우에는 검사 전에 담당 의료인이 설명하는 것이 바람직하다.

③ 질이 높은 검사와 정확한 진단
- 영상의 질은 소견의 유무에 영향을 준다.
- 위음성, 위양성을 만들지 않는 검사방법
- 불필요한 정밀 검사를 늘리지 않기 위한 지식과 정확한 판독능력

④ 상호보완적인 검사와의 조합
- 전신의 암 검진을 위해서는 PET의 약점을 보충하는 다른 검사를 같이 하는 검진방법을 생각한다.

⑤ 알기 쉬운 설명
- 결과는 유용성, 한계점과 함께 설명할 필요가 있다.

⑥ 적절한 정밀검사와 추적, 악성종양 발견환자의 예후조사
- 이상 소견 발견 시에는 정확한 정밀검사를 진행한다.
- 발견된 암에 대한 추적 조사

⑦ 추적 검사
- 이상 없음 ≠ 암이 없다
- 발견 가능 조건을 충족하지 않은 암의 존재를 제외할 수 없고 추적이 필요

[참고문헌]

1) Yasuda S, et al.:Application of positron emission tomography imaging to cancer screening. Br J Cancer, 83:1607-1611, 2000.
2) Yasuda S, et al.:A Cancer screening with whole body FDG-PET in oncology, 179-188, Springer, Berlin, 1999.

염증성 질환에서 FDG

염증 병소도 높은 당대사를 가진다 ⇒ FDG의 축적을 보인다.

그림 51 염증 병소의 병리

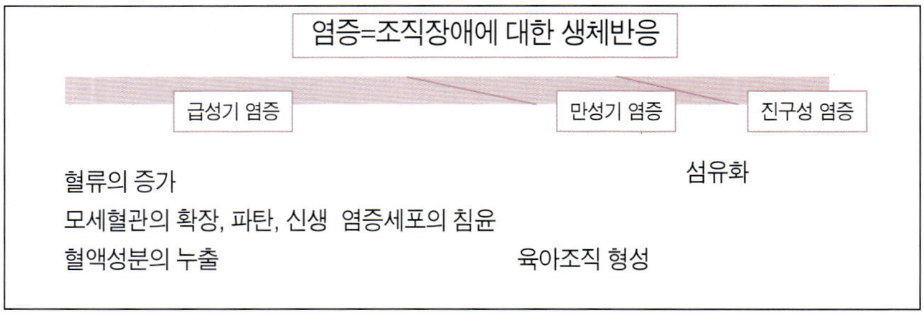

- **염증 병소에서 당대사 항진부위**
  - · 활성화 면역세포
  - · 과립구, 대식세포
  - · 육아조직(섬유아세포. 혈관상피세포)

염증 병소의 검출에서 영상 검사

갈륨 신티그라피	**⇒ 철과 유사한 동태 정확한** **• 기전 불명** **• 농양에서 시테로포(siderophore)와 강한** **• 비특이적 결합** **• 종양과 감별이 용이하지 않다.**
백혈구 신티그라피	**⇒ 백혈구의 동태를 관찰**
FDG-PET	**⇒ 당대사 항진부위를 관찰**
MRI/CT	**⇒ 해부학적 이상, 내부 성분을 관찰**

- **FDG-PET의 장점**
  - · 비특이적이지만 예민도는 높다.
  - · 전신을 단층상으로 찍을 수 있기 때문에 검출하기 쉽다.
  - · 감마카메라나 SPECT에서 방사성의약품에 비해 생리적으로 섭취되는 부위가 명확하다.

- **FDG-PET의 단점**

  종양과 염증의 감별이 반드시 용이한 것은 아니다.

  → 방사선치료 후 염증과 종양의 잔존, 또는 재발과의 감별에는 수개월~반년 이상의 경과가 필요

염증성 질환과 종양과의 감별 요점

- 형태
- 분포
- 전신의 넓이
- 섭취 정도
- 조기 영상과 후기 영상에서 FDG 섭취 패턴

- 시간에 따라 FDG 섭취가 증가하는 것이 악성 종양 패턴이라고 판단되지만 염증성 질환에서도 감염이나 활동성이 높은 염증이면 같은 양상을 보일 수 있기 때문에 시간에 따른 섭취 양상 변화를 기준으로 염증과 악성 병소를 감별하기는 쉽지 않다.
- 형태, 분포, 임상소견, 다른 검사 방법과 아울러 종합적으로 판단하는 것이 중요하다.

염증성 질환에 대한 FDG의 유용성

- 염증 활동성의 평가 : 유육종증, 결핵, 만성 류마티스 관절염 등
- 염증성 질환의 전신 평가 : 치료 경과의 모니터링
- FUO (불명열)에서 원인 병소의 검출
- 수술 후 감염증의 평가

불명열에 대한 검색에 갈륨과 비교에서 우위성은 명확하지 않다.

참고 사항 〉〉〉

- 종양의 FDG 섭취기전 (66–67p)
- 조기영상과 후기영상의 평가(76–77p)
- 위양성(82–83p)

[참고문헌]

1) Zhuang H, et al.:18-fluorodeoxyglucose positron emission tomographic imaging in the detecting and monitoring of infection and inflammation. Semin Nucl Med, 32:47-59, 2002.
2) Yamada S, et al.:High accumulation of fluorine-18-fluorodeoxyglucose in turpentine induced inflammatory tissue. J Nucl Med, 36:1301-1306, 1995.

검사 시행 · 판독에서 유의점

■ Question

Q 정맥 주사 시에 주의해야할 점이 있습니까?

■ Answer

A

- 주사 전에 혈당치를 측정한다.
- 투여량을 측정한 뒤는 지체 없이 전량 투여한다.
- 주사 액 누출이 없도록 하고 나비바늘 등에 의한 혈관확보가 중요하다.

[주사액 누출의 영향]

① 주사부의 방사능 섭취로 인한 열소로 화질 저하

② 정량, 반정량 평가가 불가능

③ 주사 측의 액와 림프절에 방사능 섭취가 생긴다.

■ Question

Q 판독은 어떤 방법으로 하는 것이 바람직한가요?

■ Answer

A

- axial, coronal. sagittal 등 다양한 단면에서 체크한다.
- 음영을 변화시키면서 판독을 할 수 있는 모니터 진단이 바람직하다.
- 칼라 표시보다 흑백 영상에서 판독하는 것이 좋다.
  · 칼라 표시는 프레젠테이션용으로는 좋지만 음영의 변화가 적고 정보량이 저하되며 실제로는 적은 정도의 섭취 차이가 다른 색깔로 표시됨에 따라 큰 변화로 오인될 수 있으므로 주의를 요한다.
- 장관이나 요관의 생리적 분포가 국소적으로 보이는 경우 연속 회전영상으로 판독하면 평가가 쉬워진다.
- 가능하면 CT 등 해부학적 영상을 참조하면서 판독한다.
  · PET/CT 는 자동적으로 합성 영상을 제공한다.
  · 별도의 장치에서 촬영한 CT, MRI와의 합성 영상도 유용하다
- 생리적 축적부위, 위음성, 위양성에 대한 지식을 습득한다.

보험적용 여부의 확인

- 보험대상 설명
- 고가 검사이므로 번거롭더라도 검사 시행 전에 검사 목적의 설명이 중요하다.

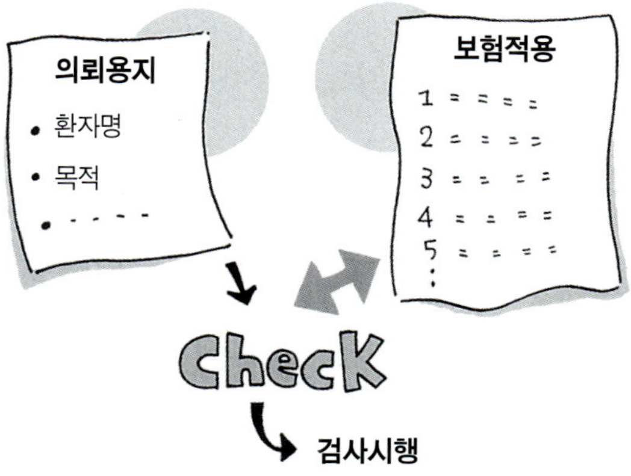

방사성 동위원소를 투약하는 것에 대하여 수진자에 설명

- 피폭량이 신체에 영향을 미치는 것은 아니다.
- 투약 직후에 특히 선량이 많기 때문에, 의료진도 필요이상의 접촉을 삼가한다.
- 요중 배설에 의한 오염 주의
- FDG의 물리적 반감기는 약 2시간이다.
- 유아와의 접촉, 수유에 대한 주의

(수진자가 수유 중인 경우, 유선에는 다량으로 축적하기 때문에, 검사 후 약 반나절의 수유는 삼가하는 것이 무난하다. 그 동안은 검사 전에 짜놓은 모유를 먹이고, 24시간 이후부터는 수유에 문제가 되지 않는다.)

참고 사항 〉〉〉
- PET/CT(5, 16-17p)
- 반감기(46-47p)
- FDG-PET의 보험 적용(57p)
- PET 검사의 피폭선량(60-62p)

4-2 뇌 FDG-PET

뇌의 FDG 분포

3) Sakamoto S, Ishii K:Low cerebral glucose extraction rates in the human medial temporal cortex and cerebellum, J Neurol Sci, 172:41-48, 2000.

- 당대사 영상과 혈류영상의 분포는 약간 다르다 !
- 소뇌 안쪽 측두엽의 당대사는 다른 대뇌피질에 비해 낮다[3].
- 해마의 FDG 축적은 정상에서도 낮기 때문에 이 소견을 알츠하이머병이나 간질의 병소로 보지 않는다.
- 당뇨병 환자에서는 FDG 섭취가 저하되어 정확한 CMRglc는 측정할 수 없다.

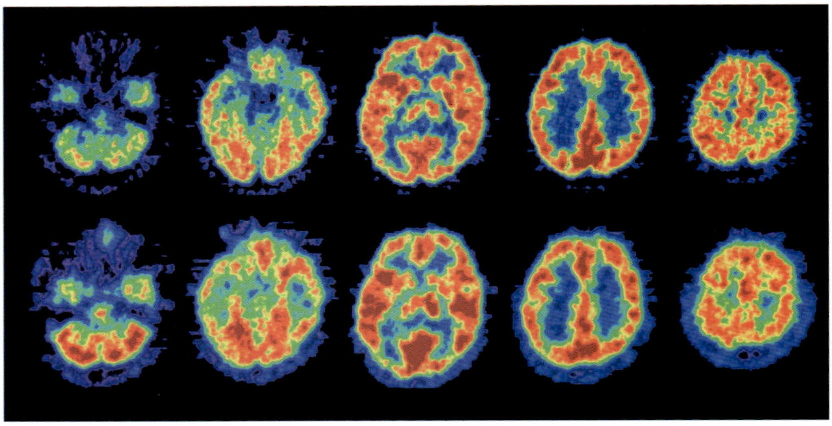

그림 52 FDG에 의한 CMRglc*3영상(상단)과 H_2O에 의한 CBF*4 영상(하단)

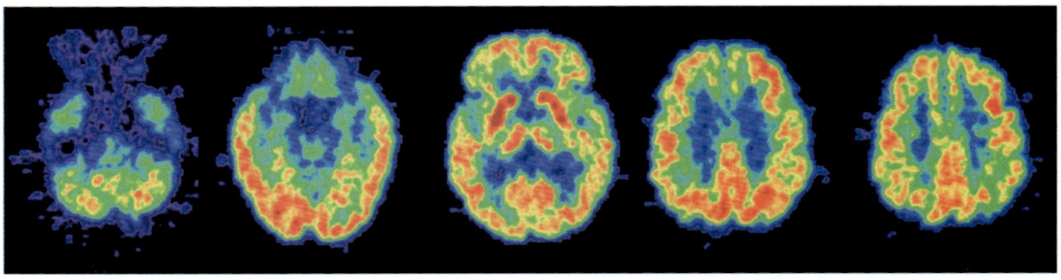

그림 53 고령자의 CMRglc 영상

- 대뇌 당대사는 젊은이에 비해 노년층에서 전체적으로 낮아진다.
- 특히 전두엽의 저하가 현저하다.
- 연령 증가에 따라 대뇌 종열(commissure)이 크게 벌어진다.
- 뇌의 윗부분 등의 일부는 정상적으로 당대사가 낮으므로 알츠하이머병의 소견으로 착각하지 않도록 한다.
- **판독 요점**
  - 정상에서 중심 전후회는 주위의 전두, 두정연합야보다도 약간 낮기 때문에 알츠하이머병과 반대로 대조가 되어 감별에 도움이 된다.
- 정상인에서 FDG 분포는 FDG 투여 후 촬영 시간에 따라 약간 차이가 있다.

용어 해설

*3 CMRglc
- cerebral metabolic rate for glucose의 약자
- 뇌당대사소비율 측정
- 단위: mg/100mL/min나 μmol/100mL/min

*4 CBF
- cerebral blood flow의 약자
- 뇌혈류량 측정
- 단위 mg/100 ml/min

그림 54 촬영 시작 시간 차이에 따른 FDG 분포 차이

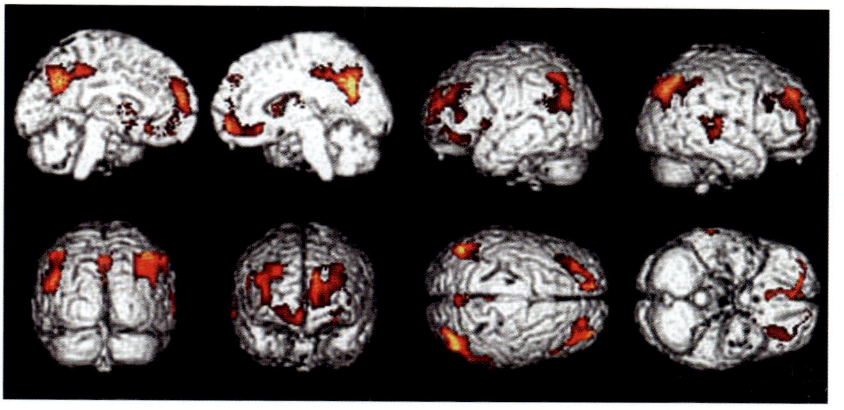

FDG 투여 30분 영상과 60분 후 영상을 비교하여 60분 영상에서 FDG 섭취가 유의하게 높은 부분을 나타낸다. 알츠하이머병에서 당대사가 저하된 부위와 유사한 것이 흥미롭다[4].

4) Ishii K, et al.: Variation in FDG uptake in different regions in normal human brain as a function of the time(30 and 60 minutes) after injection of FDG. Ann Nucl Med. 16: 299-301, 2002.
5) Ohyama M, et al.: Comparison of FDG normal brain images among three PET centers. Brain Imaging Using PET M Senda, Y Kimura, P Herscovitch ed, 185-187, Elsevier, 2002.
6) Tashiro M, et al.: Regional cerebral glucose metabolism of patients with malignant diseases in different clinical phases. Med Sci Monit, 7: 226-232, 2001.

- FDG-PET에서 뇌가 표적 장기인 경우 종양 영상에 비해 촬영과 판독시에 주의가 필요하다.
  - FDG-PET는 민감하기 때문에 촬영조건을 일정하게 할 필요가 있다. (PET 스캐너 기종의 차이 고려, FDG 투여후의 촬영시작 시간 조정 등)
  - FDG 투여 후에는 안정 상태에서 눈을 감고 촬영하는 것이 바람직하다.
  - 눈을 뜨고 촬영하면 감았을 상태보다 후두엽의 FDG섭취가 확실하게 높아진다[5].
  - 동맥채혈용 주사 바늘에 의한 자극 부위에서도 FDG 섭취 변화가 나타난다[5].

[주의]

- **암 환자의 뇌 FDG-PET는 뇌전이가 없더라도 전두엽 대사가 저하될 가능성이 있어[6], 정상 영상으로 사용할 수 없다!**

■ Question

Q 임상 PET에서 정량 측정은 필요합니까?

- 대사, 혈류량의 정량 측정이 PET의 특징의 하나로 알려져 있지만 임상 PET에서도 CMRglc 측정을 하는 편이 좋을까요?

■ Answer

A 필요 없습니다.

- 진단 목적으로 하는 것이라면 동맥 채혈을 필요로 하는 CMRglc 측정은 필요없습니다.
- 당대사가 저하되지 않는 정상 부위를 기준으로 병소의 섭취 정도를 평가하는 정성적 평가 방법이 정량적 방법보다 개인의 차로 인한 오차를 줄일 수 있고 예민도, 특이도가 우수합니다.

통계적 영상해석법

크기, 형태가 다른 개개인의 뇌를 표준 뇌라고 부르는 일정한 공간으로 표준화시킨 후 통계 처리를 하기 위해 같은 방법으로 미리 구축된 정상 뇌의 데이터베이스와 비교한다. 통계적으로 유의하게 차이가 있는 부위를 픽셀 또는 복셀에 따라 영상화하여 연구. 진단에 응용한다.

- 현재 3D-SSP(NEUROSTAT)와 SPM(statistical parametric mapping)의 2가지 프로그램이 주로 사용되고 있다.

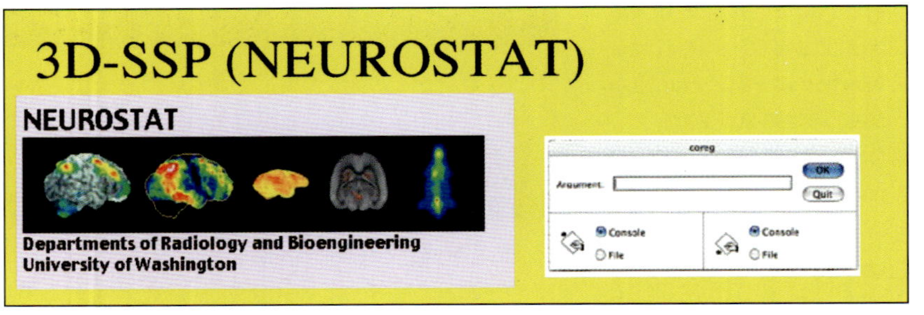

그림 55 3D-SSP (three dimensional stereotactic surface projections)[7]

[URL]
http://128.208.140.126/-Download/

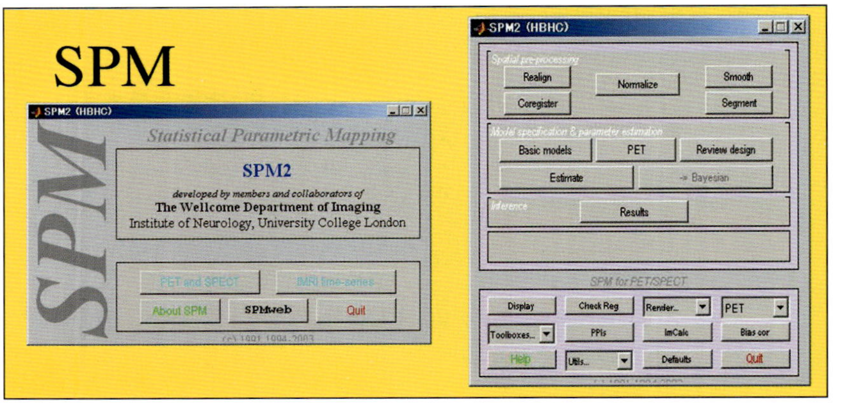

그림 56 SPM (statistical parametric mapping)[8]

[URL]
http://www.fil.ion.ucl.ac.uk/spm/

■ Question

Q　다른 기관의 정상 뇌 데이터베이스를 함께 사용해도 됩니까?

· 통계적 영상해석법에 필요한 FDG-PET 정상 뇌의 데이터베이스는 다른 센터의 것을 공유할 수 있을까요? 자기 시설에서 FDG-PET의 정상 뇌 데이터를 수집하는 것은 어렵습니다.

■ Answer

A　FDG-PET은 매우 민감합니다.

· PET 스캐너, 촬영, 재구성 조건, 연령, 성에 따라 FDG 분포에 미묘한 차이가 있으며 특히 PET 스캐어에 따른 차이는 분명히 존재합니다. 따라서 가능하면 각 기관마다 지원자를 모집해서 대상 질환에 일치시킨 데이터베이스를 구축하는 것이 바람직합니다.

· 다른 센터의 데이터베이스를 사용하려면 PET 스캐너가 같고 촬영조건을 동일하게 할 필요가 있습니다.

7) Minoshima S, et al.: Stereotactic PET atlas of the human brain: Aid for visual interpretation of fun-ctional brain images, J Nucl Med, 35: 949-954, 1994.

8) Friston KJ, et al.: Spatial registration and normali-zation of images. Human Brain Mapping, 3:165-189, 1995.

영상 합성

- FDG-PET와 MRI의 영상 합성
- 뇌는 움직임이 적은 장기이기 때문에 비교적 쉽게 기능영상과 해부학적 영상을 합성할 수 있다.

그림 57 방사선 치료 후 재발한 배아종 예

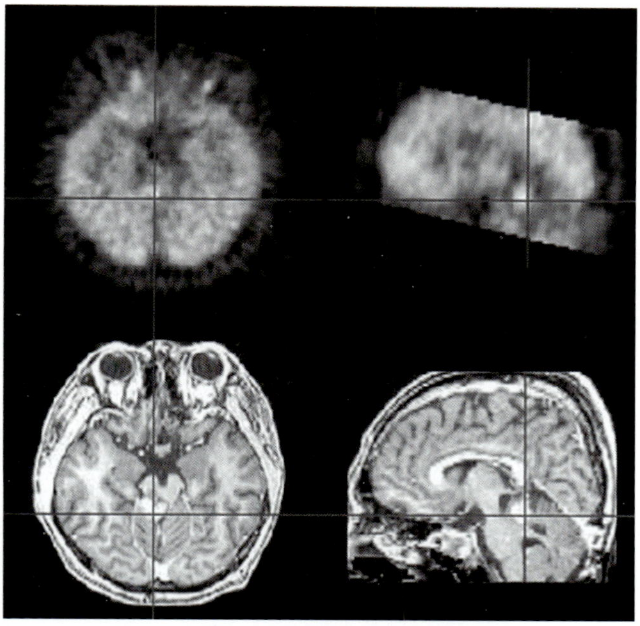

a 조영 MRI와 FDG-PET의 해부학적 위치가 일치함

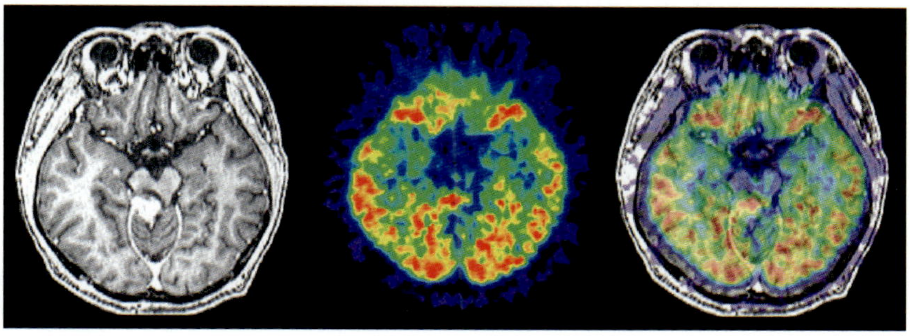

b 합성영상

간질

간질의 초점	→	발작 간기 : 당대사 저하
		발작시 : 당대사 항진

- 간질 발작 시에 FDG-PET를 시행하는 것은 매우 어려우며 투여 시간의 미묘한 차이에 의하여 발작 시와 발작후의 신경활동이 혼합된 상태를 나타낼 가능성이 있다.
- 실제 임상에서는 발작 간기에 FDG-PET를 시행한다.
- FDG-PET에서 보이는 간질의 당대사 저하부위는 초점 영역보다도 광범위 → 초점 자체를 판정할 수 있어도 초점의 범위를 정확하게는 결정할 수 없으므로 주의[9].

9) Nagata T, et al.: Limited value of interictal brain perfusion SPECT for detection of epileptic foci: high resolution SPECT studies in comparison with FDG-PET. Ann Nucl Med, 9: 59-63, 1995

FDG-PET의 보험적용: 부분간질

그림 58 난치성 간질(16세 여성)

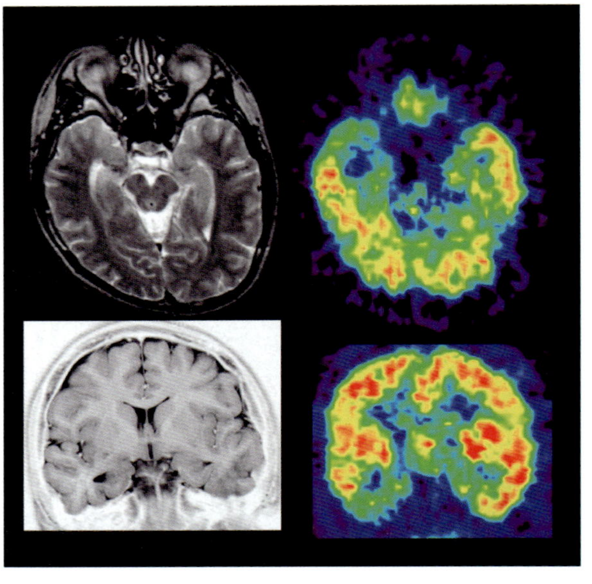

우측두엽의 FDG 섭취 저하가 보여 병소가 우측에 있는 것을 알 수 있다.

- FDG-PET는 MRI에서 이상이 보이지 않는 경우에도 진단율이 높다[10, 11].

10) Ryvlin P, et al.: Clinical utility of flumazenil PET versus [18F] fluorode-oxyglucose-PET and MRI in refractory partial epilepsy. A prospective study in 100 patients. Brain, 121: 2067-2081, 1998.

11) Drzezga A, et al.: 18F-FDG PET studies in patients with extratemporal and temporal epilepsy. evaluation of an observer-independent analysis. J Nucl Med, 40:737-746, 1999.

그림 59 난치성 측두엽 간질(18세 여성)

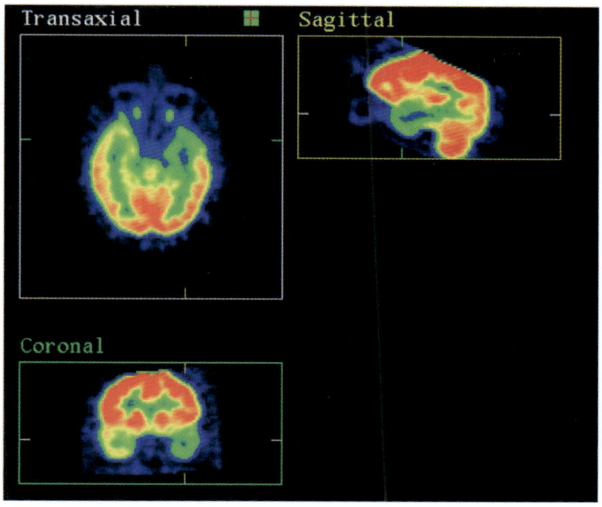

a 3방향의 FDG-PET

좌내측 측두엽, 전부 외측측두엽의 FDG 대사 저하를 보인다.

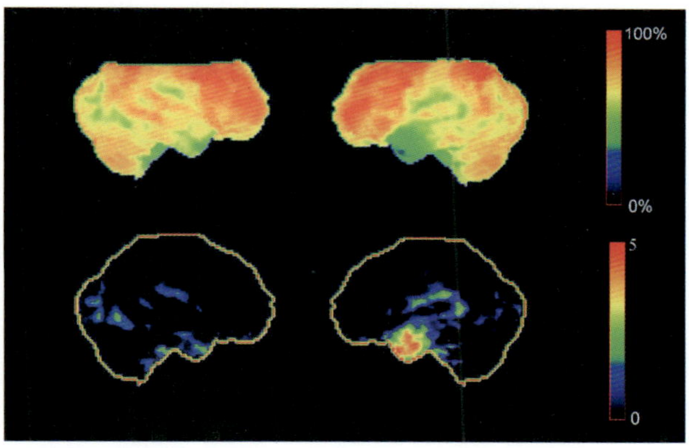

b 3D-SSP 영상

3D-SSP에 의한 Z-score map에서 명확하게 관찰된다.

- FDG-PET에 의한 전두엽 간질의 병소 진단능은 측두엽에 비해 낮다.

그림 60 난치성 전두엽간질(10세 남아)

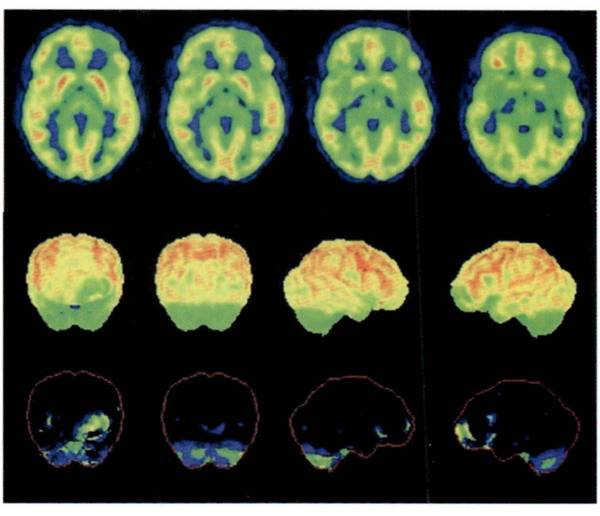

좌하 전두엽의 당대사 저하를 보인다.

뇌종양

뇌종양에서 FDG-PET의 장점 · 단점

- 악성도가 높은 뇌종양은 FDG의 섭취가 높다[12].
- **정상 뇌세포의 높은 FDG 섭취에 의하여 작은 종양의 국소 진단이나 종양의 범위를 정확하게 평가하는 것은 불가능하다.**

  → ^{201}Tl, ^{11}C-methionine, ^{18}F-methyltyrosine 등은 악성도가 낮은 종양에서도 정상 뇌조직과 쉽게 비교된다.
- 양성 종양, 뇌 농양에서도 FDG가 강하게 섭취되는 경우가 있다[13].

그림 61 뇌종양 수술 후 재발

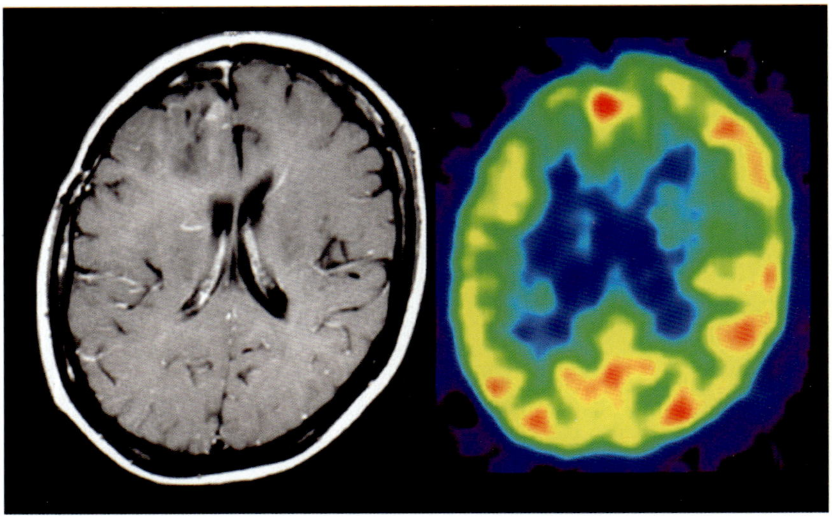

2년 전 수술 및 방사선 치료시행후 경련이 발생하여 내원하였다. MRI에서 Gd-DTPA의 조영 효과를 보이지만 재발과 방사선 괴사의 감별은 곤란하였다. 우 전두부 끝에 FDG 섭취 증가를 보여 재발 병소로 진단되었다.

12) Di Chiro G, et al.: Glucose utilization by intracranial meningiomas as an index of tumor aggressivity and probability of recurrence. a PET study. Radiology, 164:521-526, 1987.

13) Tsuyuguchi N, et al.: Evaluation of treatment effects in brain abscess with positron emission tomography. comparison of fluorine-18-fluorodeoxyglucose and carbon-11-methionine. Ann Nucl Med, 17:47-51, 2003.

그림 62 **뇌종양 신경교아종 수술 후, 화학요법 시행, 소뇌 전이 방사선요법 후 재발**

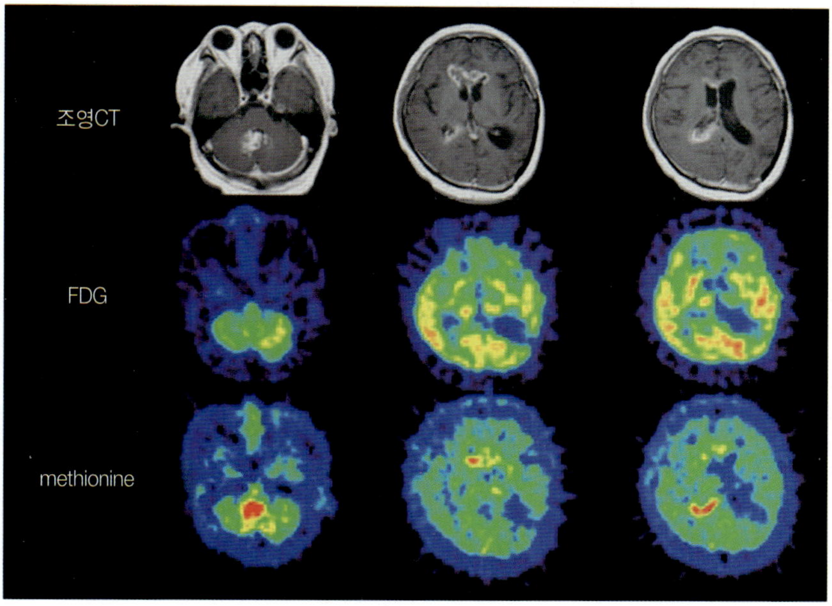

FDG 보다도 methionine이 재발 진단에 유용한 예.
조영 CT에서 조영효과가 강한 부위에 FDG 섭취는 거의 없지만 methionine의 높은 섭취를 보인다.

그림 63 **뇌종양**

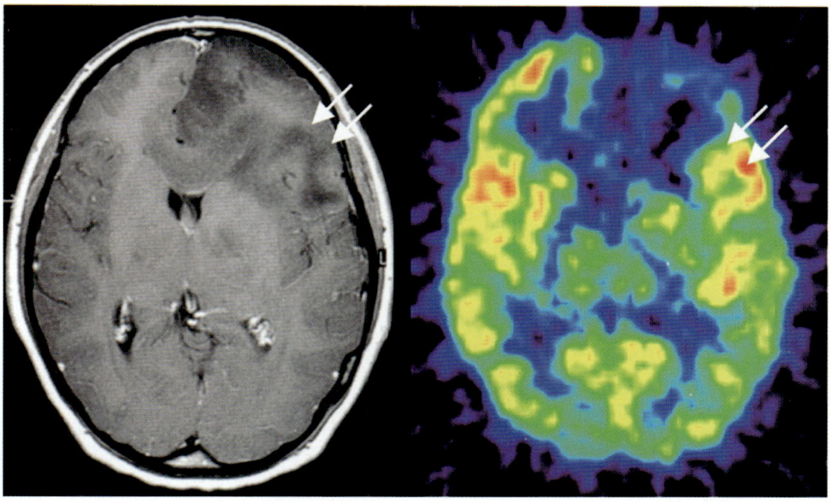

수술 후 양성에서 악성으로의 이행을 보인다(→).

치매

● FDG-PET에서 치매를 진단을 하기 전에, 치매에는 어떤 종류가 있는가를 알아 둘 것[14].

치매의 종류

① 퇴행성치매
- 알츠하이머병*5
- 루이소체(Lewy body)를 동반한 치매*6
- 전두 측두엽 변성*7
- 피질 기저핵 변성증*8
- 진행성 핵상성 마비*9
- 헌팅톤병*10
- 척수 소뇌변성증
- 치상핵 적핵담창구 루이소체 위축증
- 석회화를 동반한 신경원섬유 변화병 등

② 뇌혈관장애
- 뇌혈관성 치매*11(다발성 뇌경색, 뇌출혈 등)

③ 외과적, 내과적 질환
- 특발성 정상압 수두증
- 만성 경막하혈종, 뇌종양 등의 외과적 질환
- 갑상선 기능저하증, 비타민 결핍증 등의 대사성 질환
- 뇌염, 수막염 등의 염증성 질환

FDG-PET가 유용한 것은 변성 치매의 조기 진단과 감별진단 !

● 뇌 FDG-PET는 간질, 뇌종양뿐만 아니라 변성 치매의 조기 진단, 감별진단에 유용하다.

● 중증 치매는 다른 진단 방법으로 쉽게 평가할 수 있으므로 FDG-PET가 필요없다[15].

그림 64 경증 AD의 당대사 저하 부위

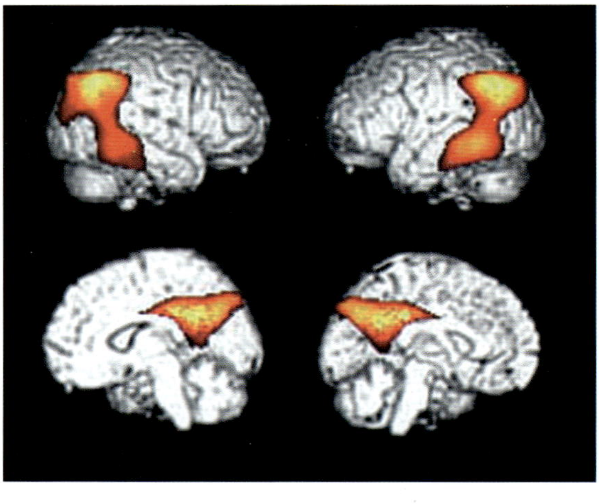

14) 博野信次: 臨床痴呆學入門 61-129, 金芳堂, 2001.

용어 해설

*5 AD
- Alzheimer disease
- 알츠하이머병

*6 DLB
- dementia wih Lewy bodies
- 루이소체를 동반한 치매

*7 FTLD
- frontotemporal lobar degeneration
- 전두측두엽 변형

*8 CBD
- corticobasal degeneration
- 피질 기저핵 변성 증

*9 PSP
- progressive supranuclear palsy
- 진행성 핵상성 마비

*10 HD
- Huntington's disease
- 헌팅톤병

*11 VaD
- vascular dementia
- 혈관성 치매

15) Ishii K: Clinical application of positron emission tomography for diagnosis of dementia. Ann Nucl Med, 16:515-525, 2002.

알츠하이머병(Alzheimer disease, AD)

● 알츠하이머병은 65세 이전 발병의 알츠하이머병(초로기 발병AD) 65세 이후에 발병하는 노년기 알츠하이머형 치매(SDAT)*12로 분류된다16).

용어 해설

*12 SDAT
· senile dementia of Alzheimer type
· 노년기 알츠하이머형 치매

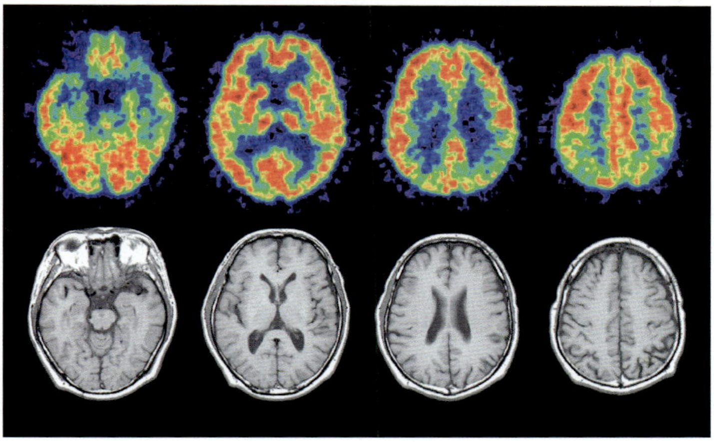

그림 65 경증 AD
65세 여성 MMSE = 25

16) Mckhann G, et al.: Clinical diagnosis of Alzheimer' s disease. Report of the NINCDS/ADRDA Work Group under the auspices of department of Health and Human Service Task Force on Alzheimer' s disease. Neurology, 34: 939-944, 1984.

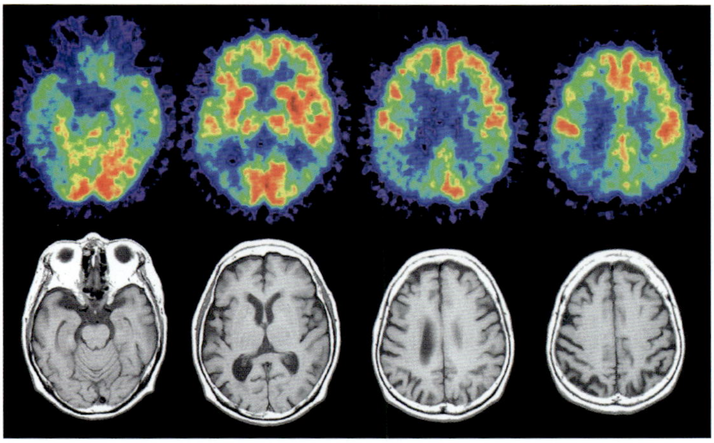

그림 66 중등도 AD
64세 여성 MMSE = 15

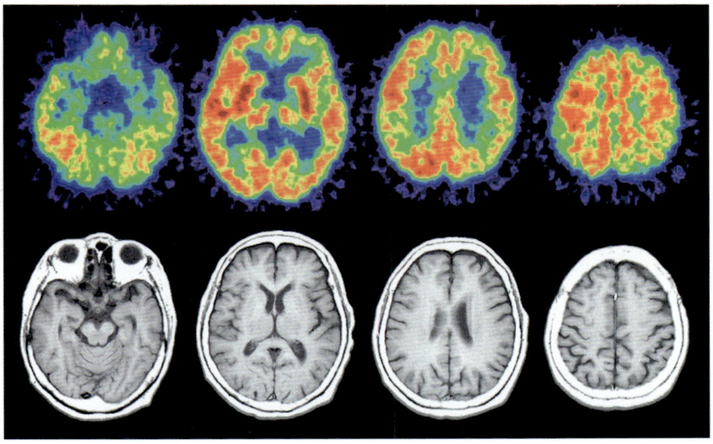

그림 67 경증 SDAT
70세 여성 MMSE = 23

그림 68 중등도 SDAT
72세 여성 MMSE = 16

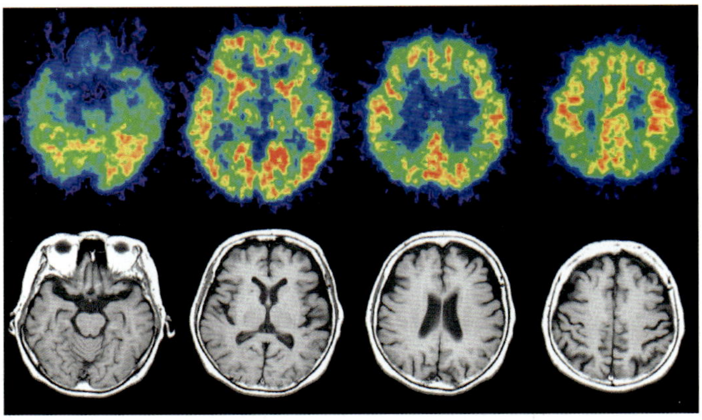

17) Minoshima S, et al.: Metabolic reduction in the posterior cingulate cortex in very early Alzheimer's disease. Ann Neurol, 42:85-94, 1997.

18) Ishii K, et al.: Reduction of cerebellar glucose metabolism in advanced Alzheimer's disease. J Nucl Med, 38:925-928, 1997.

19) Ishii K. et al.: Relatively preserved hippocampal glucose metabolism in mild Alzheimer's disease. Dement Geriatr Cogn Disord, 9: 317-322, 1998.

20) Sakamoto S, et al.: Differences in cerebral metabolic impairment between early and late onset types of Alzheimer's diseases. J Neurol Sci, 200: 27-32, 2002.

- **AD SDAT(senite dementia of Alzheimer type)의 FDG-PET 소견**
  - 초기, 경증에서는 후부 대상회, 두정 측두연합 부위에서 당대사의 저하가 시작된다[17].
  - 중등도 이상이 되면 전두 연합부분도 저하된다.
  - 뇌교, 1차 감각운동 부분, 선조체, 시상, 1차 시각부분, 소뇌의 당대사는 비교적 보존된다. 그러나 병이 진행되어 이들 부위도 침범하면 대사가 저하된다[18].
  - 내측 측두엽의 병소는 중등도~중증이 되기 전 시기에는 대사 저하가 명확하게 보이지 않는다[19].
  - 내측 보다 외측 측두엽의 저하가 뚜렷하다.
  - AD와 SDAT에서 인지기능 장애 정도가 같으면 AD에서 FDG 섭취 저하가 더 광범위하게 관찰된다[20].

MCI (mild cognitive impairment)

- 경도의 인지기능 장애인 MCI는 AD, SDAT의 전구상태를 포함한 질환군으로 주목을 받고 있다.
- FDG-PET에서 AD 패턴이 보이면 수년 후에 AD, SDAT로 진행한다[21].

그림 69 MCI
71세 여성 MMSE = 27

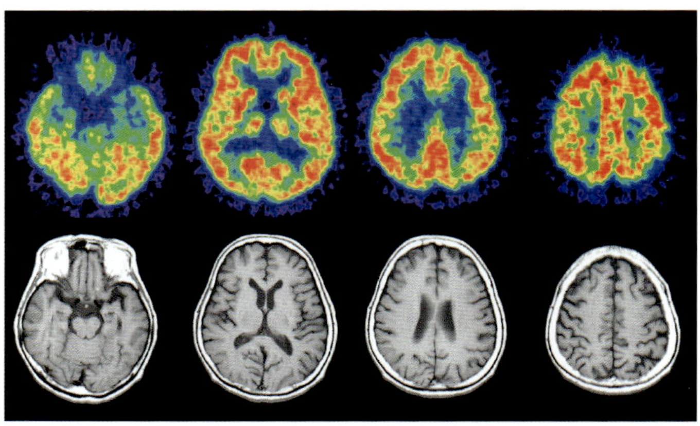

PET 시행 시에 기억장애만 있었지만 3년 후 AD의 진단기준을 충족하였다.

21) Chetelat G, et al.: Mild cognitive impairment. Can FDG-PET predict who is to rapidly convert to Alzheimer's disease? Neurology, 60: 1374-1377, 2003.

루이소체를 동반한 치매(dementia with Lewy bodies, DLB)

- DLB: 병리학적으로 대뇌피질, 뇌간에 미만성 루이소체가 출현하여 진행성 치매와 파킨슨 치매를 보이는 퇴행성 치매
  ① 파킨슨증후 ② 환시 ③ 인지기능의 장애 중에서 2개의 증후가 보이면 임상적으로 DLB라고 진단한다[22].
- 구미에서는 AD에 이어 많은 퇴행성 치매로 되어 있지만 우리나라에서는 그다지 알려지지 않고 오진될 가능성이 높다.
- **파킨슨병에 치매를 동반한 증례도 본증과 동일한 병태라고 생각된다.**

그림 70 DLB의 당대사 저하 부위

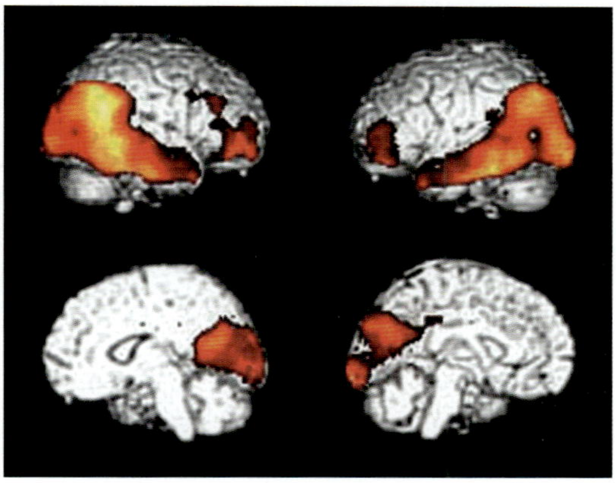

22) Mckeith IG, et al.: Consensus guidelines for the clinical and pathologic diagnosis of dementia with Lewy bodies(DLB). report of the consortium on DLB international workshop. Neurology, 47:1113-1124, 1996.

23) Ishii K. et al.: Regional cerebral glucose metabolism in dementia with Lewy bodies and Alzheimer' s disease. Neurology, 51:125-130, 1998.

- **DLB의 FDG-PET 소견**
  · 1차 시각부분의 당대사 저하가 특징[23]
  · AD 패턴 + 1차 시각 부분의 저하가 있으면 DLB라고 생각된다.
  · 인지기능 장애에 비해 당대사 저하 영역이 넓은 것도 특징
  · 대뇌 당대사가 미만성으로 저하되고, 선조체만 보존된 패턴을 보이는 것도 있다.
- FDG-PET는 IMP-SPECT 보다도 민감하게 1차 시각부분, 두정 연합부분의 저하를 나타낸다.

그림 71 DLB
74세 여성 MMSE = 21

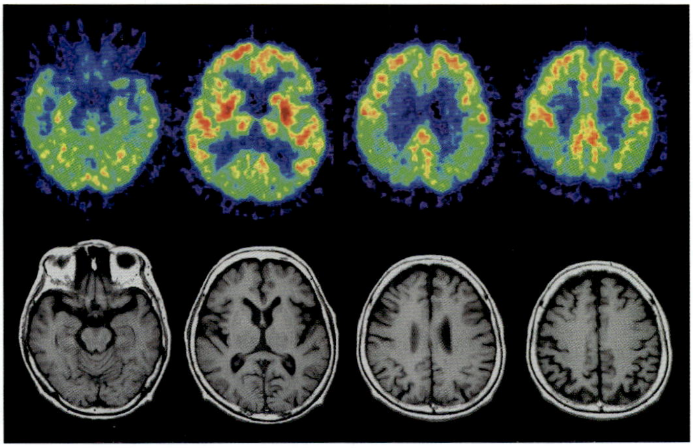

피질기준 저핵변성증(corticobasal degeneration, CBD)

CBD의 FDG-PET 소견

· 좌우차가 특징

· AD 패턴과 유사하지만, 1차 감각운동부분, 선조체, 시상의 저하가 보인다[24).

· 인지기능 장애에 비해 당대사 저하영역이 넓은 것도 특징

그림 72 CBD
71세 남성 MMSE = 20

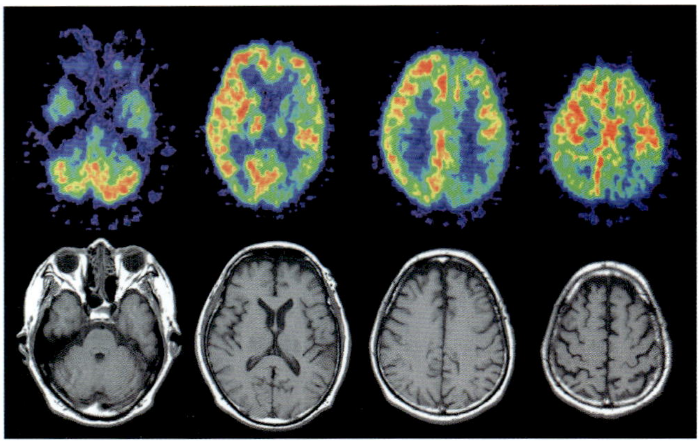

24) Hirono N, et al.: Features of regional cerebral glucose metabolism abnormality in corticobasal degeneration. Dement Geriatr Cogn Disord, 11:139-146, 2000.

전두 측두엽 변성증(frontotemporal lobar degeneration, FTLD)

FTLD
- · 전두측두형 치매(frontotemporal dementia : FTD)
  - 피크형
  - 전두엽변성증
  - 운동신경 질환형
- · 의미성 치매
- · 진행성 비유창성 변성증

FTLD 의 FDG-PET 소견

· 전두엽, 전두 측두엽의 저하가 특징[25)

· 선조체의 저하도 있음.

· 진행 예에서는 두정 연합부분의 저하도 있을 수 있지만 전두엽 우위의 저하가 특징

그림 73 FTD(피크형)
61세 여성 MMSE = 22

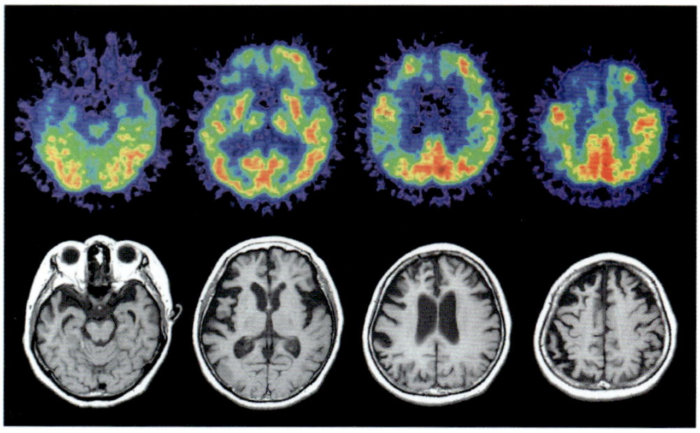

25) Ishii K, et al.: Cerebral glucose metabolism in patients with frontotemporal dementia. J Nucl Med, 39:1875-1878, 1998.

진행성 핵상성 마비(progressive supranuclear palsy, PSP)

- PSP의 FDG=PET 소견
  - 전두엽우위의 당대사 저하
  - 뇌간, 선조체의 저하도 특징[26]
  - FTD와의 감별이 어려운 증례도 있고 MRI 결과와 함께 평가하면 유용
  - 진행되면 전두 연합부분도 저하하므로 주의
  - FDG-PET만으로 FTD라고 감별할 수 없는 경우가 있다.

26) Hosaka K, et al.: Voxelbased comparison of regional cerebral glucose metabolism between PSP and corticobasal degeneration. J Neurol Sci, 199:67-71, 2002.

그림 74 PSP
59세 남성 MMSE = 29

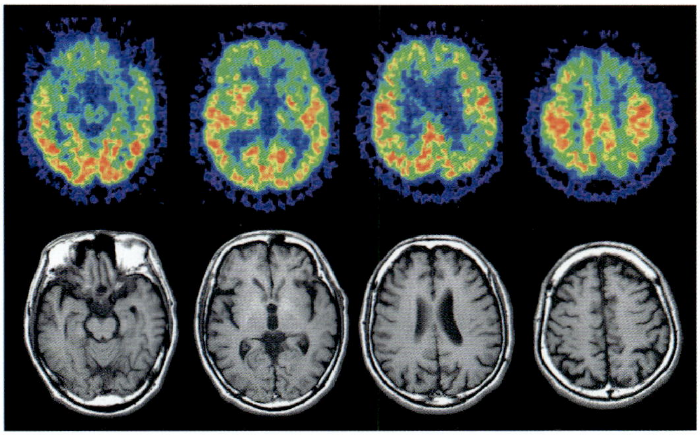

그림 75 각질환의 3D-SSP 표시
표 65(143p) →
표 66(143p) →
표 67(143p) →
표 68(144p) →
표 71(145p) →
표 72(146p) →
표 73(146p) →
표 74(147p) →

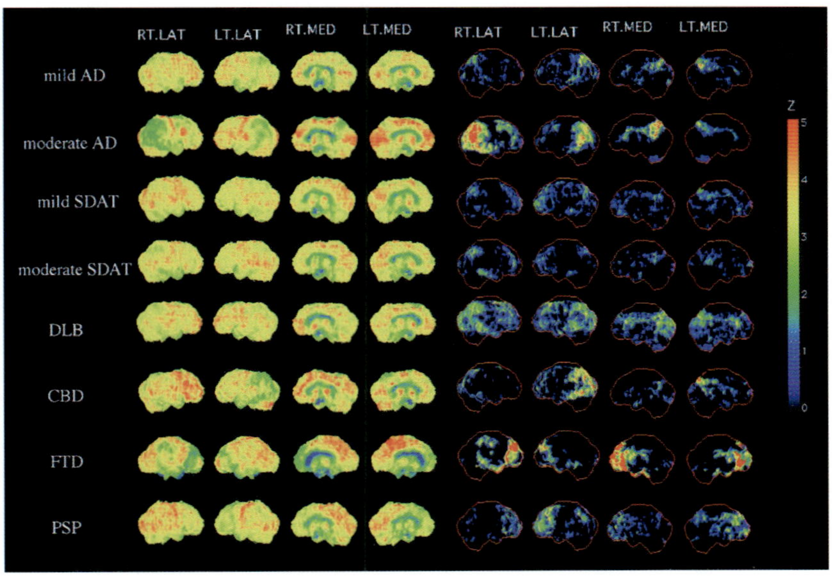

표 12 각종 변성 치매에서 당대사 저하 패턴

AD, SDAT	· 후부대상회, 슬전부의 저하 · 두정 측두부 연합야 전하 · 진행되면 전두엽 저하 · 뇌교, 1차 감각 운동야, 후두엽, 기저핵, 시상, 소뇌는 유지
DLB, 치매동반 파킨슨병	· AD 유사 저하 및 1차 시각야 저하
FTLD	· 전두엽, 전부 측두엽 우위 저하
CBD	· 큰 좌우차이가 특징 · 전두엽, 두정엽 저하 · AD 유사 저하 · 1차 감각운동야, 기저핵, 시상저하
PSP	· 전두엽의 경도 저하, 뇌간, 기저핵의 저하

그림 76 FDG-PET에 의한 변성 치매 진단의 흐름

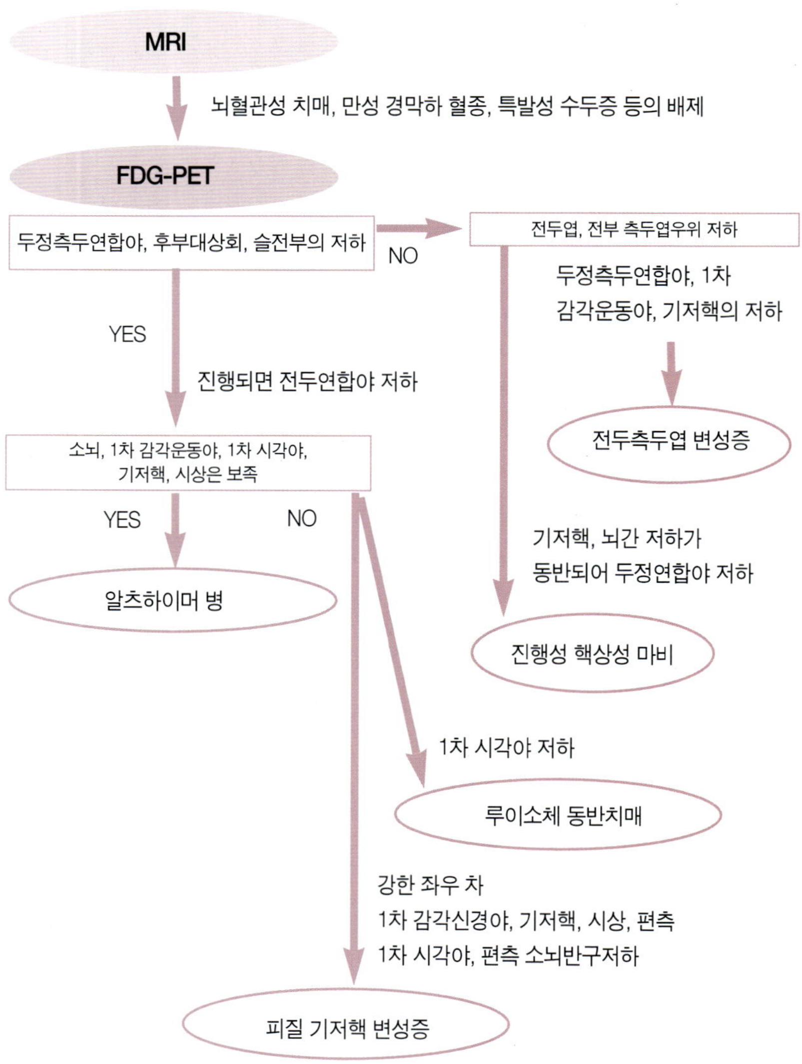

4-3 심장 FDG-PET

심장 에너지 대사

용어 해설

*13 동면심근(hibernation)
- 허혈이 진행되어 산소를 충분히 이용할 수 없는 심근세포에서 보상적으로 벽연동이 억제된 상태

*14 기절심근(stunned myocardium)
- 일과성으로 혈류가 저하된 심근벽 운동 이상이 유발된 상태
- 임상적으로 동면심근과 기절심근이 혼재하면 엄밀한 구분이 어렵다.

- 심근의 에너지원은 주로 유리지방산과 포도당이고, 공복 시 정상 심근에서는 에너지 대사의 약 60% 이상을 지방산 산화에 의존하고 있다.
- 심근혈류가 저하되고 허혈이 진행되면, 지방산대사 및 산소대사가 억제되어 산소를 사용하지 않고 ATP를 생산하는 해당계가 우위가 된다.
- 동면 심근*13에서 심근혈류는 저하되어 있지만 당대사가 항진된다. 소위 대사-혈류 불일치 상태가 생긴다.
- 허혈 에피소드에 의한 기절심근*14에서도 심근 당대사가 항진되어 대사-혈류 불일치가 생긴다.
- FDG는 포도당 유사 화합물이기 때문에 심근의 당대사를 반영하여 심근섭취를 보인다.
- 허혈이외에도 고혈당, 인슐린이 높을 때, 또는 유리지방산치 저하 등에서 심근은 왕성하게 포도당을 받아들인다.

그림 77 심근에너지 대사의 모식도

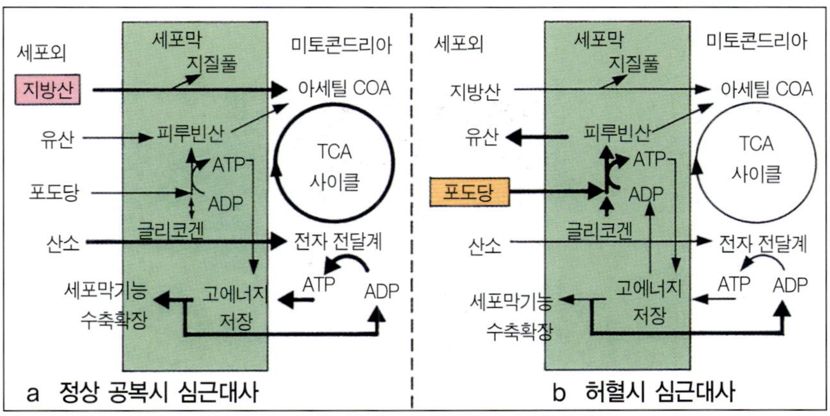

그림 78 심근혈류 변화에 동반된 수축근과 대사의 변화

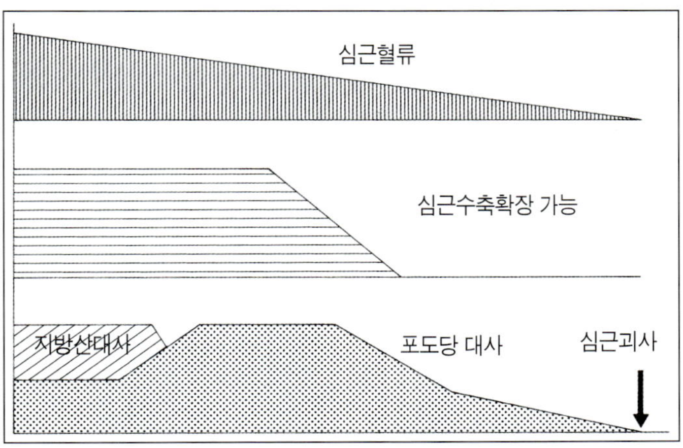

심근의 에너지 이용

정상심근		
공복시	···	지방산 〉〉 포도당
혈당↑, 인슐린 ↑	···	지방산 〈 〈 포도당
허혈심근	···	지방산 〈 〈 포도당

촬영, 수집 방법과 프로토콜

안정 금식법

- 안정 공복시에는 혈중 유리지방산농도가 상승되고 혈당치 및 인슐린 농도는 저하되어 있다.
- 건강 심근과 괴사심근에서는 당대사가 이루어지지 않고 심근 생존능이 있는 허혈심근에서 당대사가 항진된다.
- 5시간 이상 금식 상태에서 FDG를 투여하고 수십분 후에 촬영하면 허혈심근을 관찰할 수 있다.
- 금식 상태에서 심근의 FDG 섭취는 개체 차이가 크고 심질환이 없는 비당뇨병군의 약 80%에서 어떤 형태로든 심근 FDG 섭취가 보인다는 보고도 있어 이 방법만으로 허혈 심근을 평가하기에는 적합하지 않다.

경구 당부하법

- 공복 상태에서 50~75 g 포도당을 경구 섭취시켜서 혈당치 및 인슐린 치를 증가시킨 상태에서 FDG를 투여하고 부하 45~60분에 촬영을 시작한다.
- 허혈성 심질환에서 생존 심근뿐만 아니라 건강 심근에서도 당대사를 항진시키는 방법이며 심근 FDG 섭취량이 생존 심근 정도*15를 반영한다.
- 이 방법은 안전하고 간편하게 시행할 수 있는 반면 당뇨병 환자에게는 부하가 충분하지 않을 수 있다.

용어 해설

*15 생존 심근(viable myocardium)

· 생존 생근은 수술이나 혈관성형술 후에 심근벽 운동이 호전되는 심근이다. 심근 생존능 진단 성능은 심근 혈류가 개선된 후에 심근벽 운동이 개선될지 예측하는 성능을 말하며 PET 검사에서는 관상동맥 협착으로 혈류가 감소한 심근에 포도당 섭취율이 증가하는 불일치를 보인다.

그림 79 심첨부 전벽 경색의 심근 FDG 영상

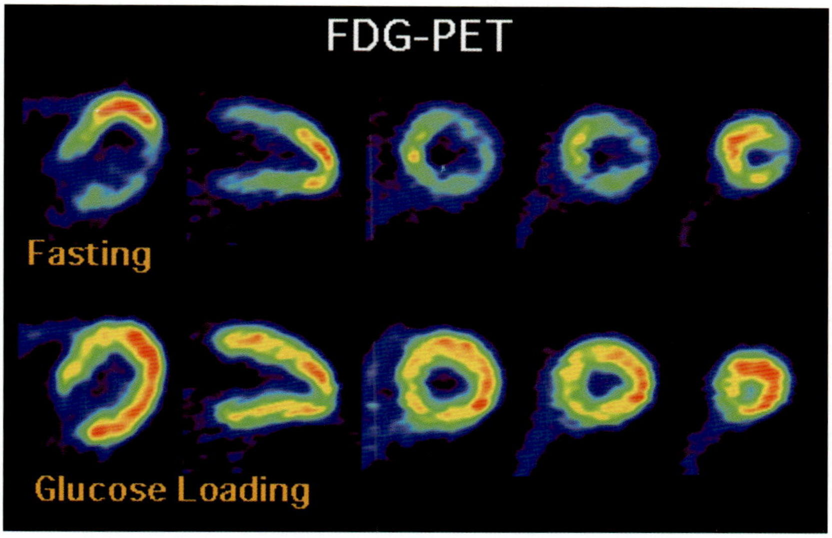

안정 금식법에서 심첨부에 공복시 FDG 흡수 항진을 보인다(위).
경구 포도당 부하법에 의해 주변의 정상 심근의 당흡수가 증가되고 심첨부는 낮은 흡수를 나타낸다(아래).

그림 80 당뇨병 증례의 심근 FDG영상

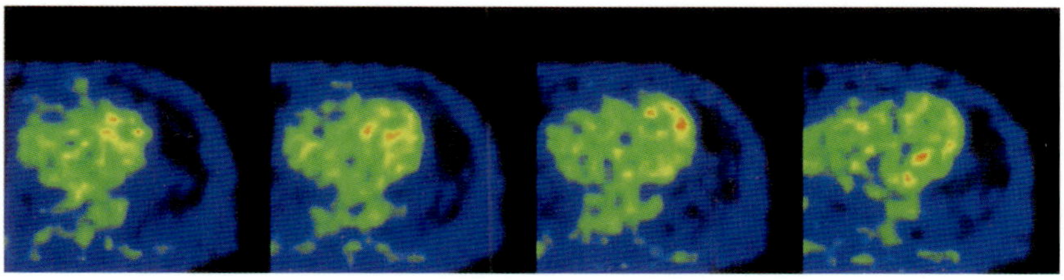

경구 당부하를 시행하여 심근세포에 충분한 FDG 섭취를 얻을 수 없다.

인슐린 클램프

- 당뇨병 환자의 FDG-PET검사에서 포도당과 인슐린을 동시에 점적 정주하여 혈당치를 일정하게 유지하여 심근에 FDG를 섭취시키는 방법이다.
- 빈번한 채혈에 의해 혈당치를 5~10분 간격으로 확인해야 하며 혈당치의 변동에 맞춰 인슐린 양을 가감하는 등 노력이 많이 드는 문제점이 있다.

촬영법(미국 심장핵의학회 가이드라인)(표 13)

- 종양 PET와 달리 3D 수집보다 2D 수집이 일반적이다.
- 흡수보정은 필수적이다.

표 13 심근 FDG-PET 촬영지침

항목		기술수준
투여량	5~15 mCi(185~555 MBq)	표준
촬영시작	45~60분부터	표준
촬영시간	10~30분	표준
수집모드	2D/3D static/dynamic	표준/유선
흡수보정	Measured AC Segmented AC	정상옵션
재구성상	FBP 또는 OSEM	표준
심박동기	없음/심전도 동기	표준/옵션
환자체위	팔을 올린다/없음	권장/옵션

생존 심근 프로토콜

금식법	허혈의 hot image, 불안정
경구 당부하법	일반적 당뇨병에서는 불충분
인슐린 클램프법	최적, 복잡

허혈성 심질환

- 허혈성 심질환에서 FDG-PET검사의 최대 가치는 생존 심근을 평가하는 것이다. 혈행 재건 수술 전에 생존 심근의 유무를 평가하는 것은 치료방법 선택 및 불필요한 수술을 피할 수 있는 점에서 매우 중요하다(그림 81).

[URL]
http://www.auntminnie.com/ScottWiliamsMD2/nucmed/PET/PET%20 myocardial% 20 imaging/PET% 20 myocardial.htm

http://laxmi.nuc.ucla.edu:8000/lpp/lpphome.html

심근 FDG-PET의 표시와 판독법

- 심근 SPECT 표시법에 따라 장축단층, 수평단층, 단축단층영상을 표시하고 기능영상인 극지도(polar map) 판독에 이용된다(그림 82).
- 좌실 국소의 축적의 상태에 더하여 배후 방사능으로 혈액내 카운트의 정도, 우실에 섭취 유무와 그 정도도 확인한다.
- 혈류 영상 및 대사 영상을 동일 슬라이스에 나열해서 표시한다.

그림 81 FDG-PET에 의한 심근 생존 판단

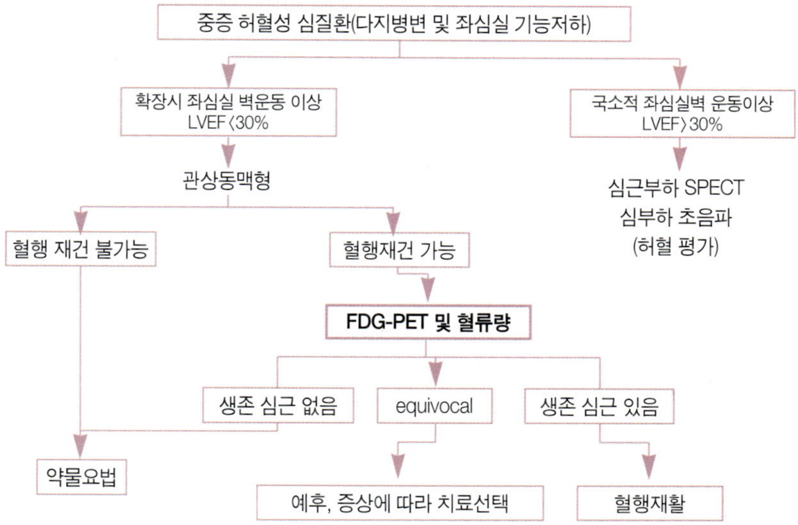

그림 82 심근 FDG-PET의 정상 예 (경구 당부하 시)

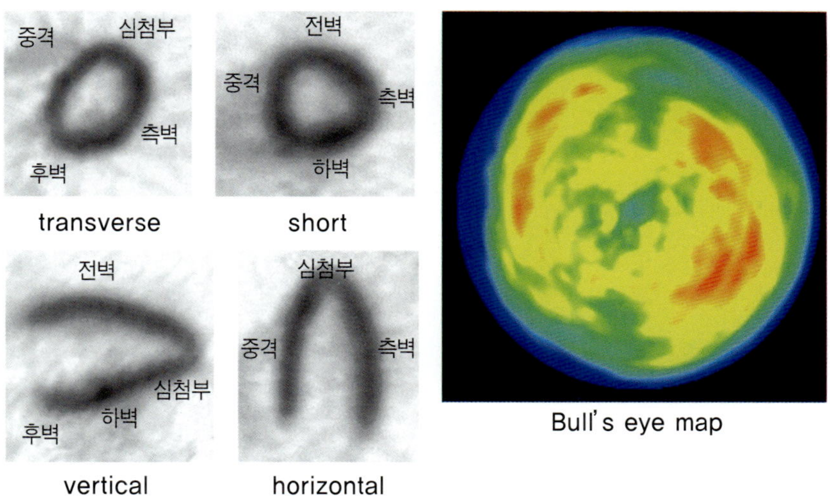

■ Question

Q PET가 없으면 생존 심근을 평가할 수 없습니까?

· 심근 SPECT를 이용한 생존 평가보고가 많은데 FDG-PET를 시행하지 않으면 생존 심근을 알 수 없나요?

■ Answer

A 구미의 가이드라인은, ^{201}Tl나 ^{99m}Tc-MIBI 심근 SPECT를 이용한 생존 심근 평가도 FDG-PET를 이용한 경우와 같은 수준의 근거가 있다고 기록되어 있습니다.

· 심근 SPECT에서도 어느 정도의 생존 심근 진단은 가능하지만 혈류와 대사 불일치가 있는 증례에서는 FDG-PET이 정밀도가 더 높습니다. 먼저 혈류영상을 관찰하고 생존 심근 판정을 고려하는 경우는 FDG-PET의 적용을 고려합니다.

심근혈류와 FDG에 의한 생존 심근 진단법

- 정상혈류/정상 FDG 섭취 → 정상(생존 심근 있음)
- 혈류 저하/FDG 섭취 정상-항진 → 불일치 있음(생존 심근 있음)
  * 동면 심근이고, 저혈류이지만 생존 심근이다.
- 혈류 저하/부분적 FDG 섭취 저하 → 부분적 불일치 있음(생존 심근 있음)
  * 섬유화조직과 동면 심근이 혼재한 상태에서 혈행 재건 후의 기능 회복은 부분적이다.
- 정상혈류/FDG 섭취 저하 → 역 불일치(생존 심근 +/−)
  * 다발 병소, 당뇨병이나 발병 2주간 이내의 심근 경색에서 많이 보인다.
- 혈류저하/ FDG 섭취 저하 → 불일치 없음(생존 심근 없음)
  * 혈행 재건 후 기능회복은 바랄 수 없다.

그림 83 심근혈류/대사영상 패턴에 따른 생존 심근 판정법

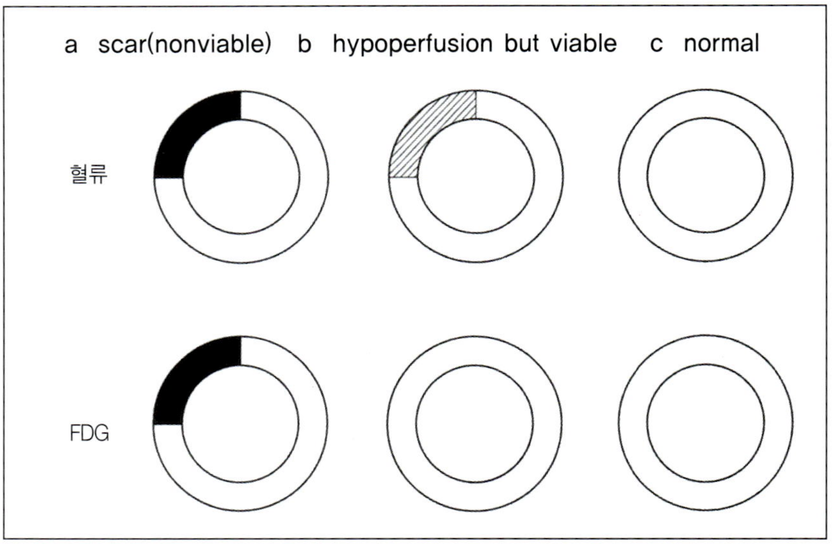

FDG-PET 단독에 의한 생존 심근 평가

- 미국 심장핵의학회의 가이드라인에서는 심근 혈류영상을 참조하지 않는 심근 FDG 영상진단을 "허혈부와 비허혈부의 감별이 곤란하다"라는 이유에서 추천하고 있지 않다.
- 국소%uptake[*16]가 50~60%인 역치에서 심근의 생존능을 측정하고, SPECT 영상에 의해 혈류/대사 불일치의 진단이 바람직하다(그림 86).

생존 심근은 혈류와 FDG 섭취 패턴으로 진단한다!

용어 해설

*16 국소%uptake

· 좌심실 심근의 최고 카운트에 대한 국소의 상대적 FDG 축적율

그림 84 FDG와 NH_3 PET를 이용한 생존 심근 평가(생존 심근 있음)

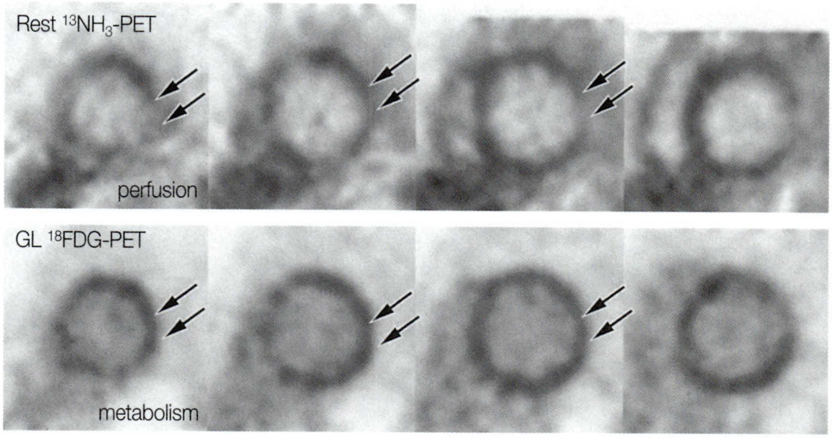

측벽에서 혈류의 저하를 보이지만, FDG 섭취는 유지되고 있고 [혈류/대사불일치 있음]으로 진단되었다.

그림 85 FDG와 NH_3 PET를 이용한 생존 심근 평가(생존 심근 +/−)

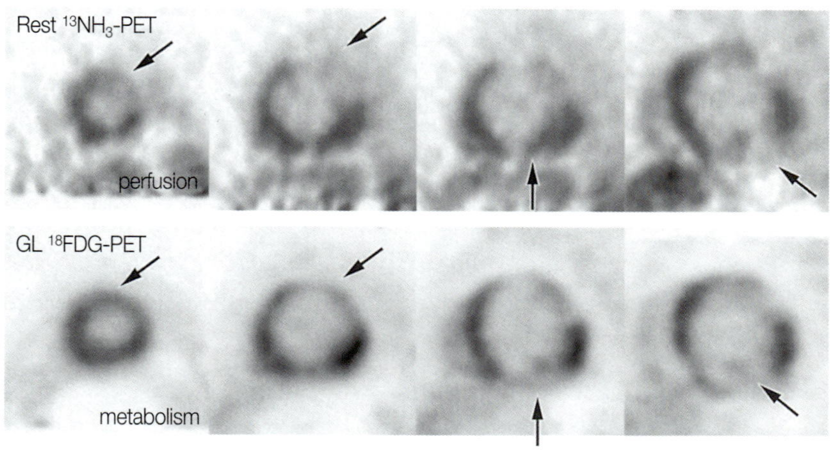

전벽(원위부)에서는 [부분적 혈류/대사 불일치]를 보이고 생존 심근 양성이지만 후벽은 [혈류/대사 불일치 없음]이고 생존 심근 음성으로 진단된다.

그림 86 FDG-PET와 심근 혈류 SPECT를 이용한 생존 평가(생존 심근 있음)

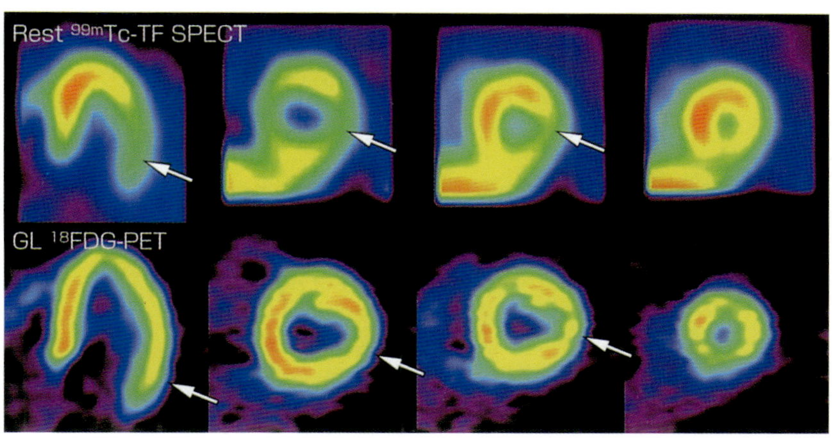

측벽부에서 [혈류/대사 불일치]를 보인다(SPECT는 PET와 달리 흡수보정이 이루어지지 않으므로 두 영상의 비교에는 주의가 필요하다).

심 유육종증

- 유육종증은 원인불명의 림프절 만성 육아종성 염증이다.
- 유육종증는 양성 질환이고 일반적으로는 치료를 하지 않아도 문제가 되지 않지만 심근에 침윤(심 유육종증)을 보이는 경우에는 치명적인 부정맥의 원인이 될 수 있다.
- 심 유육종증의 진단으로 심근 생검에 의해 확정 진단을 얻는 것은 전체의 약 20% 정도에 지나지 않는다.
- 유육종증 육아종에서는 염증 세포에서의 당대사가 항진되므로 FDG를 사용하여 영상화가 가능하다.
- 종양 PET과 같이 공복 금식 하에서 FDG를 투여한다.
- 심근 이외에 폐문, 종격림프절 중심 등의 활동성 병변에 FDG의 섭취를 보인다.
- 심근장애가 광범위하고 심부전을 동반하는 예에서는 공복 조건에서도 정상(잔존)심근의 FDG 섭취도 증가되기 때문에 혈류영상과 불일치가 진단에 유용하다.
- FDG-PET에 의해 스테로이드 치료의 효과 판정이 가능하다(그림 88).

FDG-PET는 유육종증(심근)의 진단에도 유용 !

표 14 심유육종증 진단기준

조직 진단군

심내막 심근생검 또는 수술에 의해 심근 내에 건락괴사를 동반하지 않는 유상피 세포육아종이 병리조직학적으로 보이는 경우

임상 진단군

심장이외의 장기에서 병리조직학적으로 유육종증으로 확진 할 수 있는 증례로, 항목 ①과 항목 ②-⑤의 한 항목이상을 보이는 경우

① 심전도나 홀터 심전도에서 우각 블록, 좌축편위, 방실블록, 심실빈맥, 심실기외수축, 이상Q파, ST-T변화 중 일부를 보인다.
② 심초음파에서 좌벽운동 이상. 국소적인 벽 비후, 좌실 확대가 보인다.
③ ^{201}Tl SPECT에서 관류 결손, 또는 Ga-citrate 신티그라피나 ^{99m}Tc-PYP 신티그라피의 이상 축적 등 심장 핵의학검사에서 이상이 보인다.
④ 심장 카테터 검사에서 심내압 이상, 심박출량 저하, 좌실 조영에서 벽운동이상이나 박출율 저하가 보인다.
⑤ 심내막 심근생검에서 비특이적 병변이지만 유의한 중등도 이상의 간질 섬유화나 세포침윤 등의 병리조직소견이 보인다.

[추가] · 완전방실 블록, 심실빈맥, 경과 관찰 중에 출현한 우각 블록이나 심실기외수축은 특히 빈도가 높은 심전도변화이고 ②-⑤를 보이지 않아도 심장 유육종증을 생각해도 좋다.
· 허혈성 심질환과 감별이 필요한 경우는 상완동맥 조영을 시행한다.
· 부신피질 호르몬 투여에 의해 상기 소견의 개선을 본 경우는 본 증상의 가능성이 높아진다.

그림 87 심 유육종증의 FDG-PET 전신상

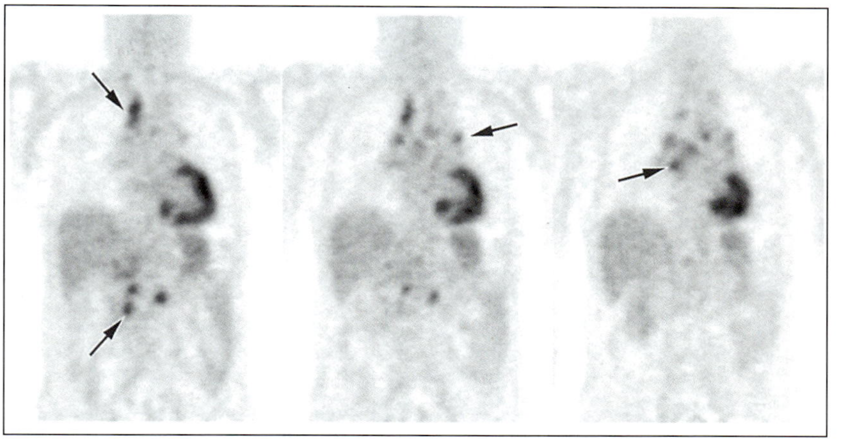

심근뿐만 아니라 폐문 종격 및 방대동맥 림프절에 FDG 섭취를 보인다.

그림 88 고도 방실 블록에서 발견한 심 유육종증 환자의 스테로이드 치료 전후의 심근 FDG-PET transaxial 영상

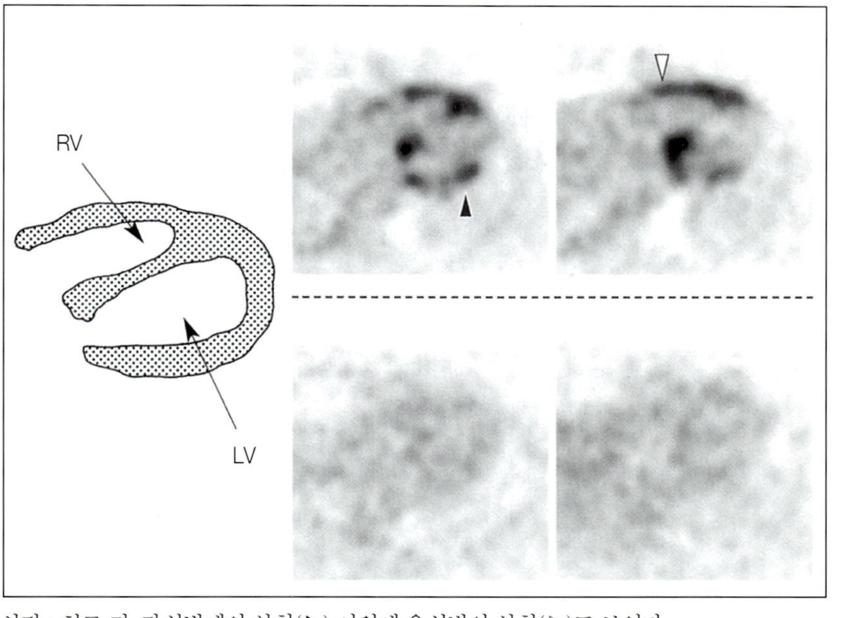

상단 : 치료 전, 좌실벽에의 섭취(▶) 이외에 우실벽의 섭취(▷)도 보인다.
하단 : 스테로이드 치료 후. FDG의 심근 섭취는 소실되었다.

■ Question

Q 유육종증의 진단에 갈륨 신티그라피가 유용한데 FDG-PET가 갈륨에 비해 무엇이 뛰어난 것입니까?

■ Answer

A FDG-PET는 공간 분해능 및 컨트라스트 분해능에서 갈륨 신티그라피보다 뛰어납니다.

· 갈륨은 주사 후 촬영까지 2-3일을 요하는데 반해 FDG는 반나절이면 병변의 존재를 진단할 수 있습니다.

동맥경화와 다른 염증성질환에 응용

- 최근 동맥경화, 육종의 형성에 염증의 관여가 보고되고 동물실험 수준에서는 고도의 동맥경화 병소에서 염증세포에 의한 FDG 섭취 증가가 관찰되었다 (그림 89).
- 종양 FDG-PET 전신상으로 혈관계의 섭취가 때로 보인다(그림 90).
  이와 같은 소견에 대해서 동맥경화의 위험인자와의 인과관계가 시사되고 있다.
- FDG-PET 전신상에서 혈관계의 섭취가 관찰되면 동맥경화 진행 가능성을 고려하여 위험인자의 검색을 권고한다.
- 동맥염증후군(타카야수스 동맥염, 거세포성 동맥염등)에서는 혈관벽의 염증병소에 FDG 섭취가 관찰되고 스테로이드 치료에 의해 호전된다.
- 동맥이식 부위의 감염 진단에도 FDG-PET는 유용하고 갈륨에 비해 해상도가 뛰어나다(그림 91).

FDG-PET에 의한 동맥경화 영상이 기대되고 있다. 혈관계에 축적 항진을 보이는 경우에는 동맥경화 위험인자 검색을 !

동맥경화와 염증세포 침윤

그림 89 동맥경화의 병리 (염증의 관여)

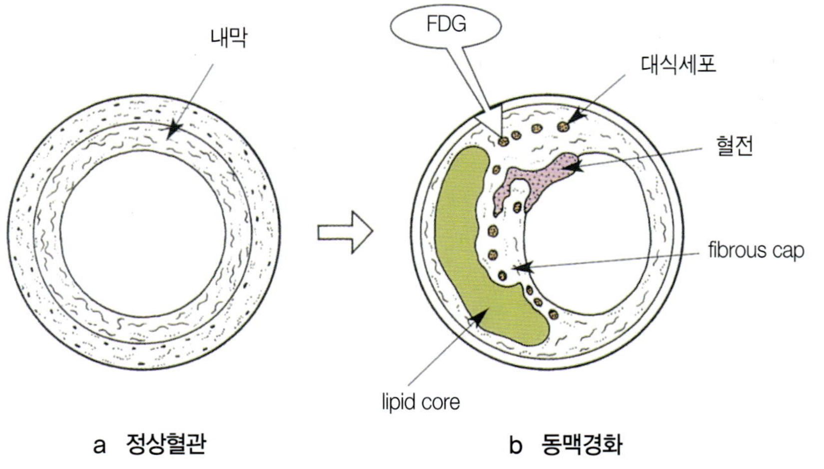

그림 90 흉부대동맥에 FDG의 섭취를 보인 예

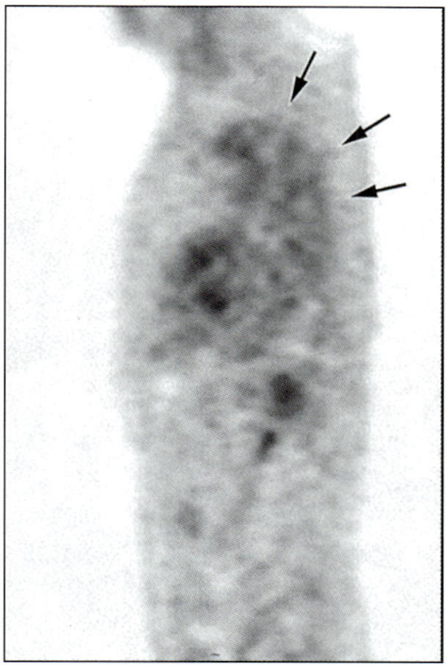

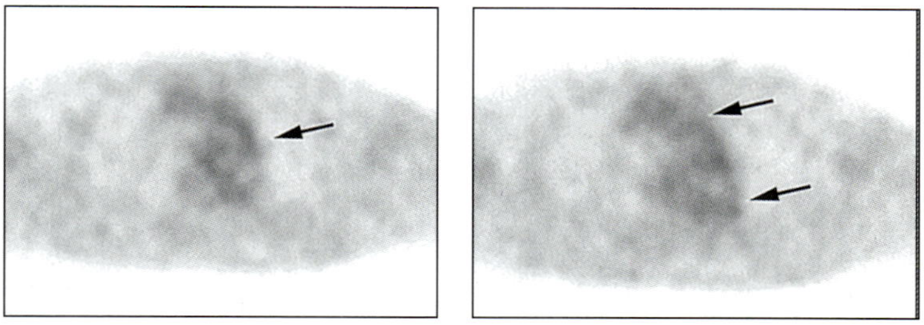

b FDG-PET(횡단면 영상)

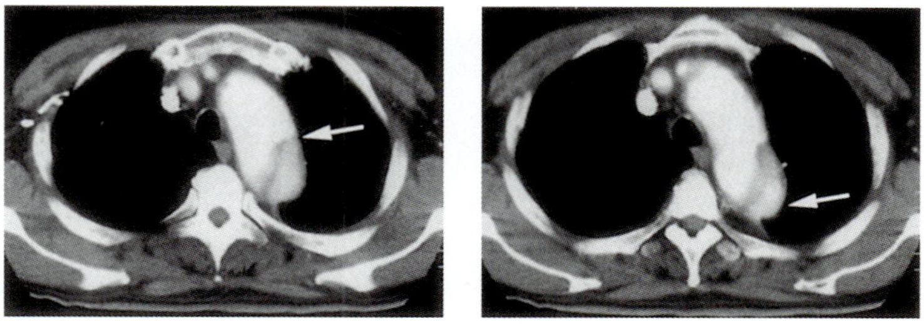

a FDG-PET(시상단면 영상) c CT 영상

65세 남성. 스크리닝 PET 검사에서 흉부대동맥에 FDG 섭취를 보인다. 흉부 CT를 시행한 결과, 무증상 대동맥박리를 발견했다. 경식도 초음파검사에서 흉부대동맥 전체에 고도의 동맥경화 소견을 보였다(위험인자: 고혈압, 흡연, 고지혈증).

그림 91 복부대동맥 스텐트 이식편(graft) 유치 후의 감염 예

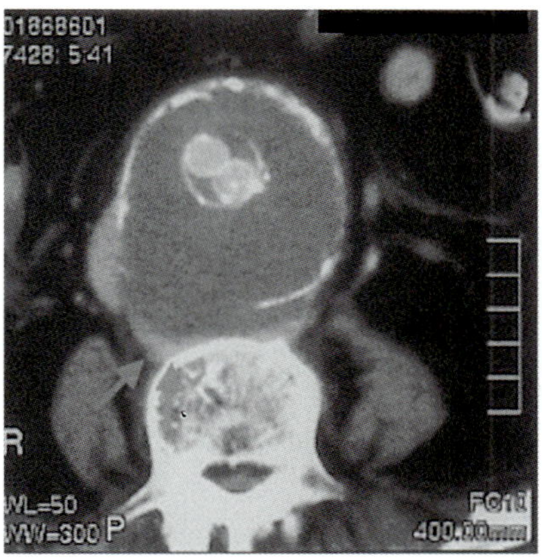

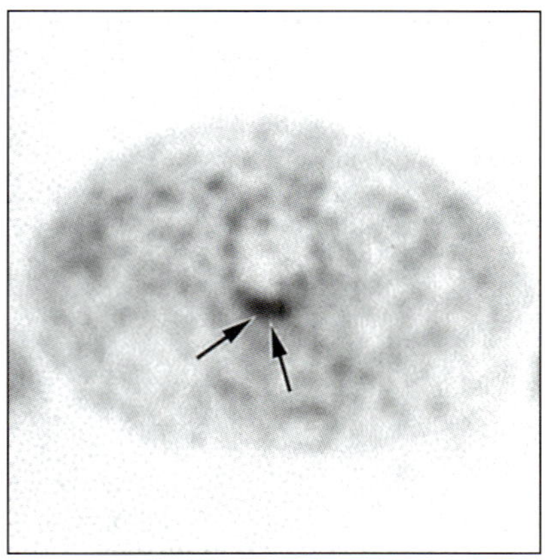

a CT 영상 b FDG-PET

스텐트가 위치한 신장하부대동맥의 후벽에 CT로 국한성 조영효과를 보이고 같은 부위에서 FDG 섭취를 보인다.

[참고문헌]

1) 正津　晃ほか:PETを中心とした成人病検診, 80-81, 日本医事新報社, 2002.
2) Bacharach SL, et al.:PET myocardial glucose metabolism and perfusion imaging, Part 1-Guidelines for data acquisition and patient preparation. J Nucl Cardiol, 10・5:543-556, 2003.
3) Goran K Hansson:Immune Mechanisms in Atherosclerosis Arterioscler. Thromb Vasc Biol, 21:1876-1890, Dec, 2001.

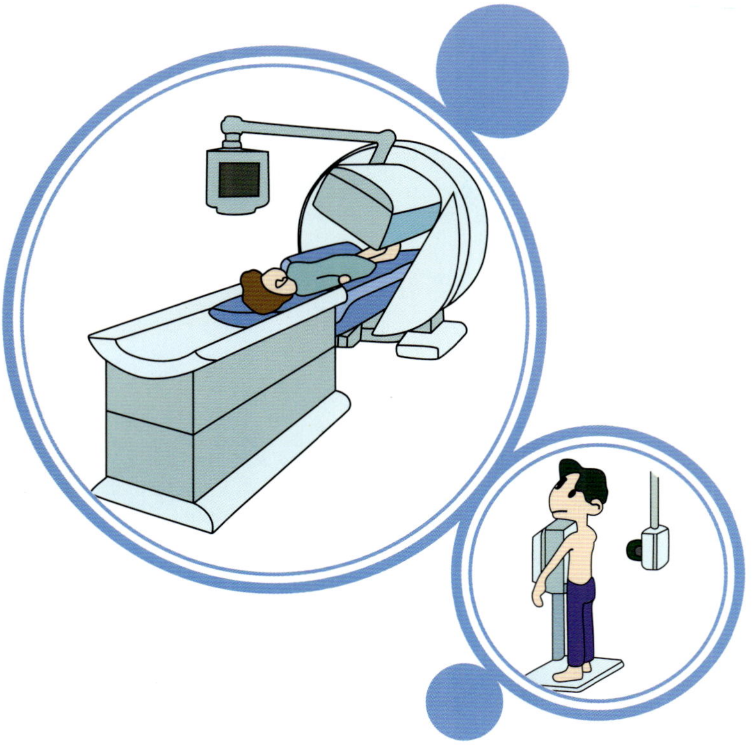

5 » 임상 PET의 전망

5-1 PET 기기의 발전

PET 기기의 물리적 특징

- 극미량 방사성 약제의 체내 섭취를 확인할 수 있다.
- 매우 높은 예민도를 가진다.
- 전신을 거의 동시에 일정한 예민도로 촬영할 수 있다.

새로운 PET기기로 향한 과제

- 보다 우수한 공간 해상도
- 몸의 움직임에 대한 자동 보정
- 시간 해상도의 향상, 검사의 신속화
- 화질 개선과 영상 잡음을 제거하기 위한 영상 재구성법
- MRI, X선 CT 등의 합성 영상처리, 정확한 위치 선정과 영상 합성
- 부분용적 효과의 보정

공간 해상도의 개선을 향한 도전

- 섬광 결정(scintillation crystal)의 세밀화와 블록형 검출기의 설계 고안
- 다수 결정과 소수 광전자 증배관 결합에서 코딩 위치 계산회로
- 결정의 입체적 결합 설계의 고안에 의한 입체위치 계산
- 발광량이 많은 섬광 결정의 이용(LSO 등)
- 발광 후 감쇠가 빠른 섬광 결정의 이용(GSO 등)
- 대용량 동시계측 정보를 고속 처리하는 전자회로 기술의 개발
- 입체영상 재구성법의 개량

기능영상 정량화의 시간 해상도의 향상과 검사의 신속화

- 표지 투여에 의한 뇌 활성검사의 검사 간격을 10분~1분 정도로 까지 단축
- 표지 가스검사법을 수분 이내로 단축
- 뇌신경 수용체 활성검사의 스캔 간격을 단축시키는 해석법과 약제 합성장치와 연계

부분용적 효과의 보정

- PET영상에서 방사성 약제의 섭취는 기능뿐 아니라 형태에도 크게 의존한다.
- MRI 등의 해부학적 영상 정보를 이용하는 영상 재구성에 의한 해상도의 대폭적인 개선
- 동태 모델에 기초한 부분 용적 효과에 의존하지 않는 기능 영상의 제시

그림 1 광학 트래킹 방식에 의한 몸의 움직임 보정 시스템

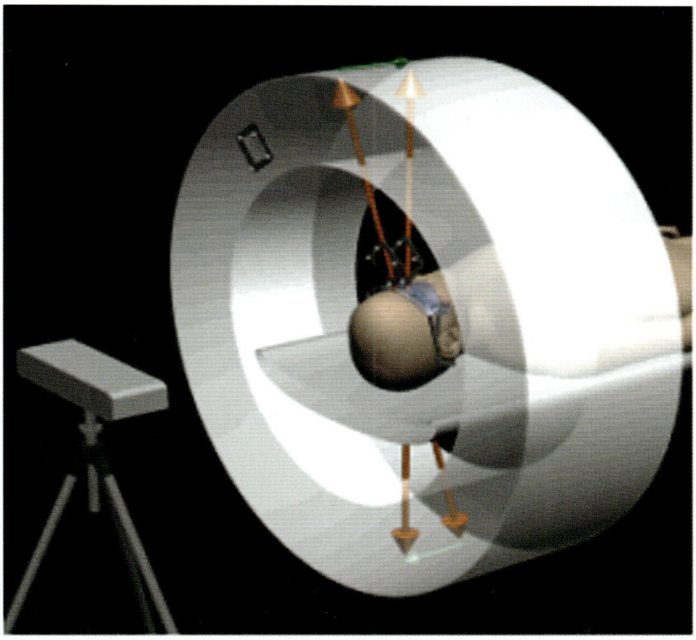

리스트모드 수집에서는 동시 계측선 마다 보정이 가능하다.

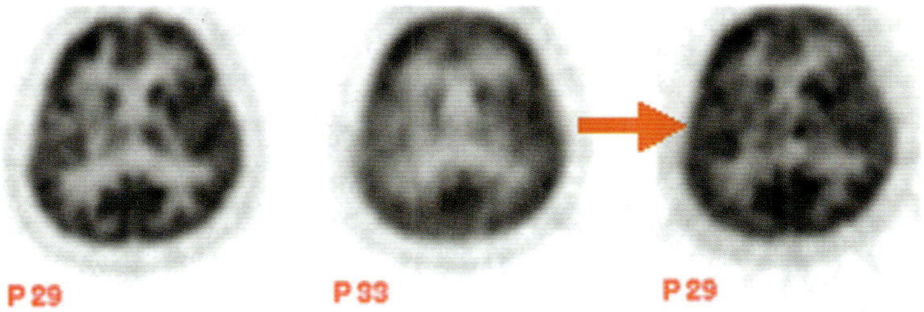

두부고정 움직임 움직임 고정 후 영상

머리의 움직임을 모니터해서 영상 재구성에 반영시키는 방법으로 몸을 고정할 필요가 없는 검사 시스템이 실현될 수 있다. 머리 움직임은 표지자(marker)의 입체적 위치 계측, 비디오 영상에서 두부의 윤곽 추출 등으로 가능하다.

그림 2 **원숭이의 뇌혈류량 영상**

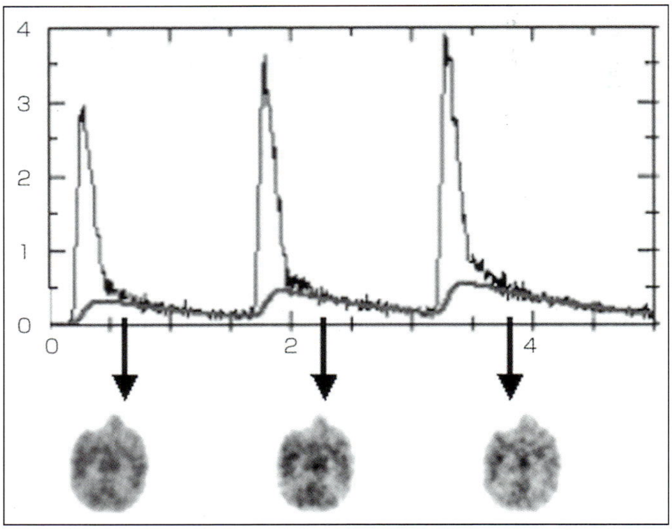

종래의 뇌 활성검사에서는 ^{15}O로 표지한 물을 투여하고 검사를 시행하더라도 반감기가 짧기 때문에 방사능 감쇠를 기다리면 곧 반복 검사가 가능했다. 배후 방사능 분포를 고려한 동태 해석법에 의해 스캔 간격을 대폭 단축할 수 있다. 그림 2는 90초 간격으로 ^{15}O 표지된 물을 3회 투여해서 계측한 원숭이의 뇌혈류량 영상. 이것에 의해 종래보다 1회 단축된 혈액채취법으로도 정량적인 뇌혈류량 관찰이 가능하다.

그림 3 **시간 해상도의 향상에 관한 별도의 응용 예**

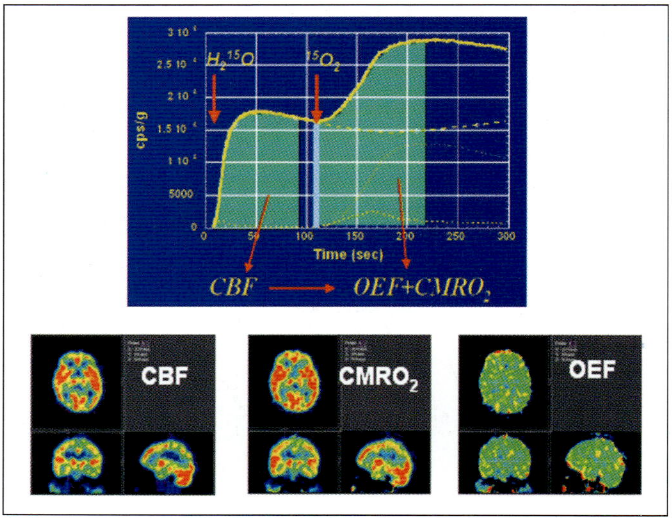

과거에는 감쇠를 기다려 다른 방사성 약제를 합성, 투여한 ^{15}O표지 가스 검사법이지만 감쇠를 기다리지 않고 연속 투여해서 얻은 영상의 정량 해석법의 개발에 의해 수분 정도의 검사에서 뇌혈류량, 산소 대사량의 정량 진단검사가 가능해지고 있다.

그림 4 MRI 형태영상을 이용한 PET 영상재구성

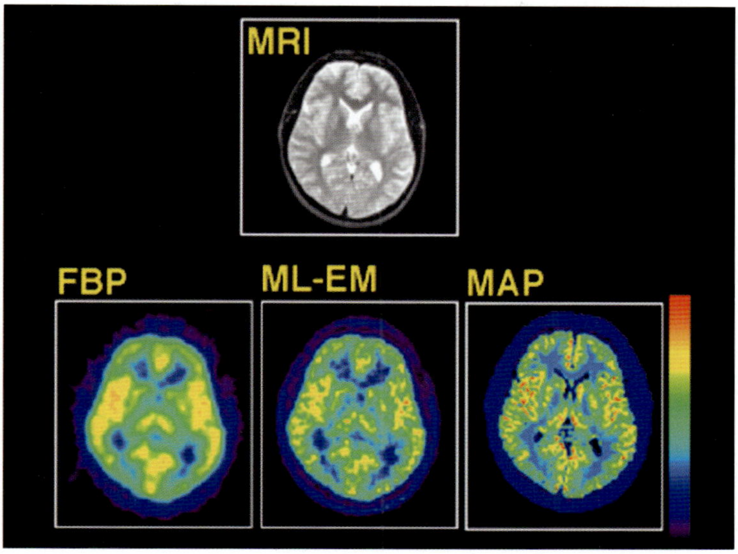

해상도가 높은 MRI 영상을 분획화하고 이 조건 아래서 PET 영상을 작성하는 것이 가능하다. 기술적인 발전으로 MRI 영상의 해상도에서 PET 영상을 얻을 수 있다.

그림 5 정상인 시각영역에서 안정 시 및 시각 자극 시의 뇌 혈류량

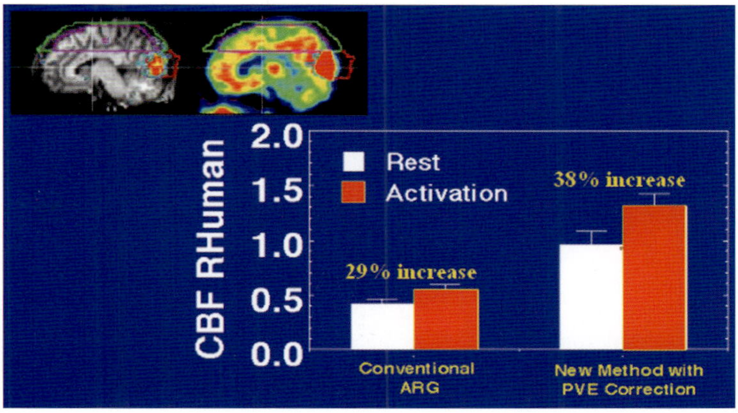

공간 해상도의 상승과 함께 부분용적 효과에 기초한 정량 정밀도는 개선된다. 그러나 뇌 피질의 구조에 비해 충분하지 않다. 동태 해석법을 응용한 부분용적 효과의 보정이 가능하고 정확한 뇌 혈류량과 대사량, 수용체 기능영상의 진단이 가능하다. 그림 5는 건강인의 시각영역에서 안정 시 및 시각자극 시의 뇌 혈류량을 보이고 각각의 절대치 및 변화량과 함께 부분용적 효과의 보정에 의해 정밀도가 크게 개선되고 있는 것을 보인다.

5-2 FDG 이후 시대의 방사능 추적자

종양 진단용 방사성 약제

뉴크레오시드 유도체

- ^{18}F-풀오로티미딘(^{18}F-FLT)
  - 핵산 수송체 피리미딘 운반체에 의해 혈액에서 조직에 들어가고 세포질형 티미딘 키나제(TK)에 의해 5-인산화되어 모노인산화체로서 세포내에 섭취
  - F-FLT의 섭취는 세포의 TK 활성을 반영하고 TK 효소활성은 DNA 합성활성을 반영하기 때문에 ^{18}F-FLT는 DNA 합성활성 평가가능
  - 섭취율은 종양의 세포 증식능을 반영(^{18}F-FDG는 종양의 악성도를 반영)
  - 뇌종양의 진단에 유효(^{18}F-FDG와 달리 정상 뇌에는 섭취되지 않기 때문)
  - 정상 골수에 높은 섭취(골수는 DNA 합성이 활발함)
  - 간, 신장에 높은 비특이적 섭취
  - 항암제나 방사선에 의한 치료 등에서 DNA 합성 억제, TK 활성이 높게 유지되는 경우 ^{18}F-FLT의 섭취량은 종양의 증식능을 반영하지 않는다. 인산체는 DNA에는 받아들여지지 않기 때문에 ^{18}F-FLT에서는 치료효과를 평가할 수 없다.

그림 6 ^{18}F-FLT의 섭취기전

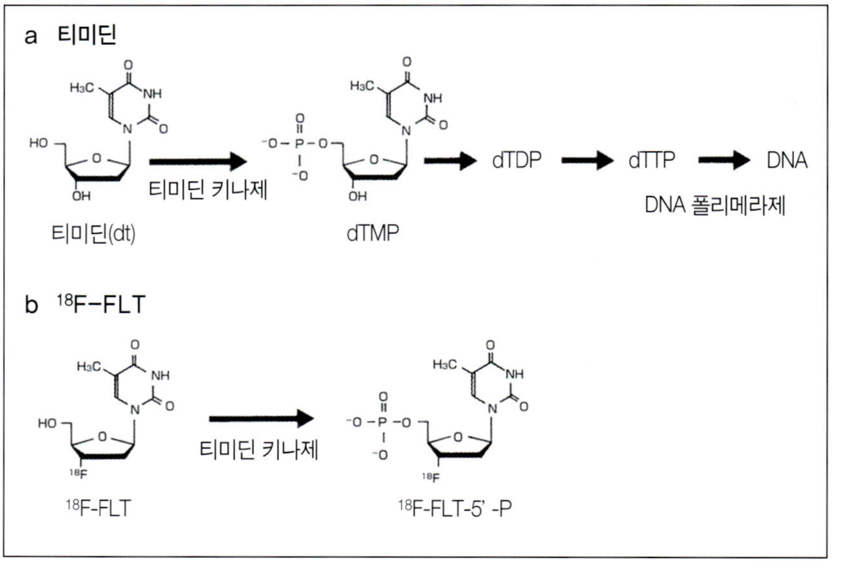

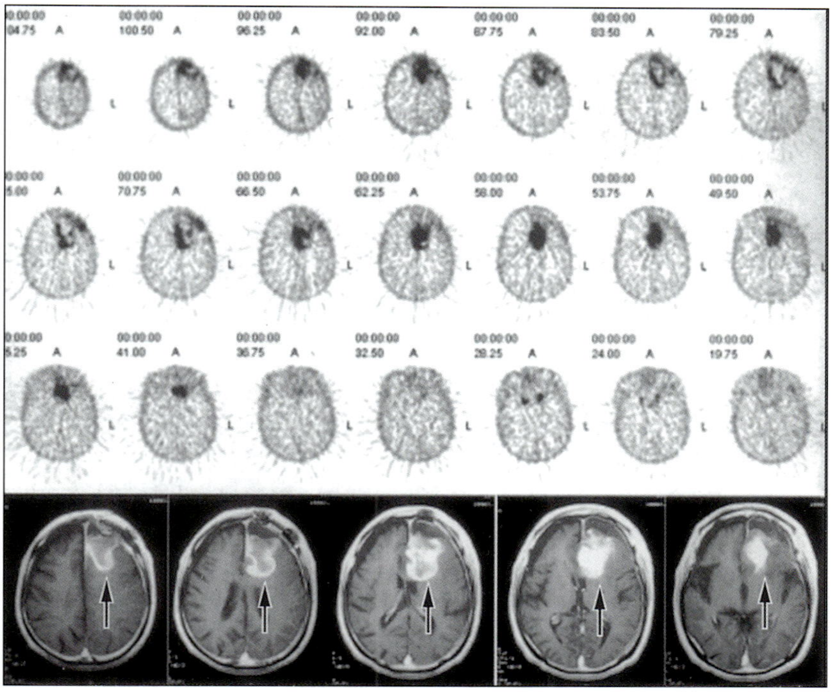

그림 7 ^{18}F-FLT의 뇌종양 영상

아미노산

- ^{11}C-메티오닌, ^{18}F-O-2-풀오로에틸티로신, ^{18}F-1-아미노-3-플루옥시크로부탄-1-카르본산(FACBC)
  - 메치오닌은 필수 아미노산(그림 8)
  - ^{18}F-풀오르에틸 티로신은 티로신 유도체
  - ^{18}F-아미노-플루옥시크로부탄-1-카르본산은 인공 아미노산
  - 단백질 합성이 왕성한 부위에 높은 흡수(아미노산 및 그 유도체는 단백질 합성활성에 대응하여 세포내에 받아들여지기 때문)
  - 뇌종양 진단에 유효(^{18}F-FDG와 달리, 정상인 뇌에는 축적하지 않기 때문)
  - 대응하는 SPECT 약제 : ^{123}I-요드-α-메칠티로신

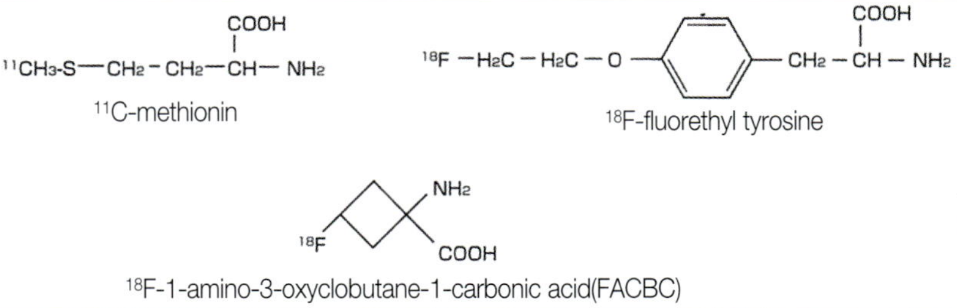

그림 8 ^{11}C-, ^{18}F- 아미노산

표 1 종양의 질적 진단용 방사성 의약품

악성도	^{18}F-FDG
증식능	^{18}F-FLT
단백질 합성	^{11}C, ^{18}F-아미노산

콜린

- ^{11}C-콜린, ^{18}F-풀오르콜린
  - 종양에 높은 흡수(콜린의 종양 세포내에 흡수 및 인산화 증가 때문. 콜린은 콜린 키나제에 의해 인산화되어 포스포콜린이 되고 세포막의 주요한 구성성분인 포스파티딜콜린이 된다.)
  - 뇌종양의 진단에 유효(^{18}F-FDG와 달리 정상인 뇌에는 섭취되지 않기 때문)
  - 방광 주변부 종양의 진단에 유효(^{18}F-FDG는 요배설이 증가되기 때문)
  - 상복부의 종양진단에는 부적합(간, 소장 등에의 높은 비특이적 섭취 때문)
  - ^{18}F-FDG에 비해 단위 중량 당의 섭취율이 낮다.

그림 9 ^{11}C-콜린의 인산화

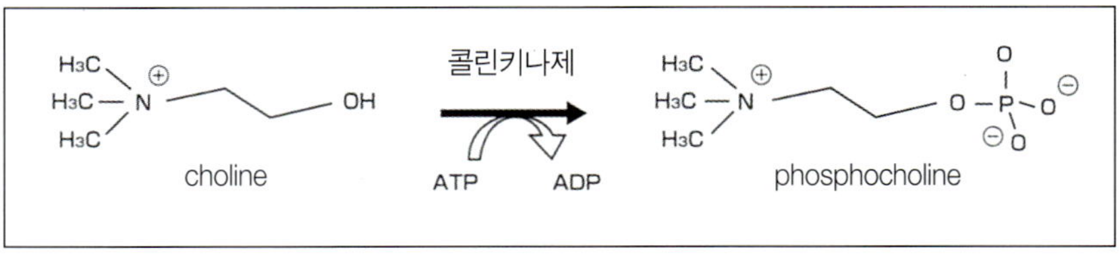

그림 10 ^{11}C-콜린의 뇌종양 영상

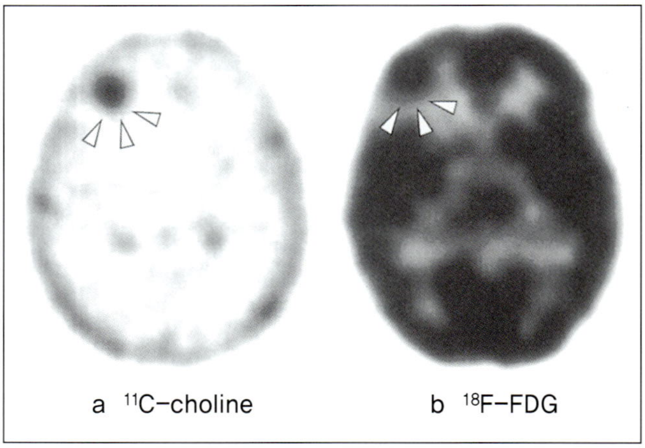

저산소 부위 영상 제제

- ^{18}F-풀오르미소니다졸(^{18}F-MISO)
  - ^{18}F-풀오르미소니다졸 : 니트로이미다졸 유도체
  - ^{62}Cu 는 ^{62}Zn-^{62}Cu 발생기 생산핵종. ^{62}Cu는 소형 사이크로트론에서 생산할 수 있는 핵종으로 양전자와 베타선을 방출하고 PET 진단과 동위원소 치료가 동시에 가능
  - 저산소 영역에 높은 섭취*1
  - ^{18}F-풀오르미소니다졸 : 저산소 상태에서 니프로기가 환원되어 아민이 되고, 세포내 성분과 결합해서 체류(그림 11)
  - $^{62/64}Cu$-ATSM : ATSM과 결합하고 있는 Cu^{2+}가 저산소 상태에서 세포내 미크로솜의 전자전달계 효소에 의해 Cu^{+}로 환원되고 그 결과 Cu는 ATSM과 결합상태에서 유리되어 세포내에 체류(그림 12, 13)
  - 종양의 방사선 치료의 조사 부위 및 조사선량의 결정, 화학요법제의 선택에 유효

용어 해설

*1 종양의 저산소영역
- 종양세포의 고도 증식성으로 혈관 구축대응이 되지 않아 세포가 필요한 산소 공급이 충분하지 않은 영역

그림 11 ^{18}F 표지 니트로이미다졸 유사체의 저산소 부위에 축적기전

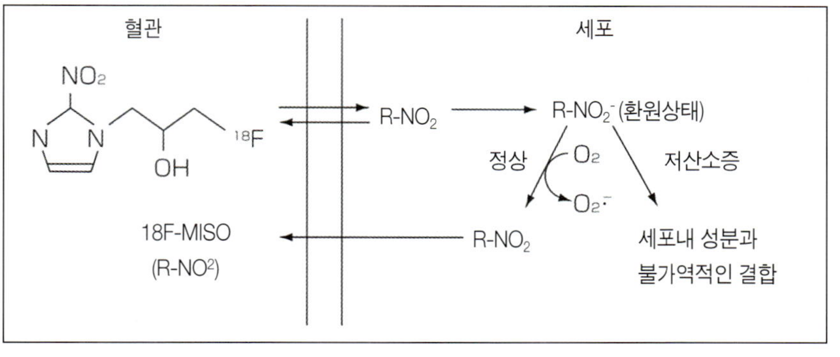

그림 12 $^{62/64}Cu$-diacetyl-bis(N4-methylthiosemicarbazone)(Cu-ATSM)

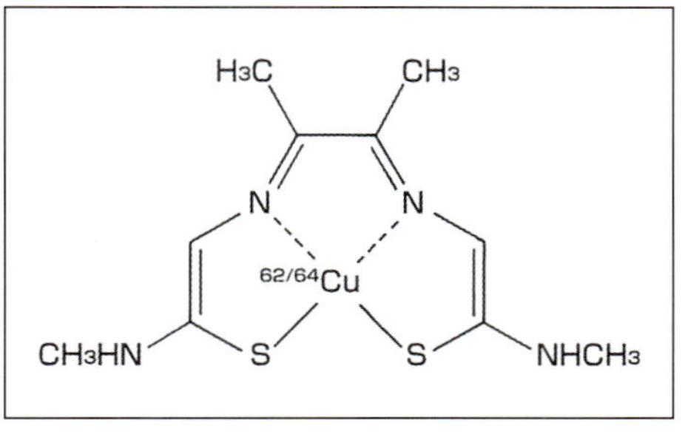

그림 13 $^{62/64}Cu$–ATSM의 저산소 부위 섭취 기전

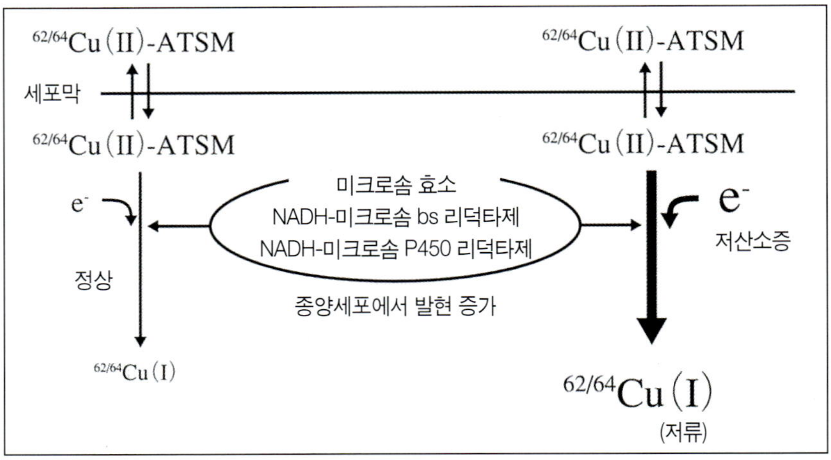

용어 해설

*2 세포자멸사

· 손상된 체내에서 불필요한 세포의 배제기전

세포자멸사*2 영상 제제

● ^{18}F–아넥신 V

· ^{18}F 안식향산 유도체를 아넥신 V에 결합

· 세포막의 안쪽에 존재하는 포스파티딜세린이 세포자멸사를 일으킨 정상 세포에서는 세포막의 외측에 표출되고 이것에 ^{18}F–아넥신 V가 결합

· 허혈성 심질환, 종양에서의 세포자멸사 진단에 유효

· 종양의 방사선 치료나 화학요법의 평가에 유효(방사선 치료나 화학요법은 자멸사를 유도)

· 대응하는 SPECT 약제 : ^{99m}Tc–아넥신 V(결합부위로 HYNIC를 이용한 2관능성 킬레이트 화합물)

그림 14 ^{18}F–아넥신 V의 세포자멸사 세포에 축적기전

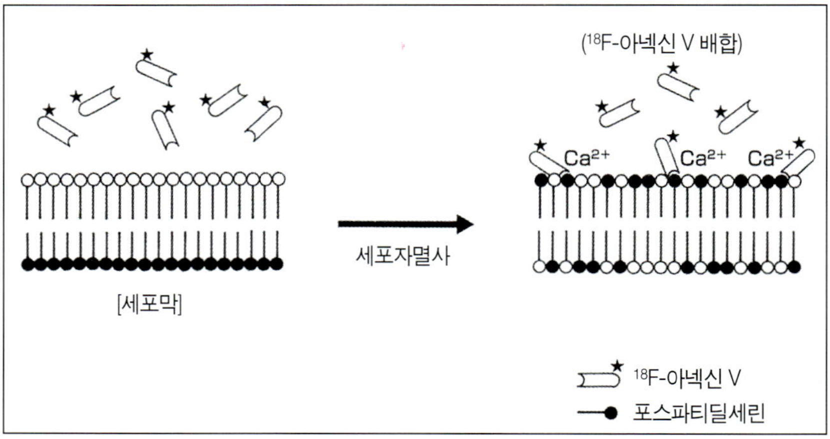

심근혈류 영상 제제

- ^{13}N-암모니아
  - Na^{+}/K^{+}-ATPase에 의한 심근세포내에 능동수송에 의해 세포내에 저류
  - 심근혈류량에 따른 심근에 섭취
  - 대응하는 SPECT 약제 : ^{201}Tl

골 신티그라피 제제

- ^{18}F-이온(^{18}F-불소화물 이온)
  - 제조 용이
  - 골 무기질인 수산화인회석(hydroxyapatite)에 결합
  - 골형성이 높은 부위에 섭취
  - 혈액에서 빠르게 제거 : ^{99m}Tc-MDP나 ^{99m}Tc-HMDP 보다 투여 초기부터 선명한 골 영상

신경전달, 호르몬 수용체, 운반체 영상 제제

- 에스트라디올 수용체 : ^{18}F-fluoroestradiol
- 도파민 운반체 : ^{18}F -CFT
- 토파민 수용체 : ^{11}C-SCH23390 (D1), ^{11}C-racropride (D2)
- 도파민 합성 : ^{18}F-FDOPA
- 세로토닌 운반체 : ^{11}C-DASB
- 세로토닌 수용체 : ^{11}C-WAY100635 (5-H1A), ^{11}C-MDL100907 (5-H2A)

5-3 PET 의료의 필요성

PET 의료의 필요성

예방의학과 PET 의료

- 20세기 후반은 "질병의 원인 규명과 치료법 발전"의 시대였다. 뇌졸중이나 심근경색, 암 등이 발생된 병태생리에 대한 정보의 발전과 아울러 새로운 수술이나 IVR 등의 치료법이 개발되었다. 또한 이 시대의 흐름에 부응하여 수술적응의 결정이나 치료효과의 판정에 CT/MRI를 중심으로 한 영상진단학이 위력을 발휘하였다.
- 한편 21세기는 "예방의학" 시대라고 할 수 있다. 보다 조기에 병변을 검출하고 예방적 치료법을 구사하여 질병기간을 단축하고 삶의 질을 향상시키며 나아가서는 의료비를 감소시킬 수 있다. 뇌졸중이나 심근경색 전에 동맥경화의 진단, 또한 암이나 치매의 조기 검출이 생활습관병의 극복과 함께 중요성이 인식되고 있다.
- 가까운 장래에 유전자 해석에 의한 스크리닝과 맞춤 예방핵의학의 확립에 의한 고위험 환자의 검출이 기대되고 있다.

예방핵의학의 확립

그림 15 예방핵의학: preventive nuclear medicine(고위험군 환자 색출)

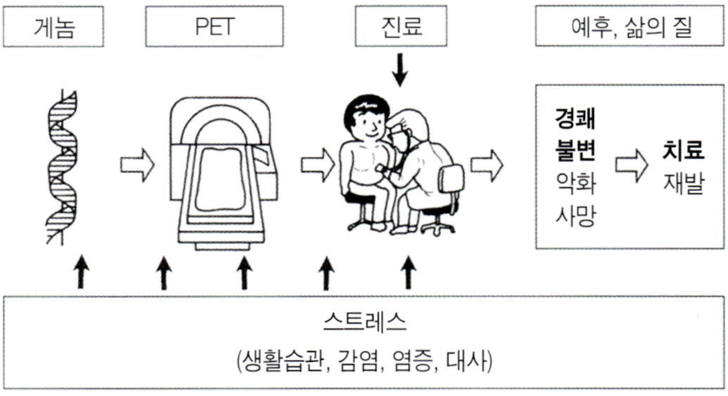

임상 PET의 빛과 그림자

임상 PET는 만능이 아니다.

- FDG-PET는 급속하게 발전하고 있다. FDG-PET의 장점이 강조되고 있지만 임상 PET에 관여하는 사람은 "FDG-PET가 만능은 아니다"라는 사실에 유의해야 한다.
- 임상 PET의 빛과 그림자가 향후 보다 명확해 질 것이며 동시에 PET 핵의학에 관계하는 의료종사자는 PET 검사가 높은 수준의 질을 유지할 수 있도록 항상 노력해야 할 필요가 있다.

동맥경화에서 PET 의료의 필요성

동맥경화(불안정 플라크)의 검출

- 뇌졸중이나 심근경색에서 동맥협착 병변의 검출 이전에 출현하는 동맥경화, 석회화나 불안정 플라크의 검출이 중요하다.
- FDG는 동맥경화 병소의 대식세포에 축적되며 멀티슬라이스 CT나 새로운 MRI 테크닉과 다른 관점에서 플라크의 활동성을 평가할 수 있다.

그림 16 동맥경화의 조기 진단에서 PET의 역할

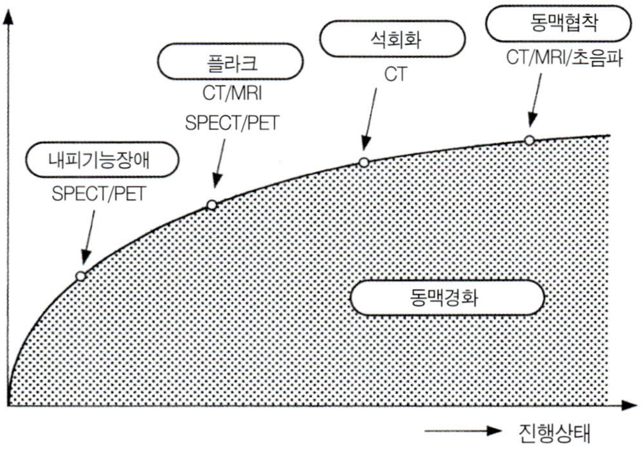

동맥경화의 비침습적 진단법

- 동맥경화의 비침습적 진단법의 역할을 정리한다(표 2).
- 관상동맥 내에서 플라크의 검출은 PET 장치의 분해능으로 쉽지 않지만 Strauss 등은 반도체 검출기 탑재형 카테터을 사용한 방법을 시도하고 있다.

표 2 동맥경화의 비침습적 진단법의 역할

MSCT	CT 치에 의한 판정 (경도 플라크 21HU, 중등도 플라크 91HU)
MRI	펄스계열(신호강도)[T1 강조영상) T2 강도영상, PDW, TOF]에 의해 판정 플라크용 조영제(SPIO) 축적
PET	^{18}F-FDG 축적에 의해 판정 (관상동맥내 플라크는 반도체 검출기 탑재형 카테터 사용)

치매에서 PET 의료의 필요성

치매의 진단과 감별

- 65세 이상의 치매 유병율은 5년 마다 2배씩 증가하고 90세 이상에서 20%(5명에 1명)가 치매이다.
- 고령화 사회에서 치매 조기 검출은 조기 치료와 함께 질병의 진행을 늦추고 삶의 질을 향상시킴과 함께 의료비 경감이 기대된다.
- 치매 영상 진단으로 우선 MRI를 이용한 뇌졸중 등 기초질환의 감별과 함께 PET를 이용한 혈류 · 대사영상진단법이 주목되고 있다.
- 뇌 통계처리 영상(3D-SSP)에 의해 알츠하이머병에서는 후부 대상회에서 측두엽, 두정엽 등의 영역에서 혈류 저하가 명확하게 보여 다른 질환과 감별할 수 있다.

그림 17 치매의 진단, 치료 전략에서 FDG-PET의 역할

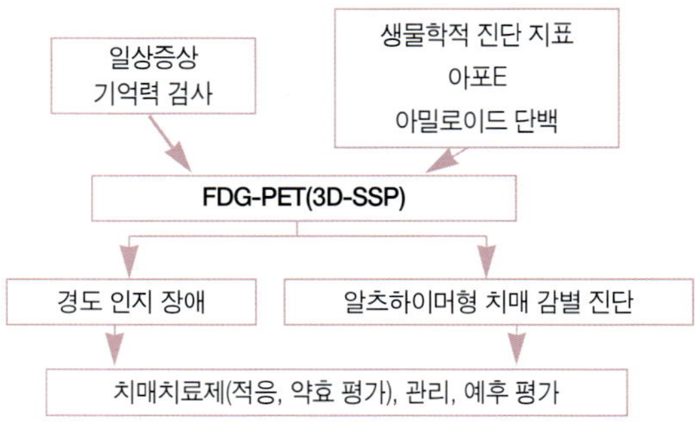

치매의 조기 진단

- 향후 뇌혈류 · 대사영상 진단법에 멈추지 않고 아세칠콜린 수용체나 β-아밀로이드 단백 등 알츠하이머병 특이 영상화가 조기 검출 및 조기 치료에 도움이 될 것으로 기대된다.

그림 18 치매의 조기진단에서 PET의 역할

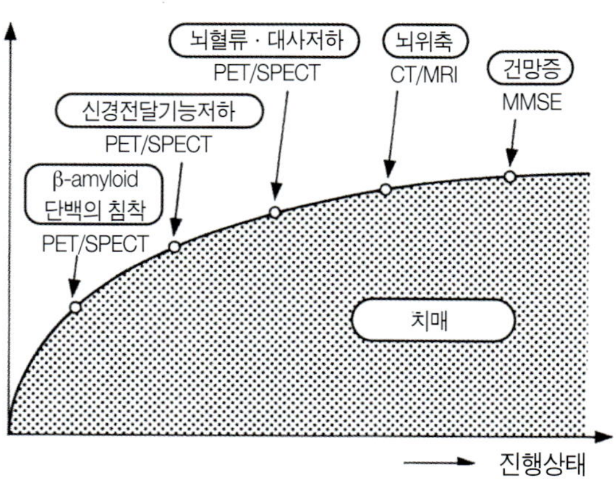

암에서 PET 의료의 필요성

- PET first...(우선 PET를 !!)
- 암에서 FDG-PET의 유용성은 말할 것도 없다. 예를 들면 직장암 수술 후 재발 증례에서 CT에서는 병변을 지적할 수 없지만 FDG-PET에서 방광 배측에서 FDG 섭취 증가로 국소 재발을 진단할 수 있다.
- 이와 같이 암 진단에서 PET로 조기 검출하고 자세한 상태를 CT/MRI로 평가하는 "PET first(우선 PET를)"의 개념이 출현했다. 이것과 동시에 PET/CT 장치가 개발되었다.
- 이러한 방법은 근거에 의한 암 치료에 의해 "외과의는 PET 없이 수술을 할 수 없다"라고도 말하고 있다.

암의 조기 검출

그림 19 암의 조기 진단에서 PET의 역할

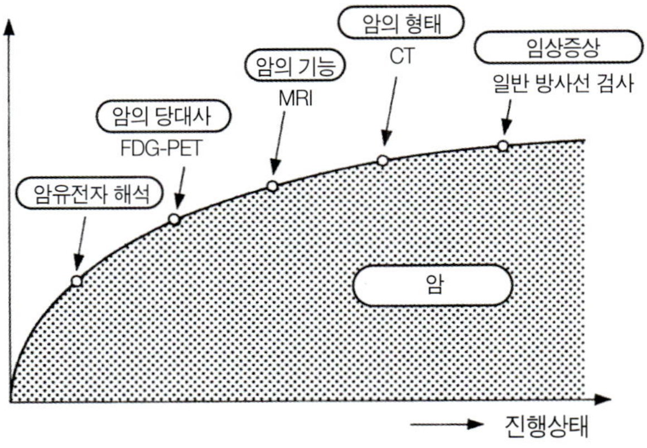

PET 암 검진의 빛과 그림자

- PET 방법에 의한 악성 종양의 발견율은 1.18%(다른 방법과 종합하면 2.12%)로 매우 높다.
- 이것이 PET 암 검진의료를 시작하게 했지만 위양성이 많은 것도 사실이고 또한 전립선암 등에서는 FDG 섭취가 적다.
- PET 암 검진의 빛과 그림자에 충분히 유의해야 한다.

표 3 악성질환 발견율(%)과 각종 검진 비교

암발견율 52±10세 무증상 5,526명	PET	1.18
	기타방법	0.94
	합계	2.12
종래의 검진 암발견율	위암	0.14
	유방암	0.09
	폐암	0.05
	대장암	0.15
	자궁암	0.067
헬리칼CT+객담세포진	폐암	0.39

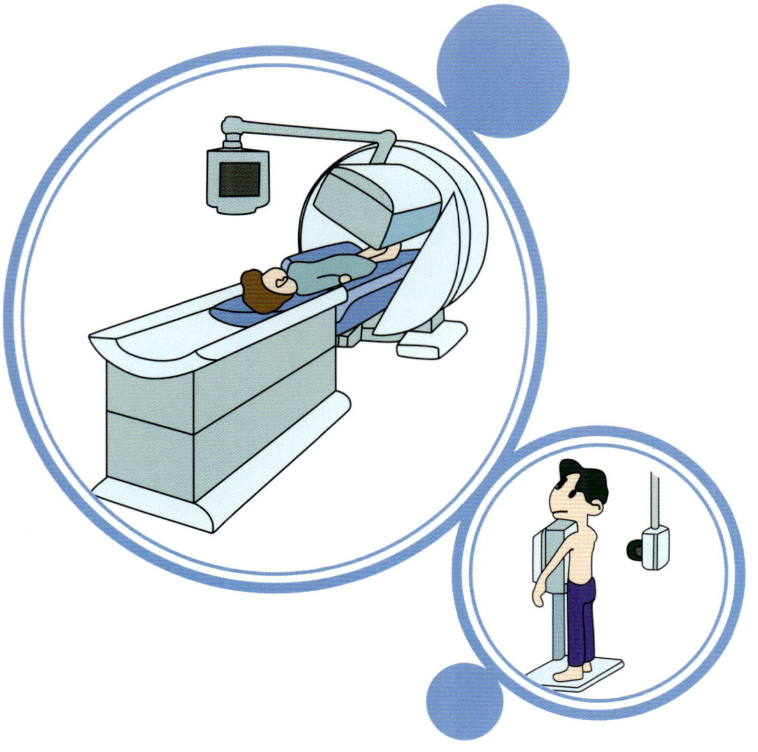

6 » 실용편

[PET의 달인되기]

6-1 PET 검사실의 설계

검사, 대기실과 기기의 배치

PET 약제의 공급에서 검사까지 효율화와 환자, 의료종사자의 피폭 저하

[URL]
http://www.mext.go.jp/b_menu/shingi/chousa/gijyutu/004/torimatome/030302.htm(ITER에 관한 안전설계 · 안전평가의 기본방침)

http://www.mext.go.jp/b_menu/shingi/chousa/gijyutu/004/torimatome/030302.htm(ITER에 관한 기술기준 !)

방의 배치

- 관리구역 내에 출입하는 환자와 의료종사자의 수와 움직임을 고려한 후 방을 배치한다.
- 주요 구조는 내화구조 또는 불연재료 만든다(저장시설은 내화구조로 한다).
- 내진성을 고려하고 필요에 따라서 방진설계를 도입한다.

그림 1 PET검사의 진행 흐름도

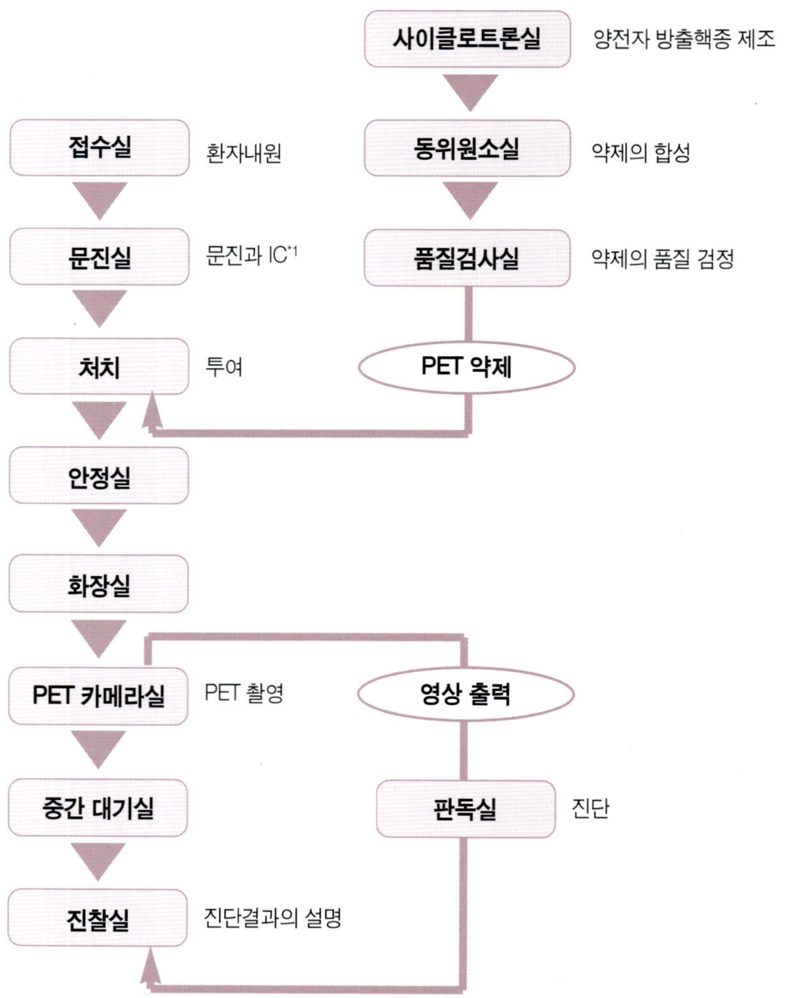

용어 해설

*1 IC
· informed concent 설명후 동의

그림 2 관리구역의 방배치

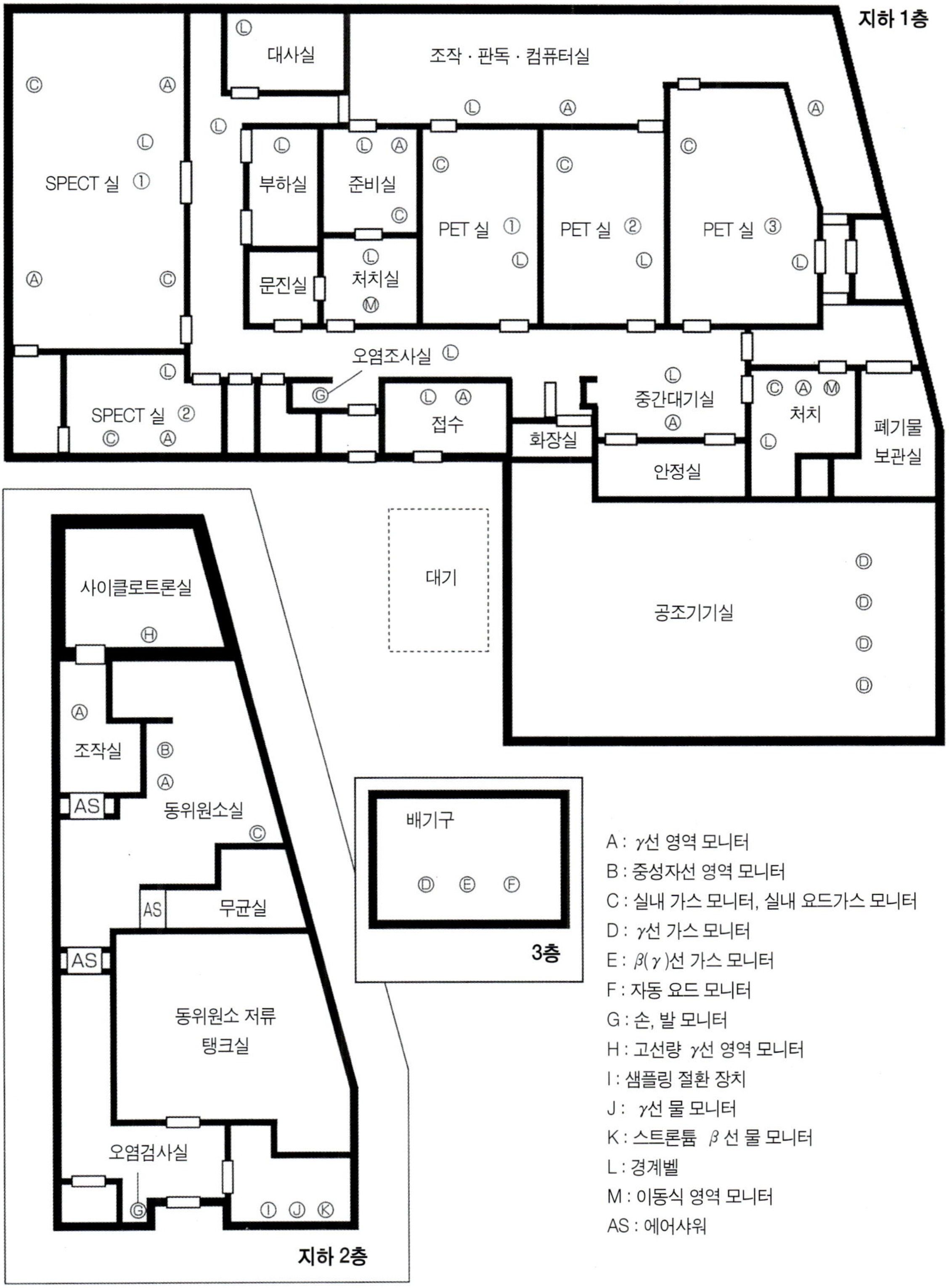

기기의 배치

● 사이클로트론 실

[주요 설비]

사이클로트론	냉각수 순환장치
가스탱크	에어 컴프레서

· 중량물인 사이클로트론은 최하층에 배치한다.
· 표적으로 제조한 방사성 핵종의 회수효율을 고려하고, 연구실도 같은 층에 배치되는 경우가 많다.

● 연구실(실험실)

[주요 설비]

핫셀	전자저울
자동합성장치	냉동냉장고
자동분주 장치	건열멸균기
용량조절기	

· 차폐용구(납 충전, 저장상 등)를 이용하고, 피폭을 방지한다.
· 청정도를 항상 높게 유지하기 위해 유의한다(에어샤워나 패스박스의 설치, 방진의류 착용, 출입자 수 제한).

● 품질 검사실

[주요 설비]

크린벤치	도시메터
HPCC	인큐베이터
가스크로마토그래피	냉동냉장고

· 연구실과 같이 작업환경을 구성한다.
· 검정에 합격한 PET 주사제제는 패스박스 등을 통해 처리실에 운반한다.

그림 3 방사선동위원소실과 품질검사실의 설계

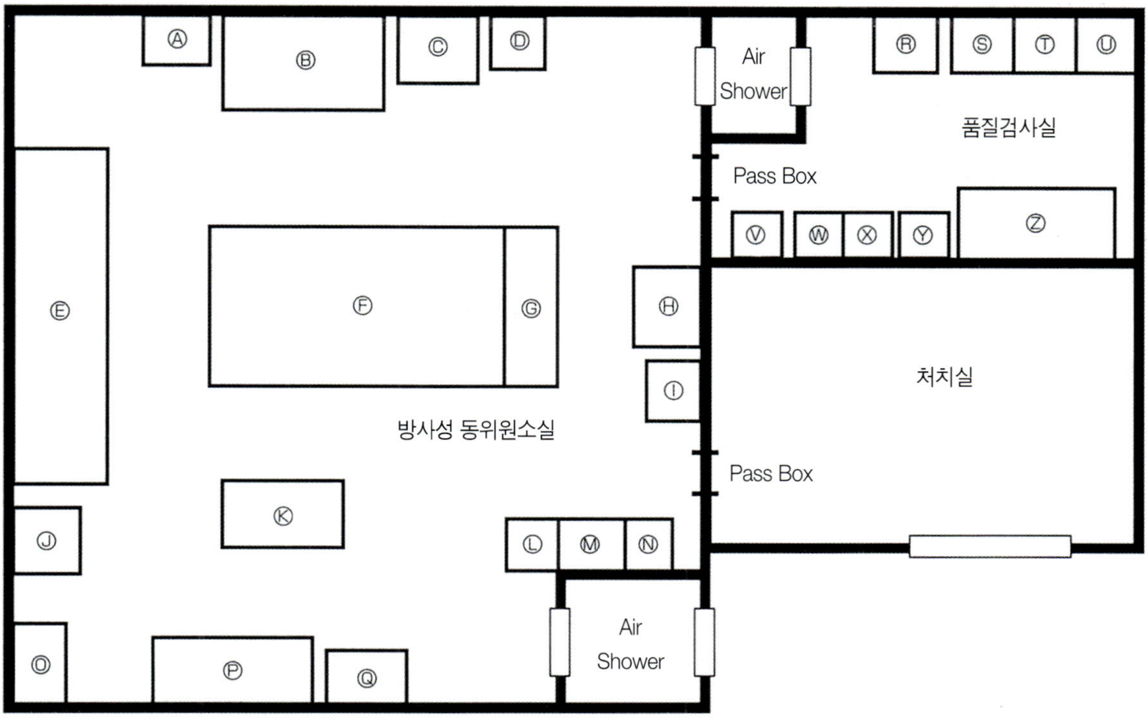

A : 용량조절기
B : 핫셀(연구용)
C : 챔버
D : 냉동고
E : 핫셀(임상용)
F : 플랫
G : 수도
H : 건열 멸균기
I : 카메라 모니터
J : 냉동 냉장고
K : 작업대
L : 제빙기
M : 순수제조장치
N : 시약 보관고
O : 비품 창고
P : 제어 컴퓨터
Q : 소모품 보관고
R : 건열 멸균기
S : 도시메터
T : HPLC
U : 당분석 HPLC
V : 수도
W : 냉동냉장고
X : 인큐베이터
Y : 가스크로마토그래티
Z : 크린벤치

● PET 카메라실

[주 1]
· 고온환경에서 PET 카메라 손상

[주요 설비]

PET 카메라	**저장상**
교정용 밀봉선원($^{68}Ge-^{68}Ga$)	**제습기[주1]**

· 환자의 동선이 원활하도록 설계한다.

그림 4 PET 카메라실의 배치

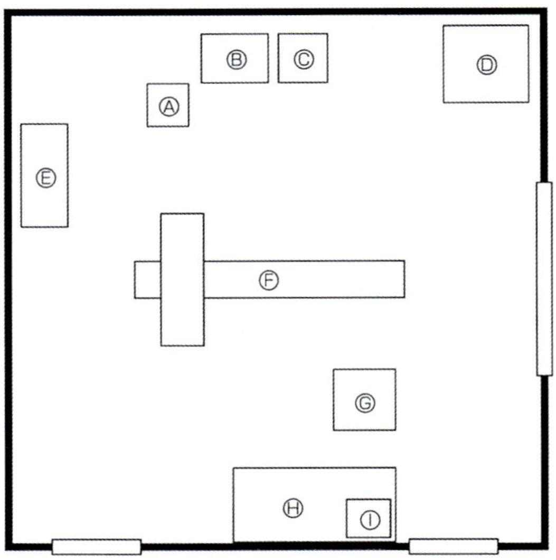

A : ^{15}O 물 자동주입 장치
B : ^{15}O 가스 공급 장치
C : ^{15}O 물 주사 제제화 장치
D : 저장상자
E : 제습기(혹은 항온항습기)
F : PET 카메라
G : 운반기
H : 의약품, 의료용구 보관함
I : 방사선량 측정기 (dose callibrator)

● 문진실 : 환자 및 보호자 문진과 동의서
● 처치실 :PET 주사제의 투여
● 안정실 : 약제 투여 후 촬영까지 안정대기
● 대기실 : 검사종료 후 환자의 대기
● 조작실, 판독실 : PET 카메라의 조작과 검사결과의 검토
● 오염검사실, 제염실

각각의 방에는 [사용실][저장실][폐기물보관실][오염검사실][배기설비][배수설비]등 법률에 따른 소정의 표지를 붙인다.

피폭관리

종사자의 피폭(전신 · 국소) 조절

표 1 차폐능력

1 mSv/주 이하	: 사람이 상시 출입하는 장소
1.3 mSv/3개월 이하	: 병실
250 μSv/3개월 이하	: 사람이 거주하는 장소
250 μSv/3개월 이하	: 사업소 경계역

피폭을 감소시키기 위한 처치의 예

- PET 검사환자와 일반 검사환자 및 의료종사자의 접촉을 가능한 한 줄일 수 있도록 각 방을 배치한다.
- 검사 후 방사능이 감소할 때까지 환자가 대기할 수 있는 공간을 설치하는 것이 바람직하다.
- 의료종사자가 장시간 머무르는 조작실은 국소적으로 벽의 납 함유량을 높이는 등 방사능 노출을 최대한 낮추도록 한다.
- 안정실, 대기실의 상태는 네트워크 카메라에서 확인한다.
- 사용 전 의약품이나 폐기물의 방사선을 차폐하는 납 용기나 저장 상자를 배치한다.
- 관리구역 내에 화장실을 설치하고 환자는 배뇨 후에 검사를 시작한다.
- 사무관리실의 접수창구는 밖으로 향하고 비관리구역에 배치한다.
- 의료종사자의 개인 피폭선량을 철저히 모니터링하고 정기적으로 확인, 지도한다.

[참고문헌]

1) PETセンターにおける具体的な安全管理方法とその重要性, 第4巻 第4号, Digital Medicine, 2003.
2) PET検診支援サービス事業の展開, 日立評論, 2003. 9月発行.

6-2 PET 검사의 흐름

방사능 감소 + 피폭량의 감소

환자-의료종사자 및 의료종사자간의 원활한 연계 !

그림 5 환자와 의료 종사자간 관점의 차이

환자 | 종사자

① 전 처치(FDG 등에서 수 시간 금식)후 PET 센터 내원

1

- 양전자 방출 핵종 제조
- 약제의 합성, 품질 검정
- PET 카메라의 설정

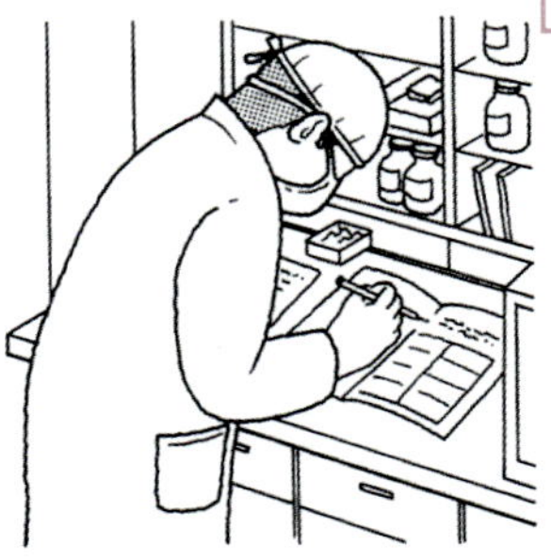

② 문진 및 PET 검사의 설명 후 동의(면담실)

2

- 환자 이동
- 문진, 설명 후 동의

[주 2]

· 환자상태에 따라 환자와 PET 카메라를 고정한 상태에서 투여하고 촬영하는 경우가 있다.

③ 약제 투여(처치실)주2

3

- 투여 경로의 확보
- 약제의 투여

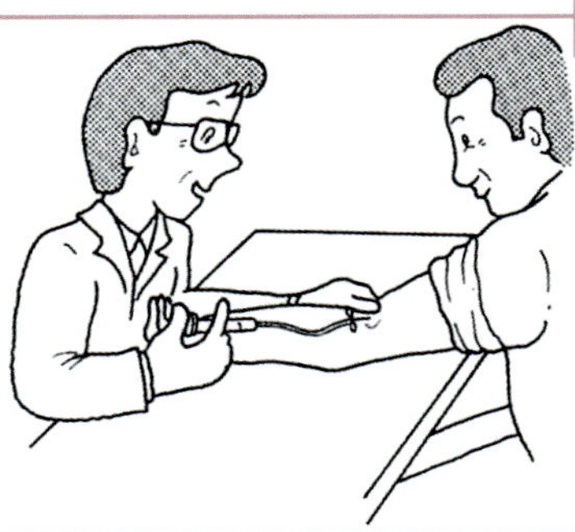

④ **대기(안정실, 수십분~1시간)**

4

- 환자의 경과 관찰

⑤ **PET 촬영(PET 카메라실)**

5

- 환자의 이동
- 영상자료 수집

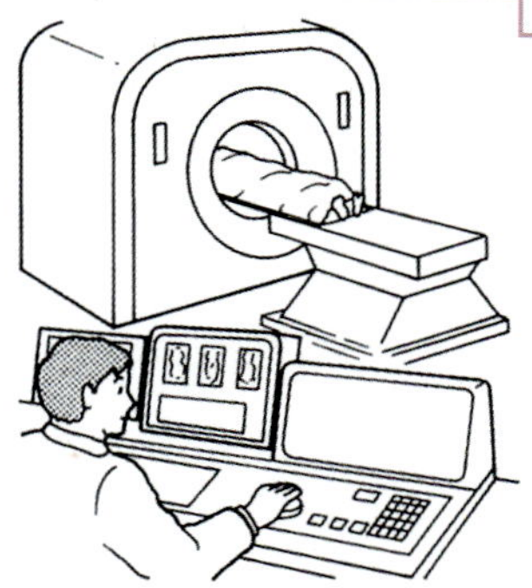

⑥ **촬영 후 감쇠 대기(대기실)**

6

- 환자의 이동

⑦ **진단결과의 보고(진료실)주3**

7

- 진단결과의 설명

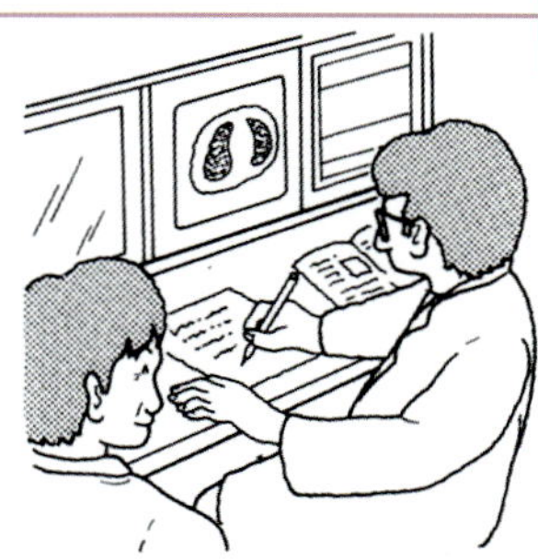

[주 3]
· 병원의 방침에 따라 귀가 후 다음날 결과를 담당의에게 보고한다.

의료사고의 방지와 효율화를 위해

- 의료종사자간의 의사의 소통과 검사 전체의 상황 파악에 노력한다.
- 업무의 동선과 검사 정보를 일괄하여 관리할 컴퓨터 시스템을 구축한다.

6-3 PET 검사시의 유의점

환자관리와 안전한 관리

의료종사자간의 정보 공유화

환자 중심의 대응 전략

- 내원 시 환자설명과 정보수집(간호사, 의사)
  ⇒ 환자와 보호자의 불안을 경감시키는 목적도 있음.
  ① 예약부터 시간 경과에 따른 상태변화의 파악
  ② 감염증이나 알레르기의 유무 시설의 준비
  ③ 가족과 연락방법(자택/휴대전화번호)
  ④ 도착, 내원시간
  ⑤ 식사, 복약의 제한, 수분의 보급 등

- 총 스태프 미팅에 의한 환자정보의 확인 ⇒ 문제 및 사고 예방
  ① 병력, 과거력, 의뢰의사 ⇒ 영상매수의 결정
  ② 환자의 병식(고지의 유무)
  ③ ADL[*2]/시력 · 청력 · 회화능력 ⇒ 검사 시에 도움의 필요 정도, 벨의 사용 등
  ④ 연령(소아)이나 이해도(치매환자 등) ⇒ 진정제의 사용, 검사 시 보호자의 입회 등

- 검사 시 환자에게 설명(의사, 간호사, 방사선기사)
  ⇒ 관리구역에서는 행위(주사, 안정, 배뇨, 체위고정, 촬영 등)를 그때마다 설명하고 확인함.
  ① 동의서(의사) ⇒ 문진표 활용
  ② 환자의 상태가 변화한 때의 대응(의사, 간호사, 방사선기사) ⇒ 응급대처용 의료기구(기관 삽관용구, 흡인기, 제세동기 등)나 약품의 종류와 장소의 확인
- 검사 후 행동에 관한 환자지도(의사, 간호사)
  ⇒ 일상생활(복용, 운동)은 평상시와 같이 해도 좋다. 임부나 소아 등과의 접촉은 삼가한다 등의 내용이 포함된다.

용어 해설

*2 ADL
· activities of daily living
(일상생활 동작)의 약어

그림 6 의료종사자 중심 대응 전략(문제 발생 시 대처)

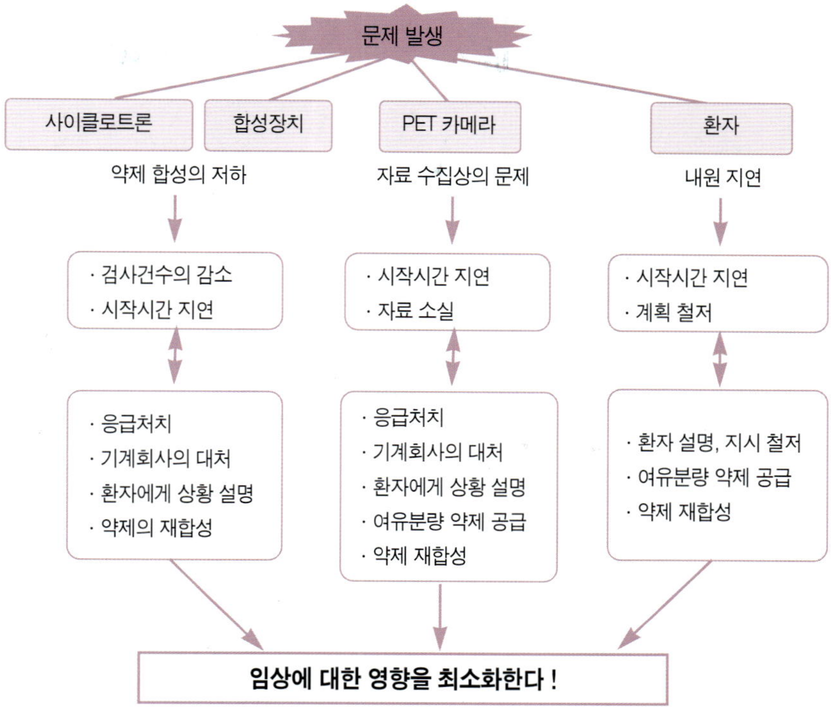

- 문제 발생 후 대응보다는 문제를 사전에 방지하기 위한 노력이 중요 !!
- 문제가 생겼을 때는 신속히 연락을 취하고 종사자간에 상호 협력한다.

6-4 PET 검사에서 스태프의 역할

그림 7 업무시작시 의료인의 업무

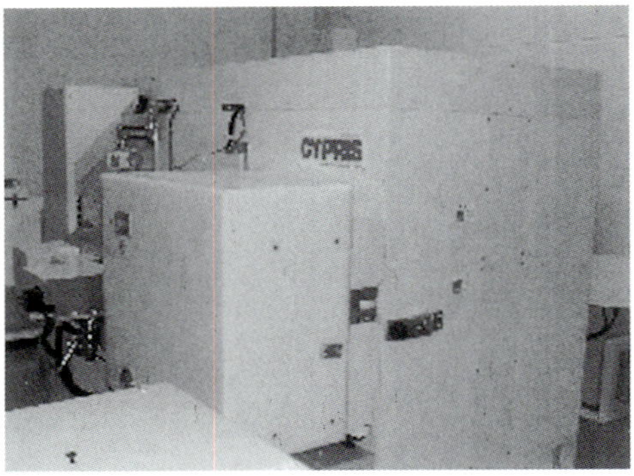

a 양전자 방출 핵종의 제조(사이클로트론실)

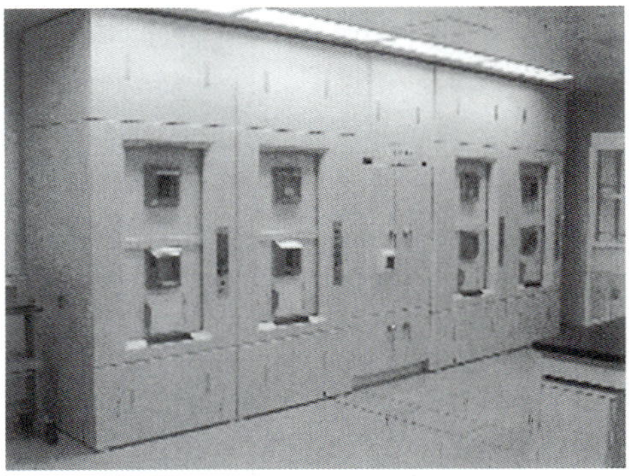

b PET 약제의 합성, 품질관리(약제실)

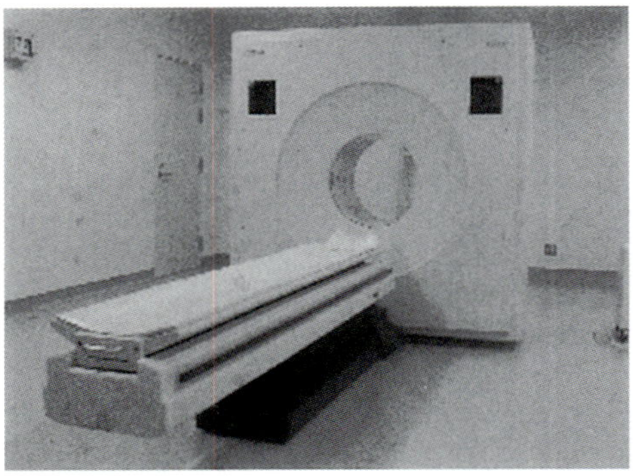

c 약제의 투여, 환자의 관리, 촬영
(의사, 간호사, 핵의학 의료 기사)

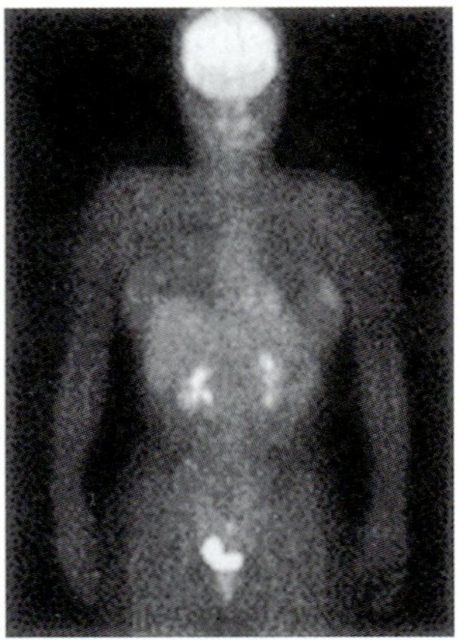

d 영상자료 수집, 판독
(핵의학 의료기사, 의사)

그림 8 [18F] FDG/[11C] methionine 스케쥴의 예

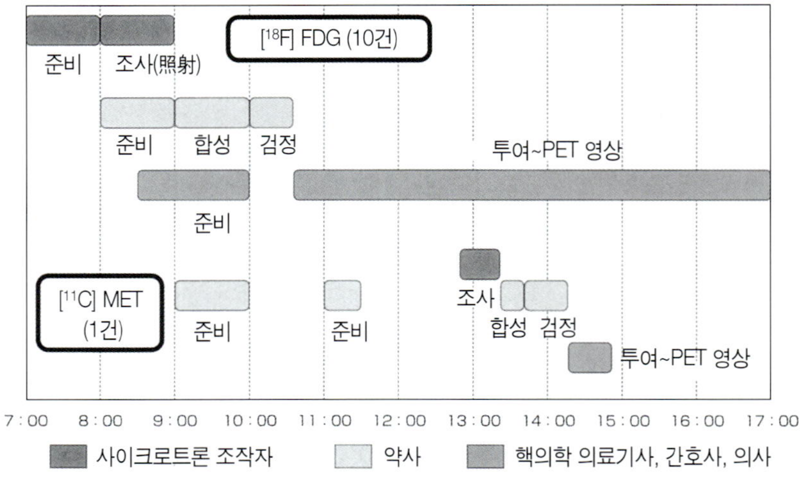

그림 9 의료종사자의 역할과 상호관계

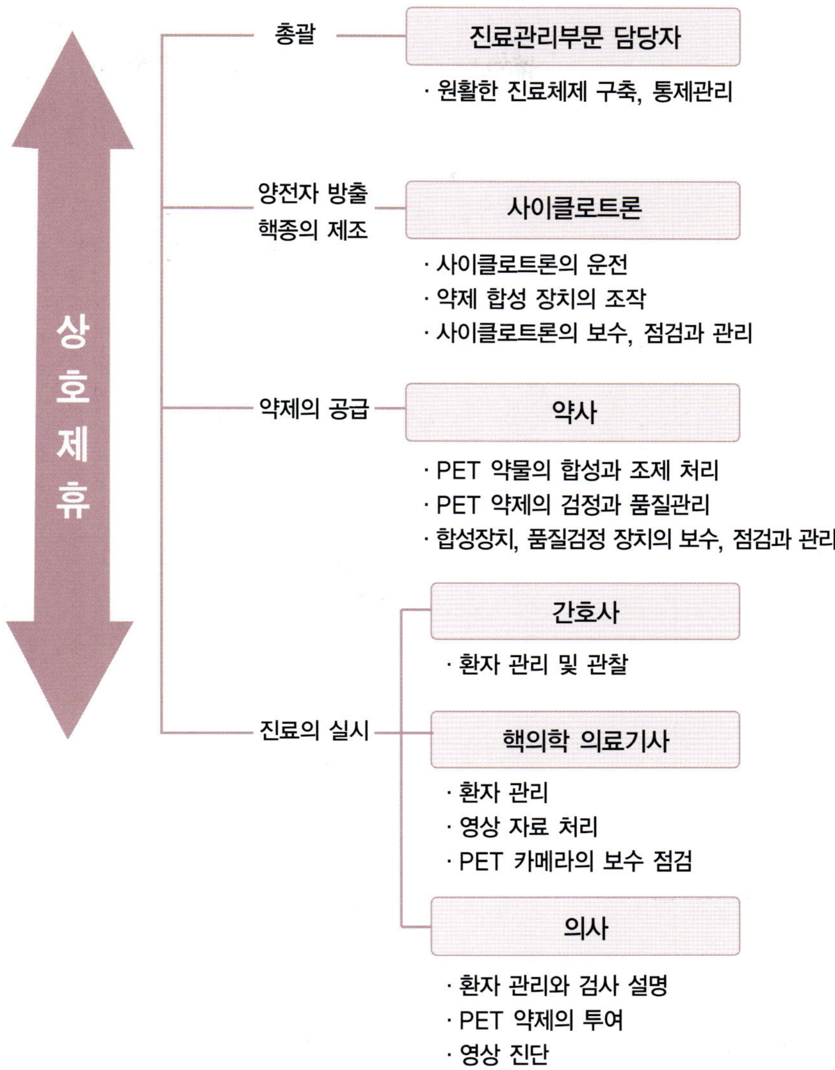

- 인원의 확보와 효율적인 팀워크 구축

6-5 시설 설계와 관리 및 안전

작업 환경의 정비와 관리

- PET 검사를 보험 진료로 실시할 때는 "PET 보험진료의 시설 기준"에 적합해야 한다. PET 제제의 제조에 관해서는 별도로 정한 기준에 따른다.

사이클로트론 실

내화구조
차폐구조(1.5~2 m 콘크리트)
고선량 γ 선 영역 모니터
실내 가스 모니터(γ 선 가스 모니터)
감시 카메라

- 시설의 설계시점에서 유지방법을 충분히 검토한다.
- 사이클로트론 본체(특히 표적 주변부)는 방사화 할 가능성이 있으므로, 보수 점검 시 피폭에 주의한다.
- 모니터의 표시, 비상 정지 스위치 등의 동작을 철저히 확인한다.

연구실 · 품질검사실

에어샤워
핫셀
크린벤치
중성자선 영역 모니터
γ 선 영역 모니터
감시 카메라

- 방사성 물질이외에 화학약품이나 가스탱크 등의 위험물도 취급 대상이 되기 때문에 노동안전법에 따라 재해방지 조치를 취해두어야 한다.
- 특히 고선량의 방사성물질을 취급하므로 피폭에 주의한다.
- 주사제제의 제조, 관리를 염두에 둔 환경 정비를 시행한다.

표 2 위생관리 구분의 설정

약제실, 조제실, 품질검정실(제조작업에 연관된 일반구역) : 클라스 100,000
약제실(밀폐계 합성 장치와 설치) : 클라스 10,000
클린벤치 : 클라스 100

표 3 청정도에 관한 작업 환경기준

	부유미립자 농도(/ft³)[입자직경]		공기중	표면부착
	〉0.5 μm	〉5μm	미생물수(/ft³)	미생물수(/ft³)
클라스 100 (M 3.5)	〈 100	0	〈 1	〈 1
클라스 10,000 (M5.5)	〈 100,000	〈 70	10	5
클라스 100,000 (M6.5)	〈 100,000	〈 700	100	25

- 환경 모니터링(부유 미립자시험 또는 낙하균시험, 부착균시험)의 방법은 별도로 규정되어 있다.

- PET 약제

조제와 연관된 기록
품질 관리와 연관된 기록
공급과 연관된 기록
위생관리와 연관된 기록
→ 5년간 보관

처치실, PET 카메라 실

γ 선 영역 모니터
방안의 가스 모니터
납차폐

- 피폭량 감소와 오염 확대 방지의 양면에서 대처한다.
- 환자의 출입을 고려하고 기기 배치 시 공간에 여유를 둔다.

저장실 · 폐기물 보관실

- PET 카메라 교정용선원, 의료폐기물, 사이클로트론의 보수에 관한 방사화물, 배기 필터 등을 일시 보관한다.
- 반출입을 고려하고 공간과 기능을 충분히 확보한다.

방사능 모니터링

- 중앙 집약형 감시시스템에 의해 관리구역내의 공간선량 당량율이나 배수 배기중의 방사능농도를 자동 측정한다.

의료종사자의 불필요한 피폭 방지
주위 환경으로 방사성물질의 누출을 방지

그림 10 방사능 모니터링 설비의 배치 예

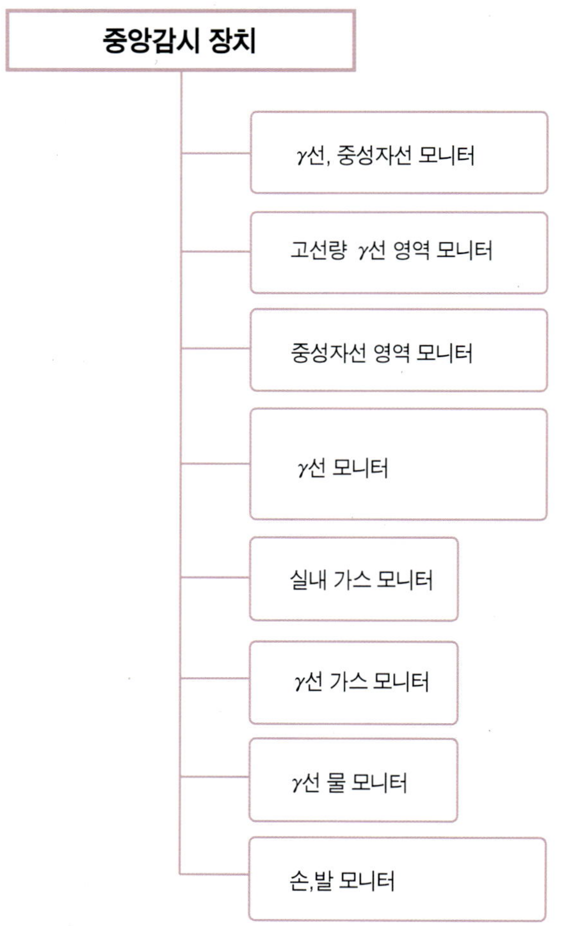

배수설비

- 정화조, 유입조, 저류조, 희석조가 기본단위가 된다.
- 클리닝타워 내의 사이클로트론 냉각수의 방사화에 주의한다.

배기설비

- 제1종 환기설비(역풍기와 배풍기에 의한 배기)
- 공기 중 동위원소 농도가 높은 경우에는 감쇠 후에 환기한다(사이클로트론 실).

입퇴실 관리 설비

- 동위원소 관리나 방범 목적상 반드시 필요하다.
- 관리구역이나 고위험 구역의 입퇴실을 컴퓨터에 기록한다.

시설, 설비의 관리

- 정기적인 점검, 보수로 설비능력 유지
- 설비

· 개폐부, 설정부분의 손상,
· 표지의 탈락

- 기계설비

· 연결부, 접합부, 동력부의 마모 손상
· 모니터의 동작확인
· 누수, 수위의 확인(배수설비)
· 필터 막힘의 확인

개인피폭관리

- 개인피폭선량계를 착용하고 피폭력을 관리한다.
- 피폭선량계의 보조, 관리구역에의 일시 출입자용에 전자 포켓 선량계도 준비해둔다.
- 교육훈련 : 방사선작업에 종사하기 전과 종사 후 1년 마다 실시한다.
- 방사선 장애예방규정 : 법률에 근거하여 개개 시설에 방사관리조직을 정하고 의무의 분담이나 관리계통을 명시한다.

표 4 방사선업무종사자의 선량한도

1. 실효선량한도

① 100 mSv/5년(단, 어떤 연도에 있어도 50 mSv/년을 넘지 않을 것)
② 여성은 5 mSv/3개월
③ 임신 중 여성을 사용자가 임신 사실을 알고 난 뒤부터 출산까지 내부 피폭 1 mSv

2. 등가선량 한도

① 수정체
② 피부
③ 임신 중 여성의 복부 표면 1-③에 규정한 기간에 따라

3. 응급작업 시(남성, 임신 불능 및 임신 계획이 없는 여성)

① 실효선량
② 수정체의 등가선량
③ 피부의 등가선량

문제 발생 시 대처

- 기계적인 문제(사이클로트론, 합성장치,PET카메라)

  · 일상점검 정비
  · 정기보수 점검
  · 예비 비품의 구입
  · 기기회사의 응급처치

- 작업자의 실수

  · 작업 매뉴얼의 작성
  · 여러 사람에 의한 작업의 확인
  · 각 부문간의 지원노력

6-6 사이클로트론의 정기점검

① PET 약제의 안정공급
② 사이클로트론 시스템과 부대시설의 안정 가동

가동 중지를 막기 위하여 제조회사와 협력

- 점검표에 기초한 확인작업(업무 시작과 종료 시)
- 기본 지시 치에 파라메터 조정
- 소모품의 점검, 교환, 보충

그림 11 사이클로트론의 운전업무

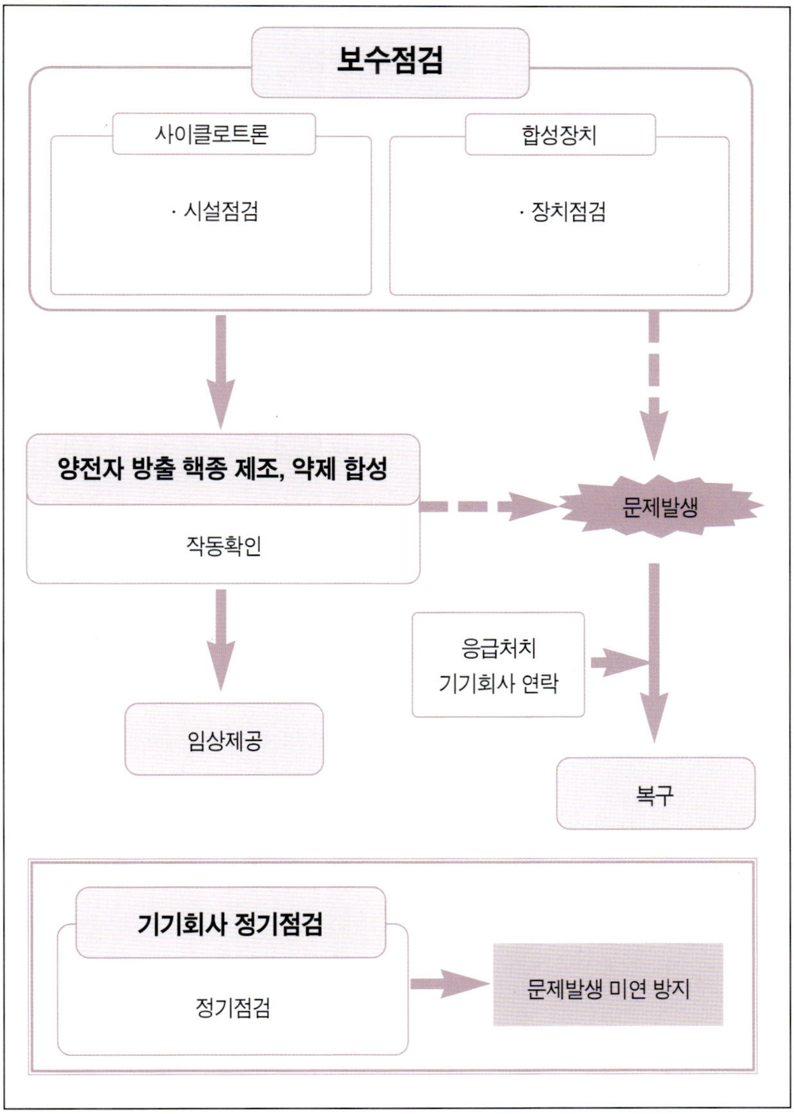

제조회사에 의한 사이클로트론의 정기점검의 흐름

- 작업내용에 관한 제조회사와 토론(2~3주 전)

↓

- 제조회사 작업원의 시설 출입 순서(1주전)

↓

- 사이클로트론의 사용정지(2~3일간)

↓

- 실제 작업(1~2주간)

  ① 주요 장치 점검
  ② 시운전
  ③ 장치 확인

↓

- 작업 정보와 확인(작업완료시)

↓

- 임상 입회(정기점검 후 첫날)

↓

- 보고서의 제출과 설명(2~3주 후)

제조회사 주도의 정기점검에 시설이 임하는데 있어서

- 점검일정의 주지철저(미리 환자 예약을 중단한다.)
- 작업 전 : 일상 운전에서 특히 조사를 필요로 하는 부분을 미리 작성하고 제출한다.
- 작업 중 ; 작업내용은 수차 보고를 받고 빔 가속 테스트나 RI 수량테스트는 반드시 입회하에 확인한다.
- 작업 후 : 점검후의 동작상황을 설명하고 보고서의 내용을 최종 검토한다.

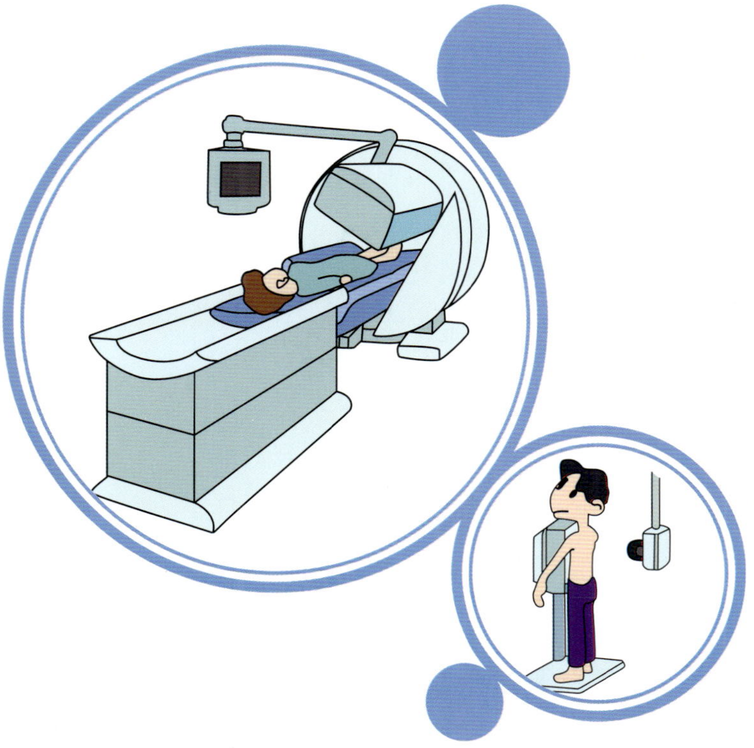

약어 일람표 및 찾아보기

[약어 일람표]

A	AD	Alzheimer disease	142
	ADL	activities of daily living	186
B	BAC	bronchioalveolar cell carcinoma	92
	BGO	$Bi_4Ge_3O_{12}$	11
C	CBD	corticobasal degeneration	142, 146
	CBF	cerebral blood flow	134
	CMRglc	cerebral metabolic rate for glucose	134
D	DAR	differential absorption ratio dose absorption ratio	68
	DLB	dementia with Lewy bodies	142, 145
	DRPLA	dentatoruburopallidoluysian atrophy	142
	3D-SSP	three dimensional stereotactic surface projections	136, 147
	DUR	differential uptake ratio dose uptake ratio	68
E	ERCP	endoscopic retrograde cholangiopancreatography	102
F	FBP	filtered back projection	29
	FDG-SPECT	^{18}F-deoxyglucose-single photon emission computed tomography	14, 150
	FORE	fourier rebinning	29
	FTD	frontotemporal dementia	146
	FTLD	frontotemporal lobar degeneration	142, 146
	FWHM	full width half maximum	33
G	GLUT	glucose transporter	67
	GMP	good manufacturing practice	50
	GSO	Gd_2SiO_5	11

H	**HD**	Huntington's disease	142
I	**IC**	informed concent	178
	IPI	international prognostic index	117
	IPMT	intraductal papillary mucinous tumor	103
L	**LOR**	line of response	24
	LSO	Lu_2SiO_5	11
M	**MALT**	mucosa-associated lymphoid tissue	115
	MCI	mild cognitive impairment	144
	MIP	maximum intensity projection	38
	MIRD	medical internal radiation dose committee	60
	ML-EM	maximum likelihood-expectation maximum	30
N	**NEC**	noise equivalent count rate	36
O	**OSEM**	ordered subset-expectation maximization	30
P	**PEM**	positron emission mammography	94
	PET	positron emission tomography	3
	PROMIS	reprojection of missing projections	28
	PSP	progressive supranuclear palsy	49, 142
	PTCD	percutaneous transhepatic cholangiographic drainage	102
R	**Ramla**	row-action maximum likelihood algorithm	31
	ROI	region of interest	70
S	**SCD**	spinocerebellar degeneration	142
	SDAT	senile dementia of Alzheimer type	142
	SNR	signal to noise ratio	30
	SPECT	single photon emission computed tomography	3
	SPM	statistical parametric mapping	136
	SUV	standardized uptake value	68
T	**T/B ratio**	tumor/background ratio	72
V	**VaD**	vascular dementia	142

찾아보기

ㅈ

ㅊ

ㅋ

ㅌ

ㅍ

ㅎ

영문(A~Z)

기타